JN295592

# PT
## 臨床実習ルートマップ

【編集】
**柳澤 健**
城西国際大学 福祉総合学部 理学療法学科 教授

MEDICAL VIEW

**A Route Map of Clinical Practice for Physical Therapists**
(ISBN 978-4-7583-1132-8 C3047)

Editor: Ken Yanagisawa

2011. 7.10　1st ed

©MEDICAL VIEW, 2011
Printed and Bound in Japan

**Medical View Co., Ltd.**
2-30 Ichigayahonmuracho, Shinjyukuku, Tokyo, 162-0845, Japan
E-mail　ed@medicalview.co.jp

# 序文

　昭和40年に「理学療法士及び作業療法士法」が施行されてから今年で46年を迎えます。この間に理学療法士免許取得者は70,000名を超し，平成23年4月現在での理学療法士養成校は247校(現在募集校238校・定員：13,175名)を数えるようになりました。

　このような状況の下で多数の理学療法学科・専攻の学生が勉学に勤しんでいます。学校内での授業(講義・演習・実習)が無難に学修できても，病院・施設での臨床実習には難儀しているのが大方のようです。これは校内と病院との環境ギャップに負うところが大きいと思われます。本書はこのギャップを少しでも埋め，のびのびと楽しい臨床実習が過ごせるような工夫が施されています。

　本書は「臨床実習基礎知識編」と「臨床実習実技編」の2章から構成されています。

　第1章の「基礎知識編」では，臨床実習に必要なマナーや常識・接遇・安全管理・感染症対策・守秘義務・対人関係技術などについて執筆されています。

　第2章では，骨関節障害・中枢神経障害・運動発達障害・呼吸器障害・循環器障害・代謝障害・嚥下障害などを網羅し，医師から指示箋を受けた時点をスタートとして，「医師からの指示箋」「問診」「理学療法評価」「理学療法プログラムの立案」「理学療法」「再評価および考察」を基本とした一連の流れをステップごとに分けて解説しています。また，各項目の1頁目には『臨床実習のルートマップ』というチャート図を設けて，全体の流れを学生が把握できるようにしてあります。最後に症例として「Case Study」を掲載しました。

　付録として「臨床評価指標ガイド」を掲載し読者の要望にお応えしました。また，囲み記事として「スーパーバイザーの目」や「ヒント」を掲載し，前者では学生が間違いやすい点・注意すべき点，学生に心がけてほしい点などをスーパーバイザーの視点から整理し，後者では臨床に役立つ"豆知識"的な内容を挿入しました。

　本書を一人でも多くの学生や実習指導者に使用して頂ければ幸甚であります。本書に不備な点があれば，忌憚ないご意見・ご批判を頂ければと願っています。

　本企画から刊行まで，温かなご指導・ご支援をいただいたメジカルビュー社の小松朋寛氏に深謝します。

2011年5月

柳澤　健

# 執筆者一覧

## ■編集
柳澤　健　　　城西国際大学 福祉総合学部 理学療法学科 教授/首都大学東京 名誉教授

## ■執筆者(掲載順)
岩崎健次　　　東京都立大塚病院 リハビリテーション科
中山恭秀　　　東京慈恵会医科大学附属第三病院 リハビリテーション科 係長
大森　圭　　　北海道文教大学 人間科学部 理学療法学科 准教授
髙橋謙一　　　四国医療専門学校 教務部長
美﨑定也　　　苑田会人工関節センター病院 リハビリテーション科 科長
相馬光一　　　神奈川リハビリテーション病院 理学療法科
諸角一記　　　郡山健康科学専門学校 応用理学療法学科 学科長
山本真秀　　　東京都リハビリテーション病院 理学療法科 主任
鈴木貞興　　　昭和大学藤が丘リハビリテーション病院 リハビリテーション部 主任補佐
来間弘展　　　首都大学東京 健康福祉学部 理学療法学科
杉山真理　　　埼玉県総合リハビリテーションセンター 理学療法科 主任
佐藤睦美　　　大阪保健医療大学 保健医療学部 リハビリテーション学科 講師
小山貴之　　　日本大学 文理学部 体育学科 専任講師
村木孝行　　　東北大学病院 リハビリテーション部
尾﨑尚代　　　昭和大学藤が丘リハビリテーション病院 リハビリテーション部 主任補佐
白井　誠　　　東京臨海病院 リハビリテーション室 室長
石黒幸治　　　富山大学附属病院 リハビリテーション部
小笠原尚和　　清智会記念病院 リハビリテーション部 主任
青木賢宏　　　八王子保健生活協同組合 城山病院 リハビリテーション科
藤縄光留　　　神奈川リハビリテーション病院 理学療法科 主査
信太奈美　　　首都大学東京 健康福祉学部 理学療法学科
三森由香子　　慶應義塾大学病院 リハビリテーション科
田口孝行　　　埼玉県立大学 保健医療福祉学部 理学療法学科 准教授
石倉　隆　　　大阪保健医療大学 保健医療学部 リハビリテーション学科 教授
青木一治　　　名古屋学院大学 リハビリテーション学部 理学療法学科 教授
金子断行　　　心身障害児総合医療療育センター リハビリテーション室 主任
板垣史則　　　東京都立北療育医療センター 主任技術員
八木麻衣子　　聖マリアンナ医科大学東横病院 リハビリテーション室
高橋哲也　　　東京工科大学 医療保健学部 理学療法学科 教授
山端志保　　　京都府立医科大学附属病院 リハビリテーション部 主任
古川順光　　　首都大学東京 健康福祉学部 理学療法学科 准教授
森嶋直人　　　豊橋市民病院 リハビリテーション技術室 室長
田舎中真由美　インターリハ株式会社 フィジオセンター事業部 マネージャー
木村雅彦　　　北里大学 医療衛生学部 リハビリテーション学科 理学療法学専攻 講師

# 目次／CONTENTS

## I 臨床実習基礎知識編

- 臨床実習の基本的な流れ ——— 岩崎健次 ——— 2

**臨床実習で必要なマナー・常識**
- 実習前の準備 ——— 中山恭秀 ——— 6
- 実習先での挨拶 ——— 中山恭秀 ——— 10
- 接遇の基本5要素とよい印象を与える4つのポイント ——— 中山恭秀 ——— 13

**臨床実習前に押さえておきたい基礎知識**
- 安全管理 ——— 大森 圭 ——— 16
- 事故・過誤 ——— 大森 圭 ——— 18
- 感染症対策 ——— 大森 圭 ——— 21
- インフォームド・コンセント ——— 高橋謙一 ——— 24
- 守秘義務 ——— 高橋謙一 ——— 27
- 情報管理（カルテ管理・個人情報保護など）——— 高橋謙一 ——— 30
- 個人情報保護 ——— 高橋謙一 ——— 33
- 記録・報告 ——— 岩崎健次 ——— 36
- 対人関係技術 ——— 岩崎健次 ——— 40
- 画像などの医学情報の理解 ——— 岩崎健次 ——— 43

## II 臨床実習実技編

**骨関節障害領域**
- 変形性膝関節症 ——— 美﨑定也 ——— 48
- 変形性股関節症 ——— 相馬光一 ——— 60
- 関節リウマチ ——— 諸角一記 ——— 67
- 大腿骨頸部骨折 ——— 山本真秀 ——— 77
- スポーツ外傷・障害 ——— 鈴木貞興 ——— 86
- 腰痛症 ——— 来間弘展 ——— 95
- 切断 ——— 杉山真理 ——— 106
- 前十字靱帯損傷 ——— 佐藤睦美 ——— 114
- 半月板損傷 ——— 小山貴之 ——— 122
- 肩関節周囲炎 ——— 村木孝行 ——— 132
- 胸郭出口症候群 ——— 尾﨑尚代 ——— 140
- 複合性局所疼痛症候群（CRPS）——— 白井 誠 ——— 147

# 目次／CONTENTS

## 中枢神経障害領域
- 脳卒中—急性期 ……………………………………… 石黒幸治　153
- 脳卒中—回復期 ……………………………………… 小笠原尚和　160
- 脳卒中—維持期 ……………………………………… 小笠原尚和　167
- パーキンソン病 ……………………………………… 青木賢宏　173
- 頭部外傷 ……………………………………………… 藤縄光留　182
- 脊髄損傷 ……………………………………………… 信太奈美　191
- 脊髄小脳変性症 ……………………………………… 三森由香子　199

## 神経内科領域
- 多発性筋炎・重症筋無力症 ………………………… 田口孝行　206
- ニューロパチー（ギラン・バレー症候群を含む） …… 石倉　隆　216
- 末梢神経損傷（腕神経叢損傷，絞扼性神経損傷を含む） … 青木一治　223

## 運動発達障害領域
- 脳性まひ ……………………………………………… 金子断行　230
- 二分脊椎 ……………………………………………… 板垣史則　237

## 呼吸器障害領域
- 慢性閉塞性肺疾患 …………………………………… 八木麻衣子　245

## 循環器障害領域
- 虚血性心疾患（心筋梗塞，狭心症） ………………… 高橋哲也　257
- 閉塞性動脈硬化症 …………………………………… 山端志保　267

## 代謝障害領域
- 糖尿病 ………………………………………………… 古川順光　273

## その他の疾患・障害
- 摂食・嚥下障害 ……………………………………… 森嶋直人　280
- 排尿障害 ……………………………………………… 田舎中真由美　287
- 熱傷 …………………………………………………… 木村雅彦　295

付録　臨床評価指標ガイド ……………………………… 中山恭秀　304
索引 ………………………………………………………… 326

# I 臨床実習基礎知識編

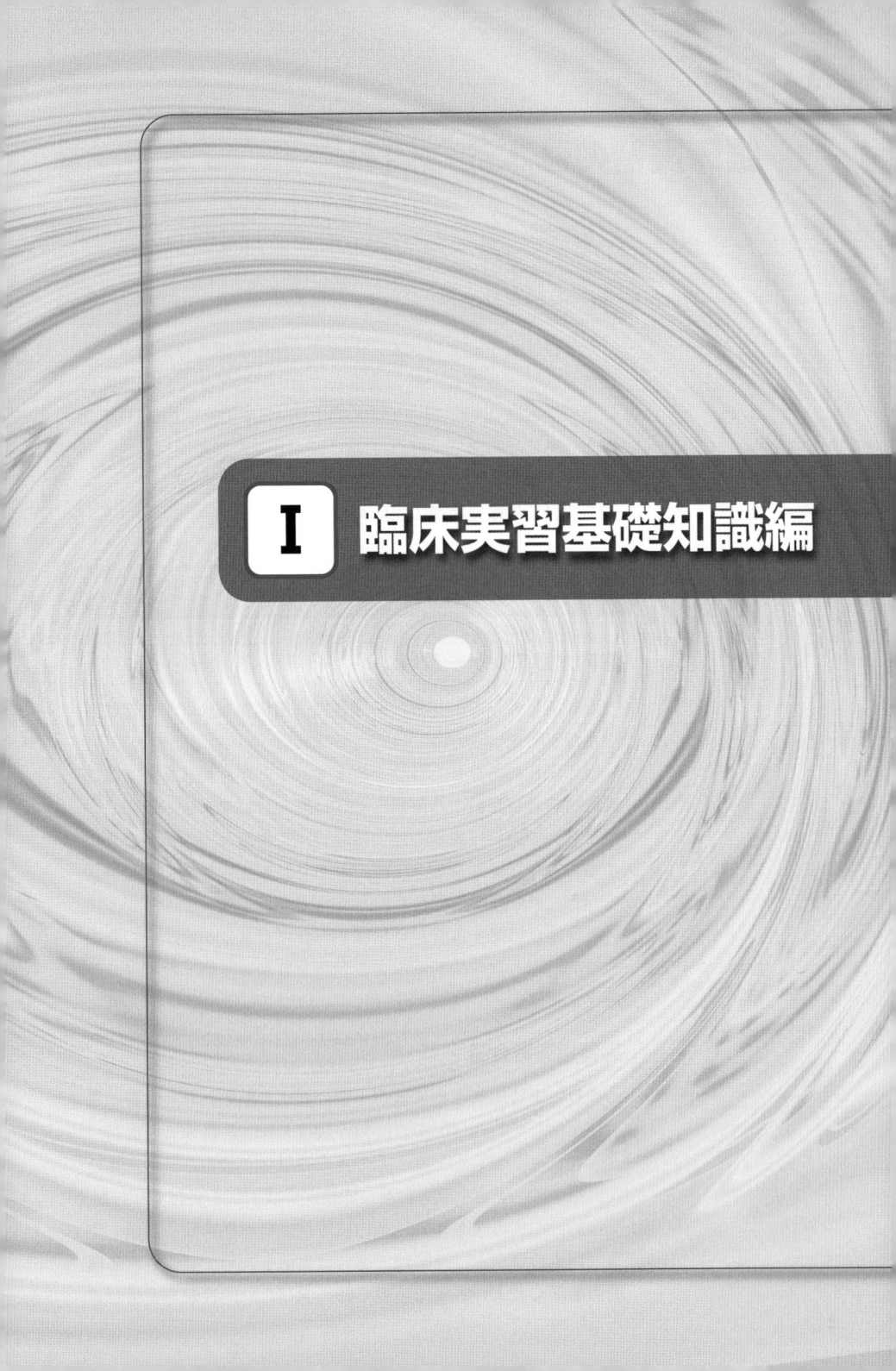

# I 臨床実習基礎知識編

# 臨床実習の基本的な流れ

## 1. はじめに

理学療法士を志す皆さんにとって，臨床実習は将来独立して理学療法を実施するための貴重な学習の機会である。**臨床実習は学校養成施設指定規則で定められた18単位，総数810時間以上**（1単位45時間）を満たしたうえで学校ごとに時期，期間，実習施設が異なる。

本項目では**最終年次の臨床実習**[1]について時系列で概説する。

## 2. 準備期（実習前）

### 学内オリエンテーション

臨床実習の目的，日程，到達目標，指定課題，評定，諸注意などが説明される。

臨床実習にあたり，目標を設定することが大切である。臨床実習指導者が記載する評価用紙には到達目標を反映した項目が明記されている。各校共通ではない。この項目一つ一つを達成することが目標となる。学校で配布される実習の手引きを熟読のうえ，十分理解しておく。

実習施設に関する資料や情報があれば参考にする。その際は客観的情報と個人的判断を含む情報を判別し，偏ったイメージ形成を避ける。

### 実習指導者会議

教員，実習施設の指導者が一堂に会する場であり，実習指導者が出席していれば面接の時間が設けられる。指導者と直接コミュニケーションをとることで過度の緊張が緩和される。また実習指導者，実習生双方に第一印象が形成される機会でもある。実習施設や実習スケジュールの概略，実習前準備期の課題，実習期間中の留意点，遠隔地であれば生活も含めて想定される**疑問点を聞く**とよい。実習施設で特に学びたい内容がある場合に

は，実習指導者から聞かれたときに希望を伝える。面接できなかった場合，学校の指導に基づき事前に電話などで挨拶を行う際に確認する。

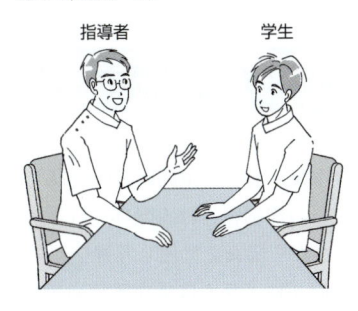

## 3. 導入期（実習期間中：2週程度）

　オリエンテーション（施設概要，関連部門挨拶，理学療法部門の組織・役割・業務の流れ，1日・週間・最終日までのスケジュール，課題，診療記録関連，機器・器具などの説明），関連部署への挨拶，見学，検査・治療項目担当，1例担当あるいは複数例担当などが行われる。

　特に学びたい事項がある場合には希望を伝える。実習生が過不足なく実習を展開するために，学力を把握するテストを行う施設もある。指導形態は実習指導者1名のみの場合や，患者別指導者など施設ごとに異なるので，良好なコミュニケーションに努める。説明された各種課題の日程に基づき計画を立てる。健康を維持し，生活習慣も含めて時間管理を行う。

　1例担当は，指示箋（処方箋）の確認，実施時間や情報収集手続きの確認，初回評価，治療計画の立案・実施へと進む。導入期には担当が決定していないこともある。

　検査・治療や1例担当に意識が集中しがちだが，実習施設の特性を理解することは重要である。過去の経験をそのまま持ち込むのではなく，できるだけ早く適応を心がける。就職すると他施設の業務の流れを長期間体験できる機会は少ないので，一般的な理学療法だけでなく貪欲に吸収したい。施設の特性が理解できないと，その施設の理学療法士の振る舞いの意味に気づかない。

　実習指導者は実習だけでなく，自身が将来の理想とする理学療法士像を形成していくうえで最も身近なモデルとなる。実習

施設の理学療法士数が多ければ複数のモデル像が得られる。知識技術だけでなく接遇や業務への取り組みなど，見学から学べることは多い。

## 4. 展開期（実習期間中：3週以降）

1例担当（初回評価〜治療）あるいは複数例担当，症例報告，指定課題の作成，実習生中間評定の時期である。

この時期の症例報告は書類作成作業が中心となる。指導者の助言を得ながら情報を整理し考察を進める。1例担当において立案する治療プログラムは単なる技術練習の機会ではなく，症例に即した問題点の解決が目的である。妥当なプログラムが立案できるよう，指導に基づき思考を循環させ初回評価を完成させる。

治療の期間中も担当症例からの情報を常に更新しながら思考を繰り返す。また担当症例に関連するしないにかかわらず，他の理学療法士の治療見学は積極的に継続したい（図1）。見学する際は自分ならどうするか考えながら臨む。

進行状況に応じて，同一疾患の異なる病態や未経験の疾患の検査・治療項目を担当する場合もある。指定課題がある場合は状況に応じて計画的に準備する。

**図1** 積極的に見学する

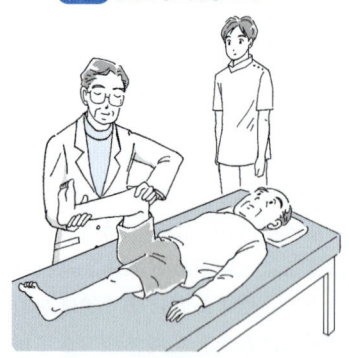

## 5. まとめ期（実習期間中：残り2週程度）

担当症例最終評価，症例報告（口述）・レジュメ作成，症例報告書作成，実習生最終評定が行われる。

1例担当を複数行った場合には報告する症例を決定する。報告

書を複数作成する場合があるかもしれない。

症例報告書第1稿は初回報告書以降の経過，最終評価，初回から最終までの期間を対象にした考察を追加し，口述報告に先立って提出する。症例報告書の要約がレジュメとなる。報告書は実習終了までに数回修正する。

口述症例報告は設定された制限時間内で終了できるよう準備して臨む。その場で関連スタッフから質疑や助言があれば簡潔・明確な回答を心がけるとともに内容を記録しておき，不明な点があれば個別指導の際に相談する。必要に応じて症例報告書を修正する。

学校提出用症例報告書の条件が実習施設のものと異なるときは期限までに作成しておく。

関連部署へ挨拶を行い，実習を修了する。

## 6. 実習後

各種書類，課題を学校に提出する。学内で口述の症例報告を課題とする学校もある。実習を終えて，まるで指導者が語っているかのような言論を展開する実習生も珍しくない。

## 7. おわりに

臨床実習は理学療法を生業とするための通過点である。臨床での経験を通じて理想の理学療法士像が変化するかもしれない。思考・感情・言動・行動の傾向を学内授業時よりも鮮明に自覚する機会となるので，実習期間中の自己管理の方法も問われる。臨床実習の期間中，自分はどのような理学療法士を目指しているのか，現時点で到達すべき目標は何か，自分がどのような位置・状態にあるのかを常に意識することが重要である。自身に課された到達目標を実習期間中に達成できてもそこで満足せず，指導者の指導・助言を得ながら次の目標を設定して学習する努力を継続したい。

■参考文献
1) 日本理学療法士協会：臨床実習教育の手引き 第5版, 日本理学療法士協会, 2007.

〈岩崎健次〉

## I 臨床実習基礎知識編／臨床実習で必要なマナー・常識

# 実習前の準備

## 1. 心の準備

　実習に臨むにあたって，理学療法士が働く社会に飛び込む心の準備をしておく必要がある．それまで住み慣れたキャンパスから飛び出し，まったく知らない社会へ入ることとなる（図1）．その飛び込む社会は，それまでの学生社会とは大きく異なり，患者・家族などへの医療行為が中心の社会であるため，必然的に実習生も意識を変えることが求められるわけである．

**図1** 未知の社会に飛びこむ心の準備が必要

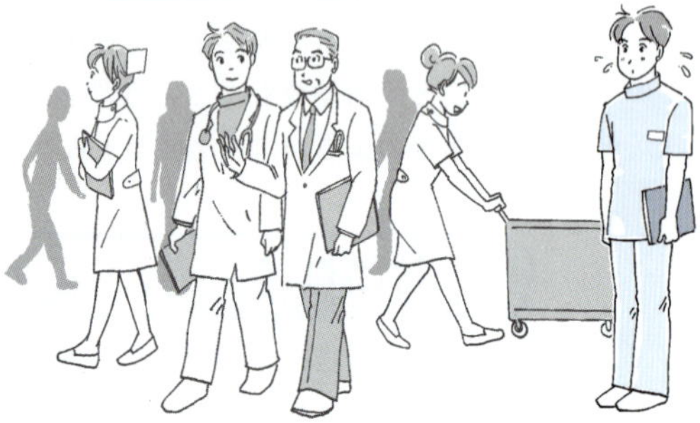

　医療現場は，文字通り患者に医療を提供する場所であり，患者は医療サービスを受けに来ている．近年は高い医療の質が求められており，医師をはじめとした医療者の発言や行動にも，厳しい目が注がれている．特に，患者の権利やプライバシーの保護，満足度の向上といった文言が多く飛び交っている．加えて，医療費抑制を目的とした在院日数の短縮や診療報酬体系の変革といった財政的な変化もあり，理学療法士であっても収益面に関する意識が求められるようになっている．この変革は，少なからず臨床実習への影響をみせているようである．

　**実習は授業の一環である**．しかしそれは実習生が学生社会から見る見方であり，病院には**患者に良質な医療を提供することが求められている**ため，授業という意識はあまり優先されない．授業だからと休んだり，参加しなかったりする姿勢は絶対にあ

ってはならない。実習生が患者と接するために設定された時間は，実習生にとっては授業であっても，患者にとっては病と闘い，障害を早く克服したいと願う，確実に流れている貴重な時間の一部だからである。その時間が大切な時間であるということを，実習生のみならず実習指導者も忘れてはならない。

## 2. 知識の準備

　実習が大変であることは，理学療法士であれば誰でも知っていることである。実習指導者にも先輩としていろいろ相談できるようにしたい。しかし，何事にも常識の範囲というものはある。

　実習に挑むにあたり，最低限の知識とはどの程度をいうのか。それは，「**指導や会話がある程度スムーズにいくレベル**」にほかならない。実習は限られた期間であるため，円滑に進めるための努力として，この最低限度の知識については指導者ではなく実習生に求めたい要件である。模擬患者(ペーパーペイシェント)についてレジュメを作成する経験は，理学療法評価の流れのイメージ化や理論の構築に有効といわれている[1]。また，見学実習などで実際に理学療法士が作成したレジュメを見る経験はあるだろう。特に**レジュメを作成する経験**は，いくつか設定を変えて，自主的に試みておくことをお勧めする。可能であれば，実際に行く実習先で依頼の多い疾患や障害などについて，先輩などから情報を入手し，疾患の基礎知識，基礎的な病理，考えられる評価項目とその具体的な測定方法などについて，あらかじめ用意しておくとよいだろう。知識の準備とは知識を詰め込む作業ではなく，"**知識をいつでも出せる用意を整えておくこと**"である。

　また，プランニングの経験も大切である。プランニングとは，どのように評価を進めるか，評価期間内の具体的な組み合わせを立てる作業である。臨床実習における初期評価の期間は，実習先で数日設定してくれるはずである。1日に30分から1時間程度の時間を提供してくれるだろう。しかし，患者がプラットフォーム上で背臥位となり，可動域を測って，四肢長を測って，反射を測定されて，30分も40分もただ寝ているだけでは苦痛に感じるだろう。できるだけ，患者が「受け身となる評価」と「参加して評価するもの」とを組み合わせる工夫が大切である。

　初期評価を決められた時間で独立して行えるというレベルは，少なくとも実習を円滑に進めるにあたって非常にプラスとなる。評価項目の見落としや信頼性などをはじめから気にする必要は

---

**診療のヒント**

プランニングは非常に大切。評価項目を立案したら，測定姿勢や大まかな時間，患者の負担度などを単語カードなどに書いて並べて，パズルみたいにしてプランを立てるとわかりやすい。色分けしてもよい。

ない。その患者の「評価パッケージ，評価セット」を検討することができたら，それは非常に有効な実習の幕開けとなるだろう。

## 3. 技術的な準備

　ここでは，技術について2つに分けて説明する。1つは「評価測定」に関する技術，もう1つは「治療や介助」の技術である。本来，臨床技術としてこれらは分けてとらえるものではないが，授業の区分や実習生の診療行為への参加を考慮したものである。評価測定に関する技術は，理学療法士が情報を入手することを目的とした技術である。

　正確な方法を理解できていなければ正しい情報は得られない。**特に能力障害の尺度は個人差が生じやすい**ことを理解しておく必要がある。そのため，数値化できる評価はしっかりと測定できるようにしておきたい。治療や介助に関する技術は，経験(回数)によって価値づけられ，固定化する。そのため，実際の経験が大切である。理学療法のメインテーマはあくまでこの「治療」であり，指導者や他の理学療法士をはじめとした関係者と，治療に関して指導を受けたり，介助方法に関する検討や議論ができるようになったりすれば，もはや合否で悩むことはないだろう。

　治療の技術は理学療法士でも発展途上のものが多いため，実習生のうちはトランスファーの練習や関節可動域運動，徒手抵抗のかけ方など，実習生同士でもできる技術に絞って反復練習するとよい。近年，客観的臨床能力試験(OSCE：Objective Structured Clinical Examination)が，理学療法教育に導入されている[2]。評価測定やトランスファーなどで一定の身のこなしができれば，実習が有意義になることは間違いない(図2)。

**図2** 評価測定やトランスファーを反復練習しておく

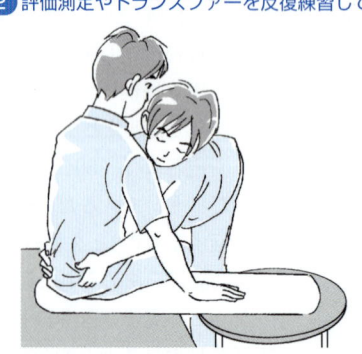

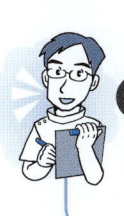

> **スーパーバイザーの目**
>
> 実習に出た後，もし同時期に実習生の仲間がいたら，時間を作って練習を重ね経験値を高めてみよう．スーパーバイザーとしても，そのような光景は向上心や学習意欲が感じられてうれしく思える．

## 4. 実習生の目とプロの目

　患者は，実習生を実習生として認識しつつ，**白衣を着ているプロ**，もしくはそれに近い存在として認識するだろう．実習生としての見方と，プロとしての見方の双方が存在し，理学療法士とはまた違った関係を作る場合がある．

　例えば，態度や言葉遣いが悪く，安心して車いす移乗の介助を頼めない実習生などの場合，患者は実習生に対して不信感をもち，ときには担当されることを拒否することもある．また逆に，十分な対応ができた実習生に対しては，担当理学療法士よりも高い信頼を得ることも決して少なくない．

　実際は，このような良好な信頼関係の形成が，臨床実習教育における1つの理想形といえる．この信頼関係が築けた場合，おそらく実習生は実習生の目からプロの理学療法士の目になっているであろう．この転換期をもたらしてくれるのが臨床実習であり，事前の3つの準備が大きなポイントとなる（図3）．

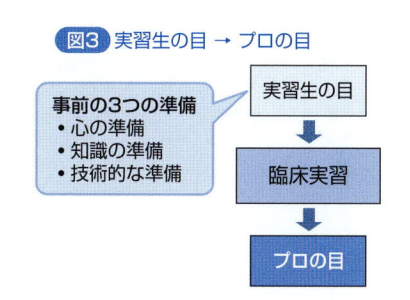

**図3** 実習生の目 → プロの目

事前の3つの準備
- 心の準備
- 知識の準備
- 技術的な準備

実習生の目 → 臨床実習 → プロの目

■参考文献
1) 佐藤　仁：模擬患者を導入した授業の試み，理学療法科学, 23(1): 115-119, 2008.
2) 潮見泰蔵：基本的臨床技能修得のための教育技法の紹介 －OSCEを中心として，理学療法学, 35(8): 452-454, 2008.

〈中山恭秀〉

# I 臨床実習基礎知識編／臨床実習で必要なマナー・常識

## 実習先での挨拶

### 1. 実習先での挨拶

挨拶は，会話のきっかけを作り，コミュニケーションの基礎となる接遇の1つである．実習に出る前に，今一度，自身がしっかり挨拶することができるか，挨拶する習慣があるか，確認しておくことをお勧めする．

#### お辞儀(じぎ)の仕方

まず，お辞儀の仕方を確認する（図1）．お辞儀は，**会釈**，**敬礼**，**最敬礼**の3種類で，角度と目線を基準に区別している．日々の患者との挨拶は，お辞儀に加えて目線を合わせて笑顔で話しかけることが大切であり，会釈程度でよいとされている．患者の家族や地域のケアマネジャーなど，初対面の方と挨拶するときは，敬礼，もしくは最敬礼がよい．お辞儀は，笑顔で相手の目をみて始まり，笑顔で相手の目をみて終わるのが大切である．

**図1** お辞儀の仕方

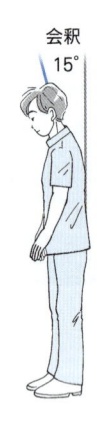

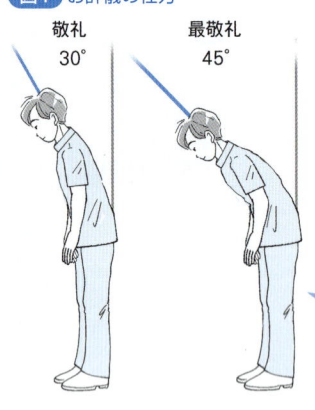

会釈 15°　敬礼 30°　最敬礼 45°

> 頭を下げたら1秒地面見るのがコツ．頭を下げずに顎を突き出すような悪いお辞儀を防止できる

#### 挨拶の基本とプラスアルファ

普段のコミュニケーションで大切とされる挨拶の基本は，「ハ・イ・オ・ア・シ・ス」である（表1）．

> **表1** 挨拶の基本(ハ・イ・オ・ア・シ・ス)

**ハ**：はい
**イ**：いいえ
**オ**：おはようございます・お待たせしました・お大事に
**ア**：ありがとうございます
**シ**：失礼します・少々お待ちください
**ス**：すみません

　しかし，これらの挨拶だけではコミュニケーションが成り立たない。そのため，さらにこれに加える「プラスアルファ」のテクニックを用いることが望ましい。それは，**笑顔のままで，名前を呼び，具合を尋ねる**の3つである。例えると，「(笑顔)(目を見て)おはようございます(お辞儀)，○○さん，調子はいかがですか？」といった感じである。この流れは，スムーズな会話につなげることができ，患者との信頼関係を高める。実習開始時はぎこちなくても，数週間過ぎるとできるようになるものであるが，実習開始時の導入でできていれば，実習全体が非常にスムーズに流れるだろう。「具合を尋ねる」に他の表現を当てはめることで会話がふくらみ，さらなるコミュニケーション向上につながる(**表2**)。

> **表2** 挨拶につなげるプラスアルファの一例

①「お加減はいかがですか(調子はどうですか)」
　入院中の患者に使う挨拶の次にくる言葉である。明らかに体調が優れなそうな患者には向かない。

②「お疲れさまでした」，「また明日もお願いします」
　リハビリが終了し，患者が部屋や自宅に戻るときに使う。疲れているかどうかにかかわらず，ある程度オールマイティに使える別れの挨拶である。

③「昨日はありがとうございました」，「昨日は疲れましたか？」
　2日目以降の挨拶で使う。継続して患者を診ていることをさりげなく伝える優れた表現である。言われた側は，診てもらっているのに逆にお礼をいわれ，決して嫌な気はしない。「こちらこそありがとうございました」などの返事をいただけるようになれば，十分信頼関係が築けた証だろう。

## 話題提供の重要性

　挨拶はあくまで導入である。それ以降が"ダンマリ"では患者も窮屈な思いをして，評価や治療がスムーズにいかなくなってしまう。そこでポイントとなるのが，**話題**である。理学療法評価

を進めるにつれ，入手される患者情報や実習生本人と共通して話題が作りやすい趣味や出身地，職業，好きな食べ物などを尋ねることから話を広げてみよう。話題を見出すには，いわゆる雑学的な知識が豊富にあるほうが有利である。カルテなどから入手した情報をもとに前日，いくつか話題となりそうなポイントを用意しておくことで，臨床における患者とのコミュニケーションが次第に楽しくなるだろう。ただし，先にも述べたとおり，プライバシーの問題，信頼関係の問題があるだけに，他人の家に土足で入り込むような，極端な情報を話題にすることは避けたい。

遠方の実習地に泊まりで挑む実習生は，何か雑学知識につながりそうな雑誌や参考書，辞書などを1冊持参するとよい。地図や新聞でもかまわない。インターネットが使える環境であれば是非活用したい。特に患者にちなんだ話題が思いつかない場合は，その日にあったニュースや患者の年齢で関心がありそうなスポーツやテレビ番組の内容に触れてみるのもよいだろう。

> 黙ってただ患者の横に座っている実習生を時折見かける。緊張は誰でもする。とにかく誰にでも使える話題を3つもっておくと安心できる。

## 声は大きくはっきりと

挨拶は心の扉を開く鍵である。小さい声で何を言っているのか聞き取れないような挨拶では，扉は開かない。もともとあまり大きな声が出ていない実習生は，大きな声という認識を相手にもたせることに苦労するだろう。腹部に力をいれて，多少大きめに話し出す習慣をつけるとよい。

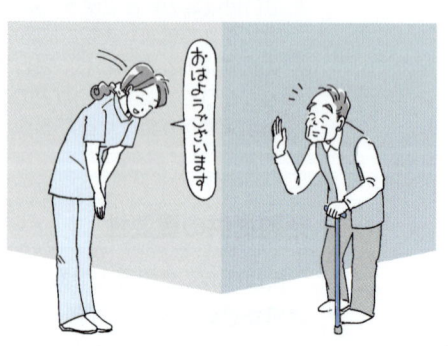

〈中山恭秀〉

# I 臨床実習基礎知識編／臨床実習で必要なマナー・常識

# 接遇の基本5要素とよい印象を与える4つのポイント

## 1. 接遇とは　〜基本5要素〜

**表1　接遇の5要素**

- 挨拶
- 表情（笑顔）
- 言葉遣い
- 身だしなみ
- 態度

接遇とは「仕事などにおいて人と対応すること」である。つまり，人間関係を築くうえで必要不可欠なものであり，前項で説明した「挨拶」，「表情（笑顔）」のほか，「言葉遣い」，「身だしなみ」，「態度」の5つで**接遇の5要素**といわれている（表1）。

### ◎言葉遣い

「**職員の言葉遣いで，その病院の質がわかる**」と，一般的にいわれている。よい言葉遣いをマスターするには，ある程度の準備期間が必要であり，初めての会話で悪いと感じた言葉遣いは，確実にその後の印象を損なうだろう。文章的には正しくても，イントネーションだけでも心象を損なう場合もある。

最も効率的なトレーニング方法は，ファストフードの店員をはじめとした接客業を体験することである。元気ではっきりした接遇をまね，経験することで，確実に言葉遣いはよくなる。

### ◎身だしなみ

「**病院の第一印象は建物の設備と職員の身だしなみで決まる**」ともいわれるほど，職員の身だしなみも病院を評価する重要な要素である。もちろん実習生でも同じである。特に，若い実習生は病院職員や患者と年齢層に開きがあるため，指摘を受けやすい。身だしなみにおいて求められるキーワードは清潔感，安全に対する配慮，そして機能性であり，以下にチェックポイントを示す。

**図1　清潔な身だしなみを心がける**

（菊池恵美子 編：OT臨地実習ルートマップ, p.10, メジカルビュー社, 2011. より引用）

- 髪

白衣に合い，患者に不快感を与えない，邪魔にならない髪型を選択する。前髪やサイドが男女ともに顔にかからないようにする。また，女性が髪留めをする場合は派手でないものを使う。肩より長い髪は1つに束ね，派手な染髪は避けるべきである。ちなみに，男性の束ねるほどの長い髪は，短く切ることが最もよい。また，男性は髭をきちんとそることが大切である。

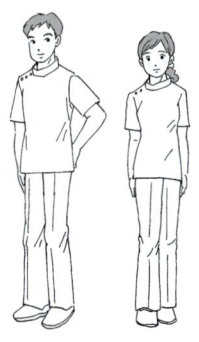

- **化粧**

　派手な化粧，口紅は使わないように指導を受ける病院が多いだろう．特に香水や香りの強い整髪料，オーデコロンなどは，不快であるとして患者からのクレームにもつながる可能性があるため避ける．

- **服装**

　服装は養成校指定のユニフォームを着用する．ユニフォームの下に派手な柄や色のものは着用しない．冬場など，カーディガンを羽織る場合も派手な色は避け，白や黒，紺色などにするとよいだろう．靴下は素足が見えないようにする．

- **装身具**

　アクセサリーは原則，結婚指輪以外を禁止しているところが多い．イヤリング，ピアス，ネックレスなどは特に厳しく注意を受ける．腕時計はしてよい施設もあるが，消毒への配慮から臨床中の着用は避けることが望ましい．

- **手，靴，その他**

　爪は短めにして先を丸く研いでおく．マニキュアは原則禁止である．靴は白を選択し，汚れていないものを使用する．緊急時に安全かつ迅速に対応できるようにサンダルは不可となっている施設が多い．

◎**態度**

　態度とは，立ち居振る舞いである．**実習生として好感のもてる態度**を表現できるように心がけよう．

- **指導者との会話やフィードバックにおいて**

　メモをとってばかりではなく，基本は指導者の目をみて話を聞く姿勢が重要である．座って指導を受ける場合，背もたれに寄りかかって骨盤を後傾させた姿勢をとらず，背筋を伸ばして両足をしっかりとそろえて聞くような態度が望ましい．また，何気なくとってしまうものとして，「腕組み」や「ポケットへ手を突っ込んでいる」といった態度がある．話を聞く態度，実習生としての態度として，指導者や他のスタッフ，患者に対して不快感を与える場合がある．全体カンファレンスやミーティング，講習会などへ参加する場合は注意が必要である．あくまでも実習生は学ぶ態度でなくてはならない．もちろん，会議中の居眠り，ミーティングなどへの遅刻，提出物を出さない，といった決まりごとを守らない態度は論外である．

- **患者と接するとき**

　患者がプラットフォームに横たわっている場合，その横で立

---

**スーパーバイザーの目**

施設ごとの「ローカルルール」が確実に存在する．先輩からの情報がとても役に立つので入手しておくことで接遇もよくなるだろう．

った状態で上から見下ろすように話をする場面が見られる。上からのぞき込むようにして患者と話す態度は，少なからず不快感を与える。この場合は，できる範囲でその場でかがみ，患者と目線をそろえようとする態度をとるとよい。

- 必要以上に触ることは避ける

コミュニケーションをとるうえで，あまり患者に接触しすぎないようにする。友達同士でない限り，一般的に会話をする程度で他人に触ることはない。話が弾んでくると，つい友達との会話と混同してしまう可能性があるために注意したい。

- 院内での態度

「廊下で患者に道を譲る」，「見知らぬ患者からの挨拶にも笑顔で答える」，「エレベーターを使わずに階段を使う」，「落ちているゴミは拾う」，「理学療法室の整理整頓は積極的に行う」など，行動で表す一般的なマナーについては，できるだけ積極的に取り組みたい。

## 2. よい印象を与える4つのポイント

よい印象を与える4つのポイントとして矢吹は，**①身だしなみをきちんと清潔に**，**②動作はキビキビと**，**③グッドスマイルとアイコンタクト**，そして**④ハキハキとした話し方**，と説明している[1]。これは接遇の5要素と内容的に同じであり，理学療法士になる実習生としては欠かせないポイントでもある。**よい印象を与えられれば実習は必ずうまくいく**，そのように思う。

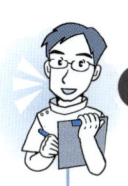

### スーパーバイザーの目

はじめは誰でも緊張してうまく動けないものだ。でも接するうちに距離感が近くなり，自然と振る舞えるものである。患者の多くは人生の先輩である。敬意を表して，勉強させてもらおう。

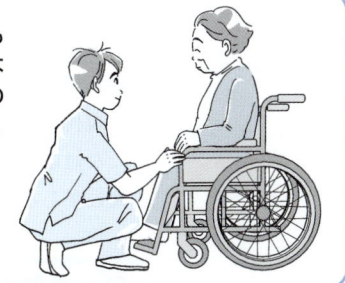

■参考文献
1) 矢吹桂子：心を通わせる医療接遇の基本，看護実践の科学，35(7): 5-24, 看護の科学社，2010.

〈中山恭秀〉

# 安全管理

Ⅰ 臨床実習基礎知識編／臨床実習前に押さえておきたい基礎知識

　理学療法分野に限らず，医療全般において安全の管理は医療サービスを提供するうえで非常に重要な要素である。日常の医療現場では小さなミスから重篤な事故に至るケースもあり，安全を恒常的に得るための取り組みが行われている。

　特に医療事故を予防するためには，事前の予防策だけではなく，事故が起きたときと起きた後も一連の流れとしてとらえ，予防策と現実のギャップを埋めるよう管理することが必要とされる。これを**リスクマネジメント**といい，医療・福祉の組織におけるサービスの質の確保し，組織を医療訴訟などによる経済的損失から守ることによって健全な運営を行うために必要な取り組みとされている。

## 1. リスクマネジメントとは

　起こりえる事故を事前に予防することは従来から取り組まれてきたが，「リスクマネジメント」の考え方は，ヒューマンエラーは誰にでも起こしえるということを前提にし，リスクを回避できるようなシステムやその後の再発の予防を行うことである。

　事故がなぜ起こってしまったかを正確に分析し，その対策法を個人と組織ともに積み上げることでエラーの再発は予防できる。起こった事故の事象を正直に打ち明けられる環境，関係の構築が必要であり，それによってさらにリスクの可能性と多様性に対応ができるようになる。

　現代医療は日進月歩に多様性を増していることから，常に新たな対応ができるよう流動的なシステムを構築し，継続する必要性がある。

## 2. アクシデントとインシデント

### アクシデント

　実際に事故が起こった事例のことをいう。

### インシデント

実際に事故には至らなかったが，事故を起こしえる可能性があった医療行為を回避した，もしくはその医療行為が行われたが結果的に被害がなかった潜在的事例のことをいう。一歩間違えれば重大な事故に至ったと考えられる事例で，医療福祉の業界では「ヒヤリ・ハット」とよばれることが多い。

「リスクマネジメント」ではこれらの「インシデント」や「ヒヤリ・ハット」を書類で報告し，①リスクを把握，②リスクを分析・評価，③対応策の取り組み，④再評価を行う。そして得られた結果は，情報としてスタッフに共有されることでさらなる再発の予防に取り組まれる（表1）。

**表1 インシデント，ヒヤリ・ハットの報告書の内容**

①いつ，誰が，どこで，何が起こったか（具体的な内容）。
②なぜ起こったか。
③どのような対応をしたか。
④どうすれば未然に防ぐことができたか。
⑤どうすれば未然に防ぐことができるか（解決可能な事項，困難な事項）。

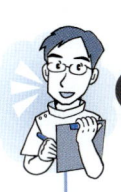

#### スーパーバイザーの目

実習生の立場においては，どんなにささいなインシデントであっても必ず指導者に報告を行い，決して単独で解決しようとしてはいけない。また，報告はできる限り早く行うように心がける必要がある。実習生の多くは周囲の環境（指導者が忙しい，治療の迷惑になるなど）に気遣いしすぎるあまり報告するタイミングを逃してしまいがちである。よって，実習開始時に事前に事故などの報告についての取り決めを確認しておくことが望ましい。

〈大森　圭〉

# I 臨床実習基礎知識編／臨床実習前に押さえておきたい基礎知識

## 事故・過誤

近年，理学療法分野において専門性の高度化や細分化，急性期化により医療事故も複雑多様化してきている。過去においては理学療法中の医療事故は医師の管理下であるとの認識のもと，直接理学療法士個人が医療訴訟の対象となることは少なかった。しかしこの数年においては，個人損害賠償の対象となった例が増加しており，日々の理学療法においてより厳しく徹底した管理と対応が必要である。

臨床実習においては，養成校と実習施設の教育管理のもと実習が行われるが，将来の理学療法士として事故や過誤が起きないよう細心の注意を払う必要がある。

### 1. 医療事故とは

**医療事故**とは医療行為の過程において生じた事故の総称で，不可抗力的な事故から過失責任を伴うものまでその範疇にあり，過誤や過失の有無を問わない。事故とは予測することのできない状況において，死亡を含む生命の危機，後遺障害，症状の悪化，精神的被害などすべての場合をいう。

### 2. 医療過誤とは

「医療事故」のうち，医療従事者が行わなければいけない注意義務を怠ったり，医療的準則を違反したりして患者に被害を与えた行為を**医療過誤**という。

### 3. 医療紛争・医療訴訟について

「医療紛争」は「医療事故」が起こったときに，医療従事者や医療機関に法的な責任が問われるような過失などのトラブルや争いが起こることをいう。

「医療訴訟」は「医療紛争」が裁判所に訴訟提起されたことをいい，過誤による損害の有無や金額を争点とした「民事訴訟」と業

務上過失致死罪等の刑事責任を問われる「刑事訴訟」がある。

## 4. 臨床実習における事故・過誤

　臨床実習においては当該施設の指導者のもと実習が遂行されるが，予測できない不慮の事故はいつでも起こりえることであることを念頭に置かなければならない。

　特にリスク管理の知識や対象者特有の疾患リスクや禁忌を十分把握したうえで，実習に望む必要がある。そのためには，医学的情報収集を怠ることなく，知識や技術が不十分である場合は，事前に調べ指導を仰ぐよう心がけるべきである。

　自ら実施が困難だと判断した場合は，単独で判断せず，正直に指導者に相談をし，事故や過誤の回避に努める必要がある。

　表1に注意事項を示す。また，図1に対応の仕方を示す。

**表1 臨床実習における注意事項**

| | |
|---|---|
| ①対象者（患者など）の医学的情報収集 | 特に主疾患，合併症，感染症などについて医師，看護師をはじめ医療スタッフに詳細を確認する。対象者は日々刻々状態が異なることを前提に，バイタルチェックや十分な休息をとりながら実習を遂行する。 |
| ②対象者への配慮 | 対象者の能力を十分把握し，無謀な要求を行わないよう配慮する。また，移乗や歩行介助時に転倒など急な対応に備えたポジションに配慮する。ベッドサイドではチューブや配線などに影響を及ぼすようなルートトラブルに配慮できるようにする。 |
| ③担当の対象者以外の人への配慮 | 周囲にいる患者などにも配慮し，声かけや配置に気を配る。背後や死角にも人がいる場合があり，衝突などに十分気をつける。 |
| ④理解力が十分でない対象者への配慮 | 認知に問題のある患者や難聴，子どもなど言語理解が困難であったり，突発的な行動が憂慮される場合は，できる限り目を離さず即時対応できるよう配慮が必要である。 |
| ⑤機器，物品などの整備や配置の確認 | 理学療法に必要な機器，物品が破損していないか，設置が不安定になっていないかなど，使用前後に確認を行う。またベッドや椅子，車いすなどの配置や整備も同様に確認を行う。 |
| ⑥物理療法の禁忌事項および機器の取り扱いの確認 | 禁忌事項だけではなく，電源や出力の管理，機器の整備についても日常的にチェックを行い火傷や火災の防止に努める。 |
| ⑦実習生自らの健康，衛生管理 | 寝不足による注意散漫や体調不良，爪や衣服の衛生管理を怠らない。 |
| ⑧予想外の事態において | 火災や地震など予想外の事態が起こった時は，指導者やスタッフに判断を仰ぎながら，迅速に落ち着いた行動がとれるよう安全を確保する。 |

**図1** 事故・過誤が起こったときの対応

**意識障害や痙攣発作を起こしている場合**

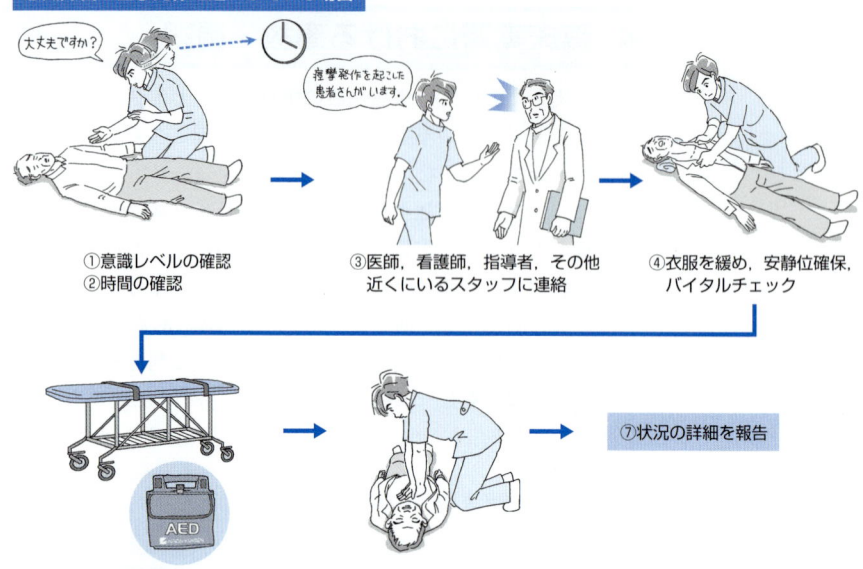

①意識レベルの確認
②時間の確認
→ ③医師，看護師，指導者，その他近くにいるスタッフに連絡
→ ④衣服を緩め，安静位確保，バイタルチェック
→ ⑤AED，酸素ボンベ，ストレッチャーなど必要備品の準備
→ ⑥状況によっては蘇生法を開始
→ ⑦状況の詳細を報告

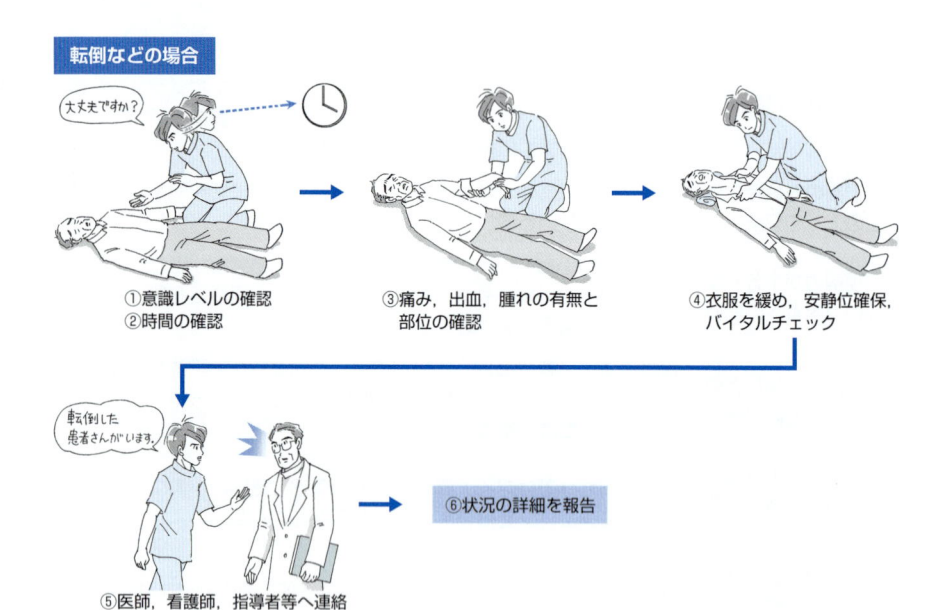

**転倒などの場合**

①意識レベルの確認
②時間の確認
→ ③痛み，出血，腫れの有無と部位の確認
→ ④衣服を緩め，安静位確保，バイタルチェック
→ ⑤医師，看護師，指導者等へ連絡
→ ⑥状況の詳細を報告

＊実際の事故・過誤に対する対応は，当該施設および養成校の基準を遵守すること．

〈大森　圭〉

## I 臨床実習基礎知識編／臨床実習前に押さえておきたい基礎知識

# 感染症対策

近年，さまざまな施設(医療施設，福祉施設，高齢者施設，学校など)における感染症の拡大が大きな問題になっている。理学療法実習施設においても，施設内感染(院内感染など)予防は非常に重要であり，実習生として事前に感染症対策についての基本を学んでおく必要がある。

## 1. 感染症とは

感染症とは，ウイルスや細菌などの病原体が体内に侵入して増殖し，発熱，下痢，嘔吐，咳，疼痛などの症状が発症することをいう。

## 2. 感染経路

### 接触感染

直接接触感染と汚染された媒介物による間接接触感染に分けられる(MRSA，多剤耐性菌感染症，O-157，ノロウイルス，緑膿菌，疥癬，流行性角結膜炎，B型肝炎など)。

### 飛沫感染

咳，くしゃみ，会話などで伝播する。直径5μmより大きい大飛沫粒子で，空中浮遊せず1m程度飛び床に落下する(インフルエンザ，アデノウイルス，肺炎マイコプラズマ，髄膜炎菌など)。

### 空気感染，飛沫核感染

直径5μm以下の微小粒子での空気中を長時間浮遊する。医療従事者はN95マスクなどの着用が必要である(結核，麻しんなど)。

## 感染の連鎖（感染の3要素）（図1）

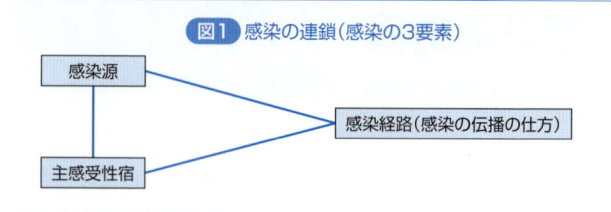

**図1** 感染の連鎖（感染の3要素）

```
         感染源
          /  \
         /    \
        /      感染経路（感染の伝播の仕方）
         \    /
          \  /
        主感受性宿
```

# 3. 感染症対策

感染の連鎖を断ち切ることが基本原則で，感染源の除去，感染経路の遮断，感受性宿主に対しての対応が感染防止対策として必要である。

### ①情報収集
対象者（患者，対象者等）の感染症の有無，および主たる疾患と合併症における情報収集を行い，感染しやすい状態であるかを確認する。

### ②感染予防対策
うがい，手洗い，消毒，マスクの着用，手袋の着用（血液，体液，分泌物，排泄物，汚染物に接触するときは，清潔な使い捨て薄ゴム手袋などを着用する），ガウンテクニック（接触時に専用ガウンを着用する）などを行う。

### ③機器・器具の消毒と滅菌
医療機器のみならず，使用したベッド，フロアの消毒も行う必要がある。

## 手洗い，手指の消毒について

感染症対策における手洗い，消毒は必ず1対象者（患者など）ごとに行うこと必要がある。

### ①手洗いについて
手洗い時は，手掌，手背，指，指の間，爪，手首を石けんで十分もみ洗い，流水でしっかり洗い流してから，ペーパータオル等で拭き取り乾燥させる。

### ② 手指消毒について
手指の消毒は速乾性擦式消毒用アルコール製剤などを手洗い後に同部位に擦り込み自然乾燥させる。

目に見える汚れがある場合はまず石けんで手洗いをし，以下のときは消毒薬を使用するようにする。

①対象者（患者など）と接触する前後
②病室やICUなどへの入退室時
③汚染物を取り扱った後
④手袋を外した後
⑤食べ物を取り扱う前

　特に呼吸器分泌物や血液および体液に接触した後は手指衛生を徹底する必要がある。

　また，手荒れに気をつけ自分にあった手洗いや消毒薬を選び，スキンケアを行うようにする。

### 咳エチケットについて

　咳やくしゃみをするときに人にかからないよう留意する。ティッシュペーパーやハンカチ，腕や袖口で口と鼻を覆う（掌で覆わない）。咳が出ているときはマスクを着用する。

## 4. 臨床実習前の連絡確認事項

　最近では臨床実習前に，各種抗体検査の確認（病院での検査結果，母子手帳の記録）や予防接種（インフルエンザ等）の有無を確認する場合が増加してきている。実習開始前に早い段階で必要な情報を得て，対応できるよう養成校の担当や実習指導者と相談する必要がある。

## 5. 臨床実習期間中，実習終了後の連絡確認事項

　実習期間中や実習終了後，感染症の発症が疑われたときは現状（症状，体温等）の報告を実習指導者，養成校の担当，家族などに速やかに連絡する必要がある。

　症状がひどい場合は直ちに医師の診療を受け，診断書および予後（あるいは実習再開可能となる時期日時の確認，再診の必要性等）を確認する。いざというときのために健康保険証を忘れないようにし，治癒までの生活（看病者や食事などの確保）ができるよう相談する。

　また，日常の健康管理には十分配慮し，食事，睡眠，運動，うがいと手洗いを必ず行うようにする。

〈大森　圭〉

# I 臨床実習基礎知識編／臨床実習前に押さえておきたい基礎知識

# インフォームド・コンセント

## 1. インフォームド・コンセントとは

**インフォームド・コンセント**(IC)とは医の倫理に位置づけられる医師と患者の関係を表す用語であり,「説明と同意」と訳されている。これは患者の「知る権利」と「自己決定する権利」に相当するが,「自己決定する権利」には同意だけではなく拒否をも含む。ICを十分なものにするためには医師の十分な情報提供と患者の理解が必要不可欠である。

この関係は,コメディカルスタッフすべてに当てはまる。理学療法士は医師の指示のもとに評価をしてプログラムを計画し,運動療法や物理療法などの治療を行う。その際にプログラムの内容やリスクを患者や家族に十分説明し同意を求める必要がある（図1）。

これらは,従来の医師の決定に従うといった**パターナリズム**によって行われていた医療を1997年の医療法改正により,医療者は適切な説明を行って,医療を受ける者の理解を得るよう努力する義務が明記されたことに由来している。

**図1** パターナリズムからインフォームド・コンセントへ

医の倫理の変革

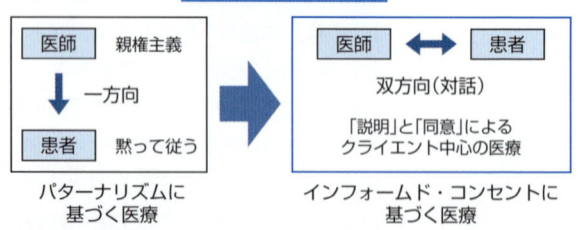

| 医師 | 親権主義 |
| ↓ | 一方向 |
| 患者 | 黙って従う |

パターナリズムに基づく医療

医師 ⇔ 患者
双方向（対話）
「説明」と「同意」による
クライエント中心の医療

インフォームド・コンセントに基づく医療

## 2. 臨床実習におけるインフォームド・コンセント

臨床実習では指導者の指導のもとに,実習生が診療の見学や患者の評価・治療を担当する。当然それらの行為にはICが必要であり,それを繰り返すことで**信頼関係**を築くことができる。

## 診療場面を見学する場合

まずは,「(○○学校の)実習生の○○です。診療を見学させていただいてもよろしいでしょうか?」と自己紹介と見学の**同意**を症例ごとに得ることが必要である。

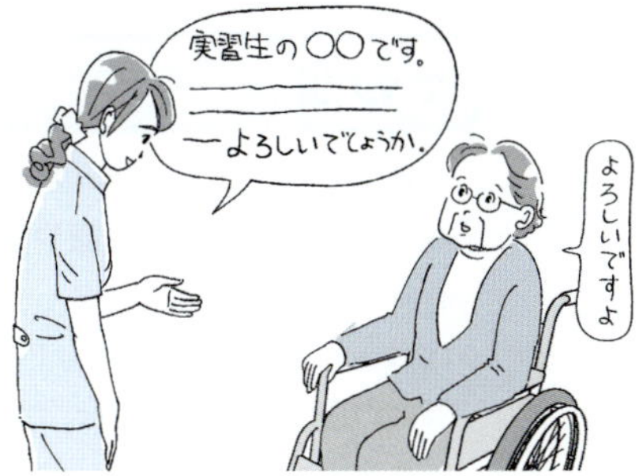

## 患者を担当する場合

通常,指導者が患者に対して臨床実習に協力してほしい旨を説明し,口頭や書面(図2)で承諾を得てからの開始となる。ただし,**患者の権利**としてこの協力関係はいつでも拒めること,拒んだことによって不利益が生じないことが存在する。患者の厚意によって臨床実習が成り立つことを再度自覚すべきである。

**図2** 臨床実習協力に関する同意書

---

### 臨床実習協力に関する同意書

リハビリテーション科では理学療法を学ぶ学生の臨床実習を受け入れております。下記の項目にご賛同いただき,当院の学生の臨床実習教育にご協力をお願いいたします。

なお,実習に関するご意見,質問は担当の理学療法士,科長へ遠慮なく申し出てください。

1. 患者様への説明と同意を得てから臨床実習を開始します。
2. 担当理学療法士の指導と監督の下で,学生は臨床実習を行います。
3. 患者様の個人情報を守ることを徹底いたします。
4. 何らかの理由で実習継続困難な事態が発生した場合,患者様が希望されない事態が発生した場合には,直ちに臨床実習を中止,または終了することができます。
5. 臨床実習への協力依頼を拒んでも不利益を被ることはありません。

私は,上記の臨床実習教育に協力することに同意します。

平成　　年　　月　　日
署名 _____

### 実際に運動療法や物理療法を実施する場合

理学療法では運動負荷や物理的刺激を身体に加えるため少なからずリスクが存在する。そのため事前に目的・方法・リスクなどを説明し，納得してもらう必要がある。

## その他

理学療法士がICを行う場合，医師およびチームメンバーと協調して連携のうえ**診療や指導の方針**と**説明の範囲**を確認して行っている。実習生にとってわからないことや言えないことははっきりと「わかりません」，範囲外のことは「わかりません。指導者の〇〇先生もしくは，主治医の〇〇先生に聞いてください」と答える必要がある。

**図3** 職業倫理ガイドラインにおけるインフォームド・コンセント

---

**社団法人日本理学療法士協会の職業倫理ガイドライン**

インフォームド・コンセント（説明と同意）
1) 患者および対象者の請求に対し，あるいは請求が無くても必要により，患者および対象者と家族へ，状況を説明する義務がある。
2) 説明においては，医師およびチームメンバー（スタッフ）と協調して連携のうえ，診療や指導の方針と説明の範囲を確認しておかなければならない。
3) 医師から判断を任されている事項については，患者および対象者に協力を求めることで責務に対する働きかけを行い，患者や対象者の同意を得なければならない。
4) 判断能力のある患者や対象者が求める範囲が説明義務となるが，患者や対象者には「知らされない権利」もあることを承知しておく。

---

（日本理学療法士協会：理学療法士の職業倫理ガイドライン，2006. より抜粋引用）

〈高橋謙一〉

# 守秘義務

Ⅰ 臨床実習基礎知識編／臨床実習前に押さえておきたい基礎知識

## 1. 守秘義務とは

　理学療法士及び作業療法士法第16条には，「理学療法士又は作業療法士は，正当な理由がある場合を除き，その業務上知り得た人の秘密を他に漏らしてはならない。理学療法士又は作業療法士でなくなつた後においても同様とする」と明記されている。

　これは個人の**秘密の保護**を目的とすると同時に，医療関係者が患者の秘密を**漏洩**するおそれがあれば，患者が安心して情報を提供できなくなることから，患者の医療関係者に対する信頼を確保する目的も含まれる。

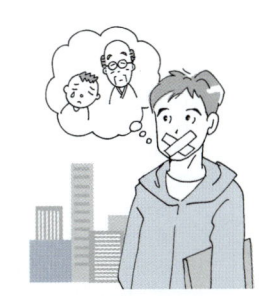

(菊池恵美子 編：OT臨地実習ルートマップ，p.27, メジカルビュー社, 2011. より引用)

## 2. 個人の秘密とは

　守秘義務の対象は，診療の過程で知り得た患者および対象者の秘密であり，心身状況だけではなく，他人に知られたくないことであればすべて個人の秘密であるので，その対象となる範囲は**個人情報保護法**よりはるかに広いことを認識しておく必要がある。

## 3. 臨床実習における守秘義務

　実習生は患者の診療情報を容易に入手できる環境にあり，症例を担当している場合にはさらに多くの個人の秘密を知ること

になる．実習生であっても**守秘義務**は守る必要があり，1件でも漏洩すれば実習生自身の責任はもとより，学校の指導責任と実習指導者の監督責任が問われ，施設の信用が失われることになる．

## 臨床実習開始時の誓約書

実習を開始するにあたり，養成校と実習施設，または実習施設と実習生の間に「誓約書」が交わされることがある（図1）．内容は，**①施設の諸規則の遵守，②守秘義務，③個人情報保護，④事故の責任の所在**であるが，施設によっては実習中止の可能性などに言及しているものもある．

**図1** 実習開始時の誓約書

誓 約 書

○○病院
病院長　○○○○殿

この度の貴病院での臨床実習に際し，下記のとおり誓約いたします．
実習期間中は，貴病院の定める規則及び規定を尊守し，実習指導者の指示に従います．
実習期間中に知り得た，患者・家族等及び病院関係者の個人情報若しくは病院の取引業者等の秘密に関する事項の漏洩，第三者への開示，提供は行いません．
故意または過失により，施設，機器等の損傷又は個人情報等の漏洩及び無断使用等によって，貴病院に損害を与えた場合は，私の責任において賠償いたします．
実習期間中に自己の責に帰すべき原因により，負傷しまたは罹患した場合は，私の責任において処理いたします．

なお，上記誓約内容は実習期間終了後も同様にこれを遵守いたします．
　　　　　　　　　　　　　平成　　年　　月　　日
　　　　　　　　　　　　　　　　　　○○○○学校
　　　　　　　　　　　第　　学年　理学療法学科
　　　　　　　　　　　氏　名　　　　　　　㊞

## 実習中の注意事項

実習では，メモ帳・プログレスノートなど**紙媒体**に記録したもの，PCやUSBメモリなど**電子媒体**に記録したものを扱っており，それらの取り扱いは慎重を要する（表1）．

**表1** 臨床実習中の注意事項

- メモ帳，実習記録ノートなどの紙に書かれた個人情報をしっかり管理する。
- 会議室以外の匿名性が保たれない場所(交通機関，ファミリーレストランなど)で議論や閲覧をしない。
- 診療記録などの書類を施設外へ持ち出さない。
- 症例データはPC本体には保存しない。
- 電子媒体にはパスワードの設定をして管理し，貸し借りはしない。
- 記録をプリントアウトする場合は必要最小限度にとどめる。
- PCウイルスやインターネットなどを介した外部からの侵入を，ソフトを用いて予防する。
- PCにファイル共有ソフト(ウィニーなど)をインストールしない。

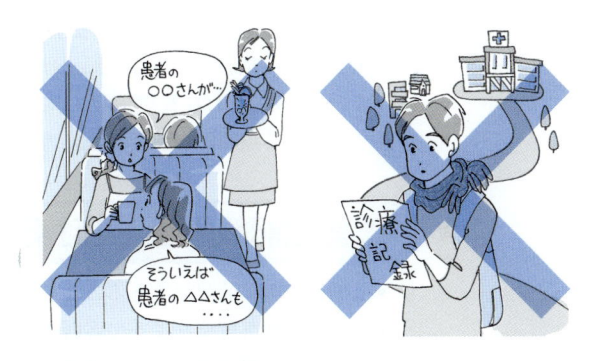

## 臨床実習終了時の取り扱い

　実習中に取得した症例の個人情報は，すべてを施設へ提出させるといったところもあれば，必要のないものは記憶媒体から**削除**，印刷物はシュレッダーで**処分**，症例報告などは**匿名化**したうえで実習生に渡すといったところもある。対応はさまざまであるが，守秘義務はもとより施設からの個人情報漏洩がないようにという配慮である。

## 4. 罰則

　理学療法士及び作業療法士法の第21条には「第16条の規定に違反した者は，50万円以下の罰金に処す」と明記されている。

〈高橋謙一〉

# 情報管理(カルテ管理・個人情報保護など)

I 臨床実習基礎知識編／臨床実習前に押さえておきたい基礎知識

### 1. 理学療法診療記録

　理学療法を実施した場合，**診療記録**を必ず記録しなければならない。しかし「医療法」や「理学療法士法及び作業療法士法」には診療記録の記載義務はない。理学療法が医師の指示による診療行為であることから，「医師法」や「医師法施行規則」に準じて診療記録の記載義務が生じ，記録は**5年間の保存**が必要である。

　また，診療記録は「健康保険法」の施設基準の認定に必要な書類であり，診療報酬の重要な証拠書類にもなる。

### 2. 診療記録作製上の注意点

- 公的かつ医学的記録であることを意識して記述する。
- 第三者が理解可能なように客観的で簡潔に記述する。
- 関係する法規に規定された必要事項を満たす。
- 診療記録は診療直後に，遅くとも同日中に行う。
- 診療記録は油性ボールペンもしくは万年筆を用い，鉛筆や修正液は使用しない。
- **修正は2重取消線**を用い，日付および訂正者印を押印する。

### 3. 診療記録の管理

　カルテの管理は，各診療科でカルテを管理する「各科分散管理」と全診療科のカルテを一括管理する「中央管理」の2種類に分かれる。施設によってさまざまであるがチームアプローチの重要性を考えると中央管理をした総合カルテに加え，**POSシステム**で統一された記録が望ましい。近年では電子カルテシステムも普及しつつある。

## 4. 電子カルテなどに電子保存するための基準

厚生労働省の通知による基準では，以下3つの条件を満たす必要がある。

### ①保存義務のある情報の真正性が確保
故意または過失による虚偽入力，書き換え，消去および混同を防止する。作成の責任の所在を明確にする。

### ②保存義務のある情報の見読性が確保
情報の内容を必要に応じて肉眼で見読可能な状態に容易にできる。情報の内容を必要に応じて直ちに書面に表示できる。

### ③保存義務のある情報の保存性が確保
法令に定める保存期間内，復元可能な状態で保存する。

**表1** 紙のカルテと電子カルテ

| 診療記録 | 紙のカルテ | | 電子カルテ |
|---|---|---|---|
| | 診療科別カルテ | 総合カルテ | |
| 保管 | 各科分散管理<br>1患者複数カルテ | 中央管理<br>1患者1カルテ | ネットワーク管理<br>1患者1カルテ |
| 情報量 | 当該診療科のみ | すべての診療科情報 | すべての診療科情報 |
| 利用 | いつでも閲覧・記録が可能 | 他の診療科に配慮した利用 | 端末とアクセス権があればいつでもどこでも利用可能 |
| 利点 | システムダウンの影響なし | システムダウンの影響なし<br>多職種が情報を共有 | 情報検索が容易<br>カルテの搬送が不要<br>多職種が情報を共有 |
| 欠点 | 他の診療科からの情報収集が不便<br>筆跡により，ときに判読が困難 | カルテの搬送が必要<br>筆跡により，ときに判読が困難<br>他の診療科が利用中は閲覧も記録も不可 | システムダウンの影響大<br>初期教育の必要性<br>セキュリティ<br>システム導入による多額の費用<br>瞬時に多量の漏洩の危険 |
| 備考 | 物質的な管理が必要 | 物質的な管理が必要 | 電子媒体での保存管理 |

**表2 POSシステムによる問題指向型診療記録（POMR）**

### Ⅰ．POMR作製

#### 1. 基礎データ（data base）

①主訴，現病歴，既往歴，家族歴など
②生活像
③検査・測定
④他部門からの情報

#### 2. 問題リスト（problem list）

基礎データより得られた患者の問題点をICF分類で列挙していく。
　機能・構造障害（Impairment）
　活動制限（Activity limited）
　参加制約（Participation limited）
　環境因子（Environment factors）

#### 3. 初期計画（initial plan）

問題点ごとに対応した初期計画をたてる。

#### 4. 経過記録（progress note）

- 次の項目に簡潔明瞭に記入する。
  S：主観的データ（Subjective）
  O：客観的データ（Objective）
  A：考察・判断（Assessment）
  P：治療計画（Plan）
  I：他部門からの情報（Information）
- SOAPの記載方法
  ①SOAPの順に記載する。
  ②記載しにくい場合はOSAPの順で記載する。
  ③SOAPが繰り返される場合は，SOAPの項目ごとに番号をつける。
  ④変化のないSOAPは記入しない。
  ⑤2つ以上の問題点に関わる場合は，問題点を合わせて記載する。
  ⑥試みに行った治療は客観的情報とともに「O」の項目に記載する。
  ⑦他部門からの情報は「I」Informationの項目を加え，「S」「O」「I」「A」「P」の順に記載する。
  ⑧一般的情報は（　）をつけて記載する。
  ⑨記載量の増大に対して略語を用いて合理化する。
  ⑩全体の治療計画がわかりにくい場合は，治療計画だけを定期的に記載する。

#### 5. 退院時要約または最終経過ノート（discharge summary or final progress note）

### Ⅱ．監査・修正

監査によって発見された欠陥を修正する。
この過程は教育的であり，患者の治療の質を高める効果がある。

〈高橋謙一〉

# 個人情報保護

Ⅰ 臨床実習基礎知識編／臨床実習前に押さえておきたい基礎知識

## 1. 個人情報保護とは

**個人情報保護法**は，高度情報化社会による個人情報の漏洩・悪用のおそれから，個人の権利利益を保護することを目的として2003年に成立し，2005年から全面施行されている。

個人のプライバシーを守るという点では**守秘義務**と同様であるが，その内容には相違がある（**表1**）。

**表1** 医療分野における守秘義務と個人情報保護法との違い

|  | 守秘義務 | 個人情報保護法 |
|---|---|---|
| 主体 | 特定の職に就いている者，または過去に就いていた者 | 民間の個人情報を取り扱う事業者 |
| 目的 | 患者個人の秘密の保護 医療関係者に対する信頼を確保 | 情報通信技術を通じて「個人情報」が流出・乱用されることを防止 |
| 保護の対象 | 職務上知ることとなった個人の秘密 | 「個人情報データベース等」上の「個人情報」 |
| 特徴 | 個別の資格法上に守秘義務規定と罰則 | 国および地方公共団体の責務 個人情報の取り扱いルールおよび罰則 個人情報提供者が自己の「個人情報」をコントロールできる権利 |

## 2. 個人情報とは

「個人情報」とは，生存する個人に関する情報であり氏名，生年月日その他の記述などにより特定の個人を識別することができるもので，主として**データベース上の個人情報**をさす。しかし，厚労省の「医療・介護関係事業者における個人情報の適切な

取り扱いのためのガイドライン」によれば医療・介護関係情報を対象とし，診療記録としての形態に整理されていない場合でも個人情報に該当するとある．

## 3. 個人情報取り扱いのルール

◎取得場面でのルール
- 利用目的の特定
- 利用目的の範囲内での取得
- 利用目的の通知・公表
- 不正取得禁止

◎利用場面でのルール
- 利用目的の範囲内での利用
- 利用目的以外に利用する際は，本人の事前同意が必要
- 第三者への提供の場合は，本人の事前同意が必要

◎管理場面でのルール
- 正確かつ最新
- 安全管理
- 各種情報公開請求に対応

## 4. 個人情報の匿名化

- **個人識別情報の削除**：氏名，生年月日，住所などを消去
- **顔写真**　　　　　　：目の部分にマスキング
- **学会発表など**　　　：十分な匿名化が困難な場合には本人の同意が必要

## 5. 本人の同意

- **包括同意**：個人情報の利用目的をあらかじめ明示公表
- **個別同意**：対象者一人一人に確認

## 6. 第三者への提供

- 本人の事前同意が必要
- 小児，意識障害，重度の認知症の場合は本人の家族で可能

## 7. 臨床実習で注意すべき事項

### ◎情報収集時

- 指導者へカルテ・電子カルテから情報を取る許可を得ること。
- **電子カルテ**はセキュリティも厳しくユーザーIDとパスワードがなければ閲覧できない。また、端末機の数も限られることから、記録業務に支障のない時間帯にIDとパスワードを持っている指導者に閲覧したい内容を申し出て、指導と監督のもとで閲覧すること。
- カルテやX線写真などをコピー機やスキャナーで写したり、カメラで撮影したりしてはいけない。
- **情報は必要最小限**とし、不必要な情報は記録しない。

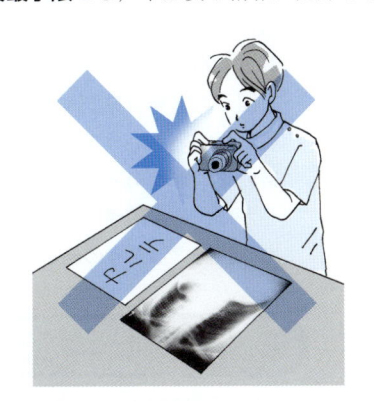

### ◎レポート作成時

　日本理学療法士協会の理学療法診療記録ガイドラインによれば、以下のような個人情報の匿名化を勧めている。

- **患者氏名**　：記載しない。
- **生年月日**　：記載しない。
- **性別**　：記載可能。
- **年齢**　：10歳単位で、ただし○歳代前半や後半は可能。
- **住所・電話番号**：記載しない。
- **発症や受傷月日**：個人が特定不可であれば年月は可能。
- **症状の経過**　：診断名や手術名は記載可能。受傷後、手術後何日目の表現も可能。
- **家族構成**　：家族数は可能。

### ◎その他

- 症例だけでなく職員の個人情報保護も遵守すること。

〈高橋謙一〉

# I 臨床実習基礎知識編／臨床実習前に押さえておきたい基礎知識

# 記録・報告

## 1. 報告・相談

**報告・相談**は，指導者との相互理解や適切な指導を受けるために必須のコミュニケーション技法である。

報告・相談するときは，結論だけではなく思考の過程と結論の両方を伝えることを習慣化したい。**相談**は，結論の同意を得る，結論に迷いがある，結論が導き出せない場合などが考えられる。指導者は結論だけ伝えられると，そこに至る過程を勘案し誤りの有無の確認やあいまいさを排除する作業を行うか，過程は正しいという前提で対応する。後者の場合，過程に誤りやあいまいさがあると問題が生じる。簡潔，明瞭な報告・相談を心がけ，日々円滑なコミュニケーションを図る。時間の制約がある状況では思考の結果だけを伝えることも必要である。

## 2. 伝達

「自分が担当する患者から予後に関する質問を受け，知っている内容だったので親切心から患者に説明したところ，後に患者から話を聞いた主治医に厳しく叱責された」。皆さんは類似したエピソードに聞き覚えがあるだろう。このような例では，患者から医師への，主観の混入した**伝達**の可能性がある。

実習期間中，担当患者との会話だけでなく，家族や職員からの情報を実習指導者に伝える機会はしばしば生じる。情報伝達の躊躇(ちゅうちょ)が医療事故につながる例もある。報告・相談は自分が一次情報の発信者となる場合があるのに対し，伝達は他者の一次情報を扱う。情報に誤りやあいまいさがあれば，伝達が正確でも意義は損なわれる。伝達する場合には，その一次情報の内容が正確でなくてはならない。医療従事者は，一次情報の真偽を把握することが第一歩とされる。確認作業を繰り返すときも，繰り返されるときも，感情や思い込みを消す。

なお冒頭の例のように，患者は実習生が自覚しているほど臨床実習で可能な行為の範囲を理解しているとは限らない。実習

生を職員という属性でとらえているかもしれない。トラブルを未然に防ぐため，医療チームの方針に関する質問への回答は慎み，実習生の立場を繰り返し説明するとともに質問内容を指導者に伝達する。

## 3. メモ

気づくかどうかはともかく，実習施設には毎日一瞬ごとに大量の情報が溢れている。指導者の説明に感動したり，疑問に対して納得のいく思考ができたとしても，忘れてしまえば活用できない。情報の損失は，実習指導者への報告・相談，以下で触れるデイリーノートや症例報告にも影響するため，メモを携帯して記録することを習慣化したい。気づいた情報が重要か否かの判断に自信がない場合，許されるなら結論を先送りにしてメモ用紙に記述しておき，後で内容の解釈を行ってもよい。ただし，患者の眼前でのメモを禁じている場合もあるので，メモの使用許可と併せて注意点をあらかじめ実習指導者に聞いておく。

## 4. デイリーノート

時間管理が問われる課題の1つである。**デイリーノート**は課題としてマイナスにとらえるのではなく，自分を表現するコミュニケーション手段の1つであることを意識して，問題解決につながるよう有効に活用したい。指導者以外の職員や所属校の教員など複数の人が見ることもある。記述してよい範囲や表現方法をできるだけ早く把握する。

デイリーノートには，

- 1日の計画・自身の課題
- 上記の結果
- 指導・助言内容(理解できた/できなかったこと)
- 自ら調べたこと(分量の限度がないため別途作成とし提出義務がない場合もある)
- 反省・感想

などを記述する。デイリーノートとは別に，診療録形式での書類作成が必要な施設もあるので，早期に実習指導者に確認しておく。

## 5. 診療録

**診療録**の原則に準じて作成するとよい。

カルテは「1枚の紙」を意味するドイツ語で、医師法では「診療録」という用語が用いられ、記載の義務が記されている。資格取得後に作成する診療録はメモやノートではなく公文書であり、開示を前提として記載することになる。医療チームの職員が共有する情報であるから、基本的に日本語を使用し、誰でも理解できるように丁寧な字で、あいまいさを排除し正確・簡潔・明確な文章で、臨床上不要な感想や感情を入れずに記載する。

医療の診療録に求められる条件を満たすように考案されたものに、問題志向システム（POS：problem oriented system）に基づく問題志向型診療録（POMR：problem oriented medical record）がある。POMRの経過記録は、SOAPの形式により記載される[1]。SOAPは頭文字で、SOAPの文字のそれぞれが、次のような患者記録の分類の項目を意味する。

> **S**：Subjective（主観的情報）
> **O**：Objective（客観的情報）
> **A**：Assessment（評価）
> **P**：Plan（計画）

臨床実習で要求される水準は実習施設によって異なる場合があるので、実習指導者の説明を十分に理解する。

## 6. 症例報告（書類・口述）

**症例報告書**は、一般的・医学的・社会的情報、理学療法評価項目と結果、患者固有の問題を明らかにする思考の過程、比較検討に用いたり参考にした文献、経過などが含まれる。書式は学校で学習したものを基本として、実習指導者の指導に基づき決定する。症例報告書は症例に関する総合的な理解度だけでなく文章表現能力が要求される。報告であるから読み手に伝わる構成、文章の熟考、推敲が大切である。字数やページ数を指定する学校もあるように、分量の多さが高評価につながるわけではない。また提出期限内で完成させるために時間管理の側面も問われる。

施設によっては、口述報告や、患者の協力を得て実技プレゼンテーションの機会が設定される。通常、症例報告書の内容を

すべて伝えることは不可能である。制限時間が設けられている場合には，「強調する内容」と「省略してよい内容」の判断を誤らないことが大切である。口述報告は声に出して所要時間を計りながら数回練習しておきたい。

なお，臨床実習で知り得た患者に関する情報は診療情報として扱う必要がある。書面に書かれた記録，写真やビデオテープに記録された画像，コンピュータ処理された検査結果など何らかの媒体に記録されたものはすべて理学療法診療記録である[2]。本書「情報管理」の項(p.30)を参照されたい。

■参考文献
1) 柳澤　健 監訳：理学療法・作業療法のSOAPノートマニュアル 原著第二版, 協同医書出版社, 2000.
2) 日本理学療法士協会：理学療法診療記録ガイドライン, 日本理学療法士協会, 2003.

〈岩崎健次〉

# I 臨床実習基礎知識編／臨床実習前に押さえておきたい基礎知識

# 対人関係技術

対人関係は日常生活では避けることができるかもしれないが，臨床実習は対人的業務を学習する場であり，よりよい対人関係を形成することは重要な課題である。対人関係技術に関する情報は数多くあるが，技術全般にいえるように，実践してみることが大切である。

## 1. 対人関係のトレーニング

対人関係を築く技術を改善するためのトレーニングの紹介[1]によれば，トレーニングは性格の変容を目的としていない。対人関係が改善できることが目的であり，性格自体を変えようとする必要はない。重要なことは，技術が「学習可能である」という考え方である。

## 2. コミュニケーションの構成要素

コミュニケーションは，①**メッセージ(情報)**，②**送り手**，③**受け手**の3つで構成される[1]。

メッセージは単に言葉の丁寧さ，表現の正確さだけではなく，相手に理解されて初めて意味をなす。どのように理解されたのか相手自身の言葉で説明してもらい，理解できていないときは，理解を得られるよう表現を工夫して伝える努力をする。

また，相手の言葉を聞くときには，相づちを打って相手がしゃべりやすいようにする，相手の話を途中で遮らない，相手の話の要点を繰り返して確認する，などの点に留意する[2]。

ところで，メッセージは言葉の内容だけでなく，非言語的な部分でも受け渡しが行われている。非言語的な情報には視線，表情，姿勢の変化，身体に触れる行動，声の調子，空間における身体距離の取り方などが含まれる。同じ言葉でも異なった印象を受けるのは非言語的コミュニケーションによる。言葉とともに，これらの非言語的な部分の技術も学習が可能である。言語，非言語の両表現方法に常に配慮することで，受け手に誤解を与

えないようにする。

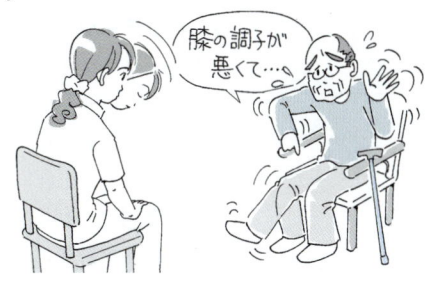

## 3. 高齢者との関わり方

相手に対する配慮が誤っていると相手を不快にする可能性がある。相手が何を望んでいるのかを正しく把握するために話し合い，意思を確認することが必要である。関わり方のポイントは以下のとおりである[1]。

- 敬意をもって接する
  名前で呼ぶことでその人の個性を尊重する姿勢が相手に伝わる。親しみを込めることは大切だが，失礼のないよう節度をもち丁寧語で話す。
- 自己決定を尊重する
- 伝わりやすく話す
  難聴の有無を確認しておく。ゆっくり話す，低めの声で話す，口形を見せながら話す，言葉を言い換える，使用する実物や身振りを交えるなどが有効である。
- 具体的に質問する
  「腰の痛みはありませんか」など具体的に内容をあげて聞いたり，答えの選択肢をあげて選んでもらうとよい。
- 焦らずに待つ
  会話の反応が遅いときに答えを予測して話を先に進めてしまうのではなく，相手のペースに合わせて待つ姿勢を示すことで，相手は「自分を受け入れてくれている」と感じる。

お気づきのとおり，上記のポイントは高齢者以外にも該当する。

## 4. ホスピタリティと顧客満足度[2]

介護保険では「利用者本位」のサービス提供が基本であり，提供する医療者側は「選ばれる立場」にあることを自覚しなければならない。在宅・訪問リハビリテーションでは居宅での生活改善に直接結びつく医療サービスの提供が望まれており，居宅と

いう環境を考慮したときに，**ホスピタリティの概念に基づいたリハビリテーション**が重要である。

　ホスピタリティは，上下・主従関係ではなく，客人（ゲスト）と主人（ホスト・ホステス）という基本的には対等で相互的な関係を前提としており，相互の共感，喜びの共有などによりゲストの期待に応え，生涯にわたる顧客の創出を目指したものである。

　**顧客満足**は，利用者やその家族（顧客）がサービスに対して下した総合的な評価に基づいて形成される。顧客がサービスを評価する際の普遍的な判断基準として以下の5つがある。

> ①**信頼性**：必要とされ契約したサービスを適切に提供することのできる能力に対する評価。
> ②**安心性**：サービス提供者が自信に満ちた親切や心配りなどを顧客に示すことにより，不安を取り除く能力に対する評価。
> ③**具象性**：使用機材の見た目や清潔さ，サービス提供者の身だしなみを含めた接客態度など，顧客が五感で感じることのできる印象への評価。
> ④**共感性**：サービス提供者が顧客に示した個人的な関心の度合いや気配りに対する評価。
> ⑤**迅速性**：顧客の求めに応じて迅速かつ効果的に対応しようとする姿勢に対する評価。

　顧客の期待と認識の関係が「期待＝認識＝満足」という結果は当然であり，「満足」の部分をさらに上の「喜び」や「感激」のランクに高めるためには，サービス提供者と利用者が対等の立場で協力し相互的な人間関係をつくり出す必要がある。

## 5. おわりに

　安心して任せてもらうためには，誠実さ，優しさ，共感，確実な技術などさまざまな要素が必要である。それらをバランスよく兼ね備えている医療従事者が，患者や家族と信頼関係を築くことができる。臨床実習ではさまざまな価値観の人と出会う機会が多くなることが予想される。自分自身の価値観の影響について十分に考えて行動するためには，何よりも自分自身について十分に知り，どのようなコミュニケーションをとればよいのかについて技術を学ぶ必要がある[1]。

■参考文献
1) 徳田克己 編著：ヒューマンサービスに関わる人のための人間関係学 改訂版，文化書房博文社，2010.
2) 石黒友康, 牧田光代, 他 監修：在宅・訪問リハビリテーション リスク管理実践テキスト, p.37-45, 診断と治療社, 2009.

〈岩崎健次〉

# I 臨床実習基礎知識編／臨床実習前に押さえておきたい基礎知識

# 画像などの医学情報の理解

情報の収集は，以下の理由のために不可欠な活動である。

- 併存疾患も含めて病態に関する全体像を知る。
- 理学療法を実施するうえで危険にさらさぬよう，起こりうるリスクを予測する。
- 類似した病態，機能，能力でも，生活習慣，家族構成，住環境，その他の社会的要因で目標が異なる場合がある（社会的情報）。

また，時系列の観点からは以下のように大別される。

- 初回理学療法実施前に収集するもの。
- 頻回に収集することが望ましいもの（前日〜当日の患者に関する情報など）。
- 緊急性のないもの（各種検査の更新データなど）。
- 新たに収集の必要性が生じたもの。

原則として初回実施前にすべての情報が必要である。初回実施以降も頻回に情報を確認していれば，直近の検査データや新たに収集の必要性が生じた情報を見落とすことはない。

以下，代表的なものについて記す。情報収集の手続きを実習指導者に確認しておく必要がある。

## 1. 医師・看護師からの情報

主治医，担当看護師から直接情報を得る。記録から得る方法は次項で触れる。

診断・評価結果や問題点，治療・介入方針について一括して収集することができるので，わかりやすく解説してもらえれば非常に有益な機会である。質問できる時間があれば，その場で疑問を解消できるかもしれない。直接コミュニケーションをとれるため，診療記録では得られない情報も収集可能だが，臨床実習では頻繁に行うことは難しいかもしれない。なお，その後に患者の状況が変化した場合は，新たに情報収集を行う必要がある。

ケースカンファレンスが行われる施設では，その時点におけ

る医療チームの問題解決方針の要約が得られる。

## 2. 医師・看護記録

　カルテから既往歴，現病歴，経過の情報を収集する。経過の記録様式は施設によって異なるが，一般に医師，看護師により毎日の状態について時系列で記載されている。前回の理学療法終了後から当日までの患者の状態や出来事がその日の理学療法に影響する可能性がある。

　例えば診察所見，与薬の変更，主治医や看護師との会話，睡眠障害，食事摂取量，排泄の状態，面会者とのやりとり，言動や行動の変化，などである。本人からの聴取には限界があり，主治医，担当看護師との直接コミュニケーションは事前調整を要するため，直近の情報を頻繁に確認する手段としてカルテ内の経過記録欄を参照することが有用である。他職種の記録ではあるが，記載方法，専門用語の用い方など，自身も記録を作成する立場から検討資料として批判的な視点で利用することもできる。カンファレンスに参加できない場合は記録を通じて間接収集する。

　なお，紙ベースのカルテは他科受診時や職員が参照・記載中は利用できない。

## 3. 活動度または安静度

　ベッド上安静，付き添いでトイレ利用可，1人で歩行可など，入院患者が病棟でどの程度まで活動してよいかは，**活動度または安静度**という用語で定められている。主治医が総合的に判断して指示・変更を行う。患者の機能・能力とも関連するので適宜内容を確認する。

## 4. 温度板

　看護師が毎日記録するもので，グラフ化されたバイタルサインのほか，食事摂取量，排泄回数・量などの情報が7日や10日単位で1枚の用紙に記載されている。いずれも理学療法に影響するので，保管場所を確認し，直近の値や数日単位での変動傾向をとらえておく。

　なお，看護部門のバイタルサインは臥位で測定している場合

があり，異なる姿勢では変化する可能性があるので注意が必要である。例えば，理学療法実施直前に病室ベッド上の背臥位で血圧測定を行い問題がなくても，車いすに乗車して理学療法室に到着したときには血圧低下をきたしており臥床安静を要することがある。

## 5. 画像，心電図データなど

　X線写真，CT，MRIなどの画像データは，可能なら実際に画像を見てみよう。医師は日々読影力を向上させる努力を続けている。心電図，心エコー，呼吸機能検査は循環器・呼吸器系の評価材料となる。もし患者にこれらのデータ上でリスクがある場合は，臨床実習指導者から説明があると思われるので十分に理解する。データを解釈するにあたり，主治医の見解が記載されているかどうか経過記録など所定の個所を確認する。放射線科医師がいる場合，画像データの読影結果が主治医へ報告されるので報告書の読影結果を参照するとよい。

## 6. 血液・尿検査データなど

　理学療法もそうであるように，血液検査など1つの検査データをもって確定診断に至るわけではないが，重症度の評価，原因検索，薬効，特定の疾患否定，増悪リスクの徴候となる情報が得られる。主治医の解釈の有無を経過記録で確認する。

　各種画像，血液検査などは病態に応じて再検査が実施される。次回検査日程がわからない場合は，前日や当日の経過記録確認時にカルテの当該個所や画像保管場所も定期的に確認する習慣をつける。

## 7. 転倒・転落アセスメント

　理学療法の専門性から，理学療法室での機能・能力偏重に陥りやすいことを意識しておきたい。理学療法実施中の評価結果が日常の実態と一致しない場合もある。理学療法士が実際の生活場面で評価を行ったとしても，患者は理学療法士不在の状況では異なる行動をとるかもしれない。入院患者の場合，生活の主たる場である病棟での起居・移乗・移動動作をはじめとするADL能力に関する情報を看護部門から，外来患者であれば家族

や関係者から得る。入院患者であれば，薬効や病棟ADLの実際を把握するために看護師の評価と対応策を理解し，問題点があれば解決方法を検討する（**表1**）[2]。

**表1** 転倒・転落アセスメントスコアシート

**評価スコアの合計**
- 0〜7　⇒　危険度Ⅰ……転倒・転落の可能性がある
- 8〜16　⇒　危険度Ⅱ……転倒・転落の危険性がある
- 17以上　⇒　危険度Ⅲ……転倒・転落をよく起こす

ID

| 分類 | 特徴（危険因子） | 入院時 | 2回目 | 3回目 | 評価スコア |
|---|---|---|---|---|---|
| A：年齢 | 70歳以上, 9歳以下 | □ | □ | □ | 2 |
| B：既往歴 | 転倒した事がある<br>転落した事がある<br>失神・痙攣・脱力発作 | □ | □ | □ | 2 |
| C：身体的機能障害 | 視力障害<br>聴力障害<br>麻痺<br>しびれ（感覚障害）<br>骨・関節の異常（拘縮，変形など）<br>筋力の低下<br>ふらつき<br>突進歩行<br>その他（　　　　） | □ | □ | □ | 3 |
| D：精神的機能障害 | 意識混濁<br>見当識障害<br>認知症<br>判断力，理解力，注意力の低下<br>鬱状態<br>不穏行動（多動・徘徊）<br>その他（　　　　） | □ | □ | □ | 4 |
| E：活動状況 | 車いす, 杖, 歩行器を使用<br>移動時介助<br>姿勢の異常<br>寝たきりの状態<br>付属品：点滴類, 胃管, ドレーン類等<br>その他（　　　　） | □ | □ | □ | 4 |
| F：薬剤 | 麻薬<br>鎮痛剤<br>睡眠薬<br>向精神薬（睡眠薬除く）<br>降圧・利尿剤<br>血糖降下剤<br>抗パーキンソン剤<br>浣腸緩下剤<br>抗癌剤<br>抗血小板剤・抗凝固剤<br>多剤併用（上記薬剤の中の併用）<br>その他（　　　　） | □ | □ | □ | 各1 |
| G：排泄 | 頻尿<br>夜間トイレに起きる<br>トイレ介助が必要<br>排泄行動に時間がかかる<br>尿, 便失禁がある<br>その他（　　　　） | □ | □ | □ | 各1 |
| | サイン欄 | | | | 合計<br>危険度 |

| 患者評価月日 |  |  |  |
|---|---|---|---|
| 入院時　／ | ／ | ／ | ／ |

※当日の担当看護師が評価を行う
※該当する□に✓印を付ける
※評価は，①入院時 ②患者様の状態が大きく変化したとき ③転倒・転落事故を起こしたときに行う
　《②患者様の状態が大きく変化したときとは…例えば意識レベルが変化したとき，手術などにより身体機能が変化したときなど》
※A〜Eまではひとくくりで点数加算する
※F〜Gは1項目ごとに点数を加算する
※看護計画の立案は必要時行う

（東京都病院経営本部サービス推進部：転倒・転落防止対策マニュアル, p.4-9, 2003. より一部改変引用）

■参考文献
1）亀田メディカルセンター：リハビリテーション リスク管理ハンドブック, p.21-56, メジカルビュー社, 2008.
2）東京都病院経営本部サービス推進部：転倒・転落防止対策マニュアル, p.4-9, 2003.

〈岩崎健次〉

# II 臨床実習実技編

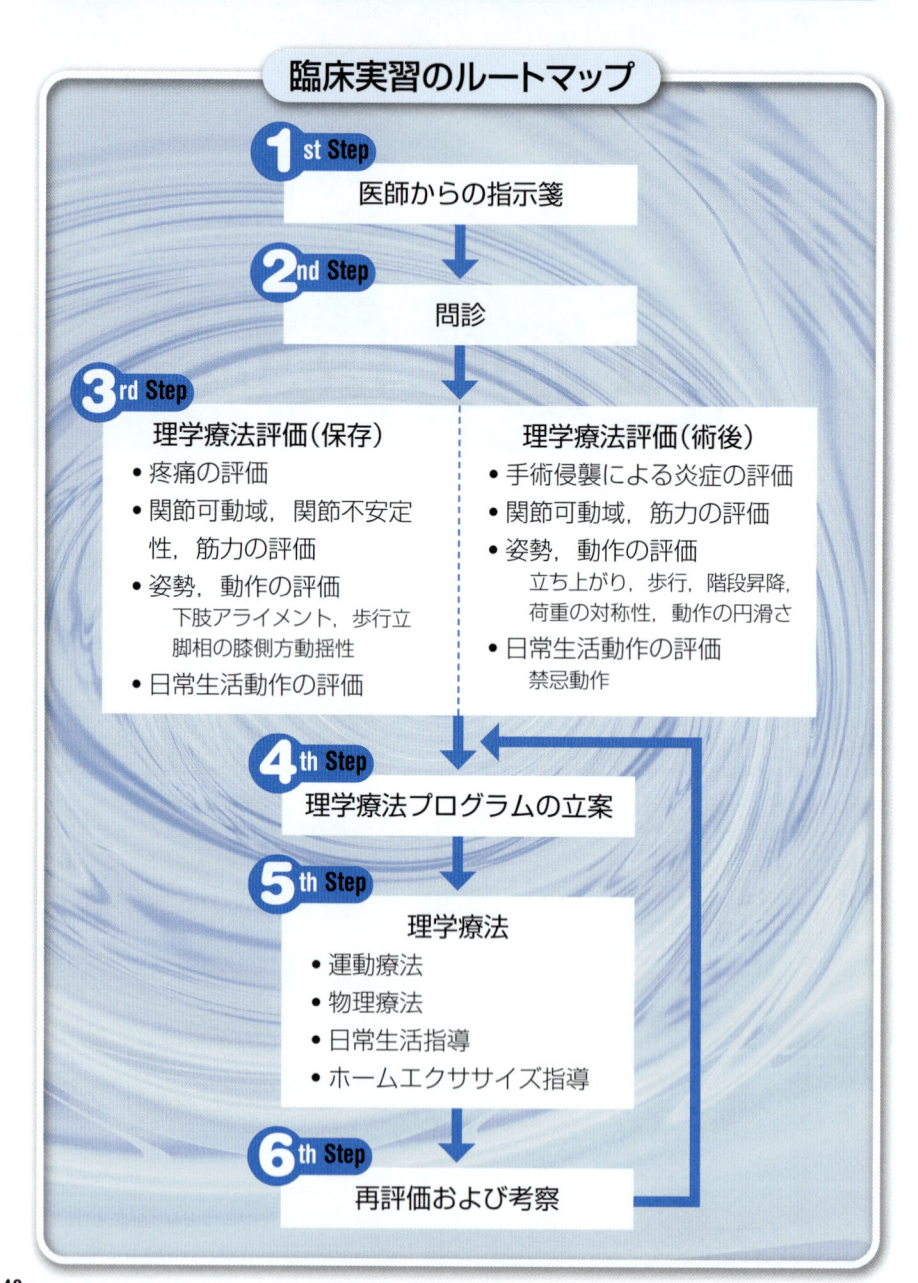

# II 臨床実習実技編／骨関節障害領域

# 変形性膝関節症

## 臨床実習のルートマップ

**1st Step**
医師からの指示箋

**2nd Step**
問診

**3rd Step**

理学療法評価（保存）
- 疼痛の評価
- 関節可動域，関節不安定性，筋力の評価
- 姿勢，動作の評価
  下肢アライメント，歩行立脚相の膝側方動揺性
- 日常生活動作の評価

理学療法評価（術後）
- 手術侵襲による炎症の評価
- 関節可動域，筋力の評価
- 姿勢，動作の評価
  立ち上がり，歩行，階段昇降，荷重の対称性，動作の円滑さ
- 日常生活動作の評価
  禁忌動作

**4th Step**
理学療法プログラムの立案

**5th Step**
理学療法
- 運動療法
- 物理療法
- 日常生活指導
- ホームエクササイズ指導

**6th Step**
再評価および考察

## Introduction 変形性膝関節症とは

**変形性膝関節症**(knee osteoarthritis, 以下, 膝OA)は, 先行する全身的, 遺伝的あるいは内因的障害に加齢や機械的要因が加わることにより, 軟骨の変性, 破壊, 磨耗が生じ, 疼痛, 関節変形, 歩行障害を引き起こす疾患である[1~3]。

わが国の膝OA患者は1,000万人程度と推測されている(約90%は内側型)[4]。50歳代で発症することが多く, 60歳代の女性の約40％, 男性の約20％が発症している(全年齢では女性は男性の1.5～2倍)[3]。膝OAの発症には, 性別, 肥満, 加齢, 外傷の既往などさまざまな因子が関連している(表1)[1~3]。

**表1** 変形性膝関節症の発症および進行に関連する因子

- 性別(女性)
- 加齢
- 肥満
- 外傷・手術の既往
- 関節動揺性
- 内外反膝
- 重労働者
- 家族因子
- 代謝障害
- 遺伝子異常　など

**図1** 変形性膝関節症における側方動揺

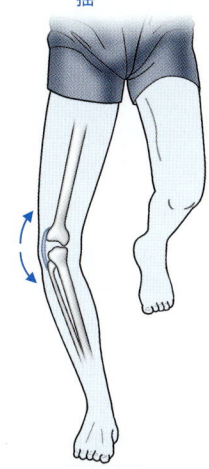

図は外側動揺を示す

(寺山和雄 ほか:標準整形外科学, p.466-505, 医学書院, 1999. より改変引用)

膝OAの症状は病期によって異なり, 初期では関節のこわばり, 動作開始時の疼痛を訴え, 進行するにしたがって, 可動域制限, 関節水腫, 内反変形, 歩行時の側方動揺(lateral thrust)(図1)などが出現する[1,5]。末期では疼痛のため歩行困難となり, 日常生活が著しく制限される。

膝OAの治療は**保存療法**と**手術療法**に大別される。保存療法は, 運動療法, 物理療法, 装具療法, 薬物療法に分けられ, 疼痛の除去, 機能障害および活動性の改善に焦点が当てられる。保存療法が奏効しなかった場合には手術療法が適応となる[1]。

膝OAに対する手術療法において最も多いのは**人工膝関節全置換術(TKA：total knee arthroplasty)**であり, わが国では年間約6万件のTKAが行われている[6]。手術の目的は除痛, 膝関節可動域の改善, 下肢アライメントの矯正などであり, 理学療法においては, 手術侵襲による疼痛を管理しながら身体機能およびADLの早期回復が求められる。手術後はQOLが飛躍的に向上する患者も多い。

本項目では保存的理学療法およびTKA術後理学療法について説明する。

# 保存的理学療法

## 1st Step 医師からの指示箋

**用語アラカルト**

＊1 FTA
femoro-tibial angleの略。大腿脛骨角のこと。FTAは正常で175°前後であり、内反変形が進むと180°より大きくなる。

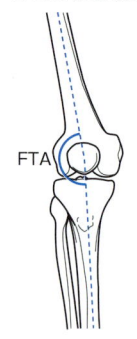

理学療法の指示箋が出されたら，はじめに主治医から情報収集する（表2）。

#### 表2 情報収集の内容

①現病歴および治療内容（内服薬，関節内注射など），既往歴
②心疾患，高血圧，糖尿病など合併症の有無
③画像所見：X線（骨棘の有無，骨硬化像，関節裂隙の狭小化，FTA＊1など），CT，MRI
④血液検査・関節液検査所見

## 2nd Step 問診

問診では表3の内容を聴取する。比較的年齢が若く，変形が軽度の患者では高い活動性を有することも少なくない。運動習慣の有無や運動の種類，頻度などを聴き取っておくと理学療法プログラムに反映させることができる。

#### 表3 問診の内容

- 主訴　　　：最も困っていること
- 症状　　　：疼痛の変化，身体機能および活動の制限など
- 生活状況：職業，家庭での役割，趣味・運動習慣など
- 家屋構造・自宅周囲の環境
- ニーズ・ホープ

## 3rd Step 理学療法評価

**可動域評価時のポイント**
可動域制限にとらわれがちであるが、靱帯の機能不全を起こしている場合があるため、整形外科的徒手検査で関節の安定性を評価しておく。

膝OA患者においては，まず膝関節の疼痛，変形，可動域，関節安定性，筋力など局所を非荷重位で評価し，さらに運動連鎖を考慮しながら下肢他関節，体幹へと評価を進めていく。

可動域を評価する際には，X線所見との関連を考えながら，エンドフィール，軋轢音の有無，膝蓋骨の可動性を確認する。

次いで荷重位での姿勢，動作の評価に移り，非荷重位での評価との関連を考慮しながら進めていく。膝OA患者は立位，立ち上がり，歩行，階段昇降で疼痛を訴えることが多い。これらに加えて患者の主訴と関連する動作において，膝関節内側（内側型膝OAの場合）への荷重ストレスが増大していないか注意深く観

察する．歩行においては，立脚相での膝関節側方動揺は膝OAの進行因子となるため，必ず観察しておく．

膝OA患者は高齢者に多いことから，必要に応じてバランス能力や移動能力，日常生活の活動性を評価しておきたい．疾患特異的な患者立脚型スケールは日常生活達成度の把握に有用である．評価項目を表4に示す．

#### 表4 情報収集の内容

- 視診・触診：変形，関節水腫，筋萎縮の程度
- 疼痛：部位，安静時，動作時，出現頻度，持続時間，易感受性，性質など
  → visual analogue scale (VAS) またはnumeric rating scale (NRS)，ボディチャートの活用
- 身体測定・形態測定：身長，体重，肢長，周径
- 整形外科的徒手検査：前方引き出し，後方引き出し，内外反不安定性など
- 関節可動域テスト：膝関節，股関節，足関節・足部，体幹
- 筋力テスト (MMT，筋力測定装置)：膝関節，股関節，足関節・足部，体幹
- 姿勢観察：背臥位，立位（下肢アライメント）
- 動作観察：立ち上がり，歩行，階段昇降など
- バランステスト・移動能力：functional reach test, Berg balance scale, 10m歩行速度, timed "Up and Go" testなど
- 日本整形外科学会変形性膝関節症治療成績判定基準（JOAスコア）
- 患者立脚型評価スケール：JKOM, WOMACなど

## 4th Step 理学療法プログラムの立案

理学療法評価に基づき，除痛および膝関節内側（内側型膝OAの場合）への荷重ストレスを軽減し，活動性を改善させることを目的とした理学療法プログラムを立てる．具体的な介入内容，頻度，強度，期間などについては膝OAに対するガイドライン[7〜10]などを参考にすることができる．体重管理やホームエクササイズも合わせて指導しておくとよい．

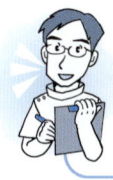

### スーパーバイザーの目

膝OAに対する理学療法には，適応と限界があることを認識しておく．手術の適応があるにもかかわらず，延々と理学療法を続けるべきではない．

## 5th Step 理学療法

膝OAに対するガイドラインを参考にしながら理学療法を進めるにあたり，個々の患者に適用できるかどうか十分吟味する必要がある．禁忌事項と照らし合わせて，患者の意向を汲みながらその時点で最も適切な理学療法を選択する．

膝OAにおいては個別介入による**運動療法が有効**である。非荷重での膝等尺性運動から開始し、等張性運動へと進め、徐々に負荷を増やしていく(図2)。さらに荷重下での運動へと進める際には、疼痛を引き起こさないよう細心の注意が必要である。運動療法実施中は目的とする運動が行えているか、膝内側へのストレスが増大していないか、疼痛が出現していないか、など確認しておく。**水中(プール)での運動**は膝関節への負担を減らすことができるため、患者の受け入れが可能であれば推奨したい。**物理療法**による介入も短期的な除痛に有効とされている(表5)。

表5 保存的理学療法

| 方法 | 効果 | 禁忌 |
| --- | --- | --- |
| 等尺性・等張性運動<br>ストレッチング<br>関節・軟部組織モビライゼーション<br>自転車エルゴメータなど | 疼痛改善<br>筋力増強<br>筋柔軟性、可動域改善<br>歩行能力改善 | 過度な運動は疼痛を助長する。荷重下での運動は慎重に行う |
| 水中運動療法<br>水中ウォーキング | 疼痛改善<br>筋力増強<br>筋柔軟性、可動域改善<br>歩行能力改善 | 心疾患 |
| 経皮的末梢神経電気刺激(TENS) | 疼痛改善 | ペースメーカー使用者、静脈血栓症、感覚障害 |
| レーザー療法 | 疼痛改善 | 急性期の炎症 |

ホームエクササイズ(図3)を指導する際は、パンフレットを用いると患者は理解しやすい。また、簡単な運動のほうが継続には適している。

図2 運動療法の例

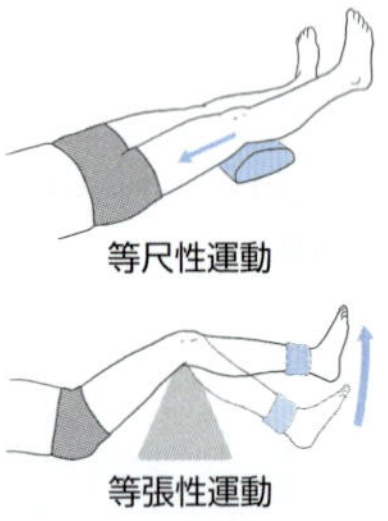

等尺性運動

等張性運動

(柳澤 健編:理学療法学ゴールド・マスター・テキスト4, p.39, メジカルビュー社, 2009. より改変引用)

図3 ホームエクササイズの例

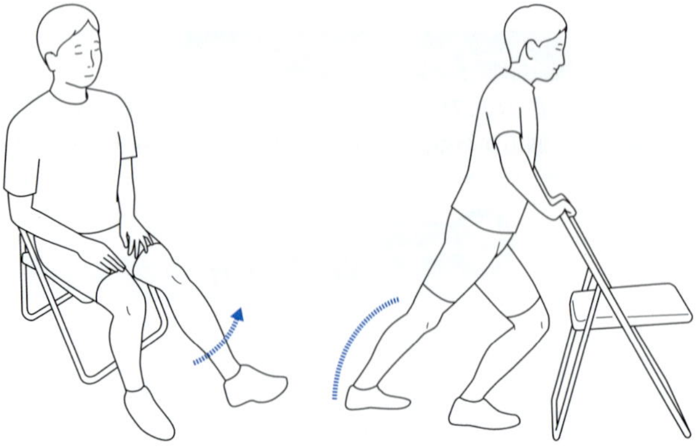

下腿四頭筋のトレーニング

下腿三頭筋のストレッチング

## 6th Step 再評価および考察

実施した理学療法を振り返り，患者の主訴を改善したか，ニーズ・ホープに応えられたかを考察する。改善しなかった場合，その理由を理学療法プログラム立案に戻って考察する。今後の課題についても加えて考察しておく。

体重管理，ホームエクササイズを継続することの必要性を患者が理解したかどうか，患者教育の観点も大切である。

### Case Study

**ケース概要：保存的理学療法**

症例A，60歳代後半，女性。右変形性膝関節症。標準体型（BMI 23kg/m$^2$）。趣味はハイキング。以前より長時間歩行後の右膝関節痛を自覚していたが，最近歩行中にも疼痛が出現してきたため来院した。

**理学療法の流れ**

**1st Step 医師からの指示箋**

OA Grade 2（腰野分類），FTA 180°。特記すべき既往歴，合併症なし。

**2nd Step 問診**

主訴は歩行時の膝痛。ハイキング中に右膝内側の痛み（NRS：7点/10点）が出現し，休息により軽快するが再開後に繰り返し疼痛が出現した。現在は短時間のウォーキングのみ。

**3rd Step 理学療法評価**

膝関節可動域は右0～130°，左0～140°，内外反不安定性を認めた。大腿四頭筋萎縮がみられ，膝伸展等尺性筋力は右10kg，左16kgであった。立位姿勢は円背，下肢アライメントは内反膝（両膝間距離3横指）を呈し，歩行時立脚相で側方動揺を認めた。

**4th Step 理学療法プログラムの立案**

歩行時の側方動揺を減らすため，大腿四頭筋筋力増強を中心とした運動療法を行った。週2回来院し，それ以外にも自宅で運動を行うようホームエクササイズを指導した。

**5th Step 理学療法**

大腿四頭筋の等尺性運動（セッティング）から開始し，徐々に等張性運動へと移行した。ブリッジング，股関節外転運動などを合わせて行い，自転車エルゴメータやハーフスクワットへと進めた。荷重位での運動時は下肢アライメントを視覚的に確認させ，疼痛を起こさないよう十分配慮しながら実施した。

（次頁へ続く）

### 6th Step 再評価および考察

理学療法開始後1カ月にて，ウォーキング時の膝痛が軽減した．3カ月後にはハイキングに参加可能となり，疼痛の出現回数および強さ（NRS：3点）が減少した．3カ月時の大腿四頭筋筋力は，右15kg，左24kgであった．歩行時の側方動揺は残存した．主訴である歩行時の疼痛は改善しており，理学療法の効果がうかがえたが，疼痛，側方動揺が残存していること，筋力の改善がわずかであること，今後もハイキングの継続を希望していることから，引き続き理学療法が必要であると考える．

### 症例報告のポイント

症例報告する際は，まず患者の主訴（歩行時痛）と大腿四頭筋の弱化，内反膝，側方動揺との関連を明確にする．次に立案した理学療法プログラムの根拠や運動中の疼痛への対応を述べる．治療の効果は機能障害の改善に注目しがちであるが，主訴が改善したかどうかが重要となる．疼痛の減少はどの程度か，患者は満足したかについて考察し，最後に今後の課題を付け加える．

# TKA術後の理学療法

## 1st Step 医師からの指示箋

下記の表6について情報収集しておく．術後早期は医学的リスク管理が最優先されるため，術後の合併症，血液生化学検査所見を把握しておくことが重要である．

**表6 術後の情報収集**

| | |
|---|---|
| ①現病歴および治療内容，既往歴 | |
| ②心疾患，高血圧，糖尿病など合併症の有無 | |
| ③画像所見 | ：術前後のX線（骨棘の有無，骨硬化像，関節裂隙の狭小化，FTA，人工関節インプラントのアライメントなど） |
| ④血液生化学検査所見 | ：赤血球数，白血球数，CRP値，ヘモグロビン値，Dダイマー値 |
| ⑤手術記録 | ：進入方法，切離した軟部組織，術中可動域など |
| ⑥術後プロトコール | |
| ⑦術後の合併症 | ：深部静脈血栓症，肺塞栓症，感染など |
| ⑧服薬状況 | ：鎮痛薬，抗血栓薬など |
| ⑨禁忌事項 | |

## 2nd Step 問診

保存的理学療法に準じる。加えて，術前の日常生活の自立度は予後予測に有用であるため聴取しておく。

## 3rd Step 理学療法評価

TKA術後の理学療法評価は医学的リスクを把握し，特に手術侵襲による疼痛に配慮しながら進めていく（表7）。無理な測定や体位交換はすべきではない。

動作観察においては，動作に必要な膝屈曲可動域を踏まえ（表8）[11]，代償動作との関連を考慮しながら評価を進める必要がある。歩行においては，振り出し時の膝屈曲角度が不十分な"**こわばった膝（stiff knee）**"を呈していないか注意深く観察する[12]。わが国では和式生活を営む患者も少なくないため，必要に応じて床上動作を評価しておく。

**診療のヒント**
疼痛の軽減に伴い，数日のうちに活動性が改善するため，評価の手順を整理し，効率よく進められるよう準備しておく。

### 表7 TKA術後の理学療法評価項目

- 視診・触診：創部の腫脹，発赤，熱感，筋萎縮の程度，下腿の浮腫（DVTの徴候）など
- 疼痛　　　：部位，安静時，動作時，出現頻度，持続時間，易感受性，性質など
  → VASまたはNRS，ボディチャートの活用
- 感覚検査　：創部周囲，術側下肢
- 身体測定・形態測定：身長，体重，肢長，周径
- 関節可動域テスト：膝関節，股関節，足関節・足部，体幹
- 筋力テスト（MMT，筋力測定装置）
　　　　　　：膝関節，股関節，足関節・足部，体幹
- 姿勢観察　：背臥位，立位（下肢アライメント）
- 動作観察　：立ち上がり，歩行，階段昇降，床上動作など
- バランステスト・移動能力
　　　　　　：functional reach test, Berg balance scale, 10m歩行速度，timed "Up and Go" testなど
- 基本動作・ADLテスト
- JOAスコア，JKOM，WOMACなど（経過に応じて）

### 表8 基本動作に必要な膝関節可動域

| | |
|---|---|
| 歩行（遊脚相） | 67° |
| 階段昇り | 99° |
| 階段降り | 97° |
| 椅子に座る | 99° |
| 椅子から立ち上がる | 99° |

（C M Myles, P J Rowe, C RC Walker, R W Nutton：Knee joint function range of motion prior to and following total knee arthroplasty measured using flexible electrogoniometry. Gait and Posture, 16：46-54, 2002. より一部改変引用）

## 4th Step 理学療法プログラムの立案

TKA術後理学療法は，手術侵襲による疼痛の軽減，基本動作およびADLの早期回復が目的となる。近年ではクリニカルパス[*2]を用い，手術翌日より全荷重下にて起立歩行練習を開始する施設も多く見受けられる。クリニカルパスを有効に活用しな

**用語アラカルト**
＊2 **クリニカルパス**
ある疾患において，標準的医療として患者になされるべき検査，治療，リハビリテーションなどを示した工程表。

がら，個々の患者の状態に応じた理学療法プログラムを立案することが重要である。

## 5th Step 理学療法

術後の理学療法(表9)は，医学的リスク管理を徹底しながら，疼痛を助長しないよう愛護的に可動域を拡大し，筋力を回復させ，術後プロトコールに沿って荷重練習，基本動作，ADL練習を進めていく。continuous passive motion(CPM，図4)，アイシングや神経筋電気刺激療法を併用するとより効果的である[13, 14]。

疼痛や不安，筋力回復不足などにより，術側への荷重が不十分となる場合がある。不良動作や不良歩行パターンをまねき，対側膝関節の疼痛を引き起こす可能性があるため，荷重練習を十分行い，必要に応じて視覚的な確認や理学療法士の介助，誘導を加える。

歩行においては平行棒，歩行器，杖へと段階的に進め，遊脚相でstiff kneeを呈している場合には，自然な振り出しが行えるよう，介助，口頭指示を与えながら反復して練習する必要がある。階段昇降では手すりを把持した2足1段から開始し，疼痛の軽減，可動域，筋力の回復を見ながら，1足1段へと進めていく。回復が不十分なままでは，不良動作パターンでの昇降を惹起することとなる[15]。

日常生活で困難となる動作は，靴・靴下の着脱，爪切りなどである。これらの動作は可動域の拡大に伴って容易に可能となるが，過剰に膝を屈曲しないよう指導する。また床上動作が必要な患者においては，安全に動作が行えるまで練習が必要となる。

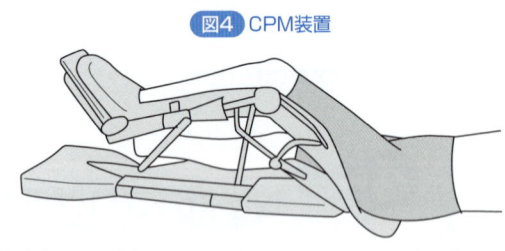

### スーパーバイザーの目

手術年齢の高齢化により，多数の合併症を有する患者も少なくない。患者の有する医学的リスクから，起こりうる全身状態の変化を予測し，必要に応じて理学療法プログラムを柔軟に変更できるかどうかをスーパーバイザーは見ている。

図4 CPM装置

（櫛 英彦 監：PT臨床問題テク・ナビ・ガイド，p.97, メジカルビュー社，2011. より引用）

表9 TKA術後の理学療法

| 方法 | 効果 | 禁忌 |
|---|---|---|
| 他動運動,ストレッチング<br>等尺性・等張性運動<br>自転車エルゴメータなど | 疼痛緩和,筋柔軟性,可動域改善<br>筋力増強,協調性改善<br>移動能力の改善 | 過度な運動は疼痛を助長 |
| 基本動作練習<br>ADL練習 | 安全で効率的な基本動作,ADLの獲得 | 炎症期の膝関節の過剰な屈曲 |
| CPM<br>(持続的他動運動装置) | 関節受動術実施率の減少(可動域の改善) | 過度な運動範囲は疼痛を助長 |
| 寒冷療法 | 疼痛緩和,腫脹軽減<br>可動域改善 | 寒冷過敏症,循環障害 |
| 神経筋電気刺激療法<br>(大腿四頭筋に対して) | 筋力増強(術前から使用が望ましい) | ペースメーカー使用者,静脈血栓症,感覚障害 |

退院後の生活を踏まえて,禁忌となる動作(正座,しゃがみ込み,和式トイレなど),転倒予防,体重管理,ホームエクササイズなどを指導する。近年ではTKAの長期耐久性が報告されているが,わずかながら再置換を余儀なくされる場合がある。長期的な視野で人工関節を管理できるよう患者を教育し,QOL向上のために趣味やスポーツ(表10)などを通して社会参加を促すことも理学療法士の役割と考えられる。

表10 TKA術後のスポーツ活動例

| 許可する | 経験があれば許可する | 推奨しない |
|---|---|---|
| ボーリング<br>サイクリング<br>ゴルフ<br>ハイキング<br>水泳 | アイススケート<br>テニス(ダブルス)<br>スキー | バスケットボール<br>バレーボール<br>フットボール<br>ジョギング<br>サッカー |

(W L. Healy, S Sharma, B Schwartz, R Iorio:Athletic activity after total joint arthroplasty. JBJS Am, 90:2245-2252, 2008. より訳して引用)

## 6th Step 再評価および考察

保存的理学療法に準じて治療の効果を吟味する。退院後の生活では,疼痛のために制限されていたADLが改善され,趣味やスポーツなどの再開によりQOLが向上することを期待する。禁忌となる動作,転倒,体重管理,ホームエクササイズの継続など,適切に人工関節を管理できるよう患者に指導できたか考察する。

# Case Study

### ケース概要：TKA術後の理学療法

症例A，70歳代後半．女性．右変形性膝関節症．10年前より右膝痛出現．他院にて保存的加療していたが，歩行困難となり，今回手術に至った．

### 理学療法の流れ

#### 1st Step　医師からの指示箋

4年前に左変形性膝関節症で他院にてTKA施行された．特記すべき合併症なし．術前OA Grade 4（腰野分類），FTA（術前/術後）182°/173°．術中の可動域0〜120°，通常プロトコールにて理学療法を実施するよう指示あり．

#### 2nd Step　問診

主訴は歩行困難，ニーズは杖で歩けるようになって旅行に行きたい．術前は屋内歩行自立していたが，外出は自宅の周りのみであった．洋式生活であり，玄関，階段，浴室などに手すりを設置している．

#### 3rd Step　理学療法評価（術後3日）

右膝周囲の熱感，発赤，腫脹が認められた．内服薬により疼痛管理されており安静時痛は認めなかったが，起き上がり，立ち上がりなどの体動時はNRS：3〜4点であった．膝関節可動域は右 −15〜80°（術前0〜120°），左 0〜95°であり，自力にて右下肢挙上可能であった．起居動作自立し，ベッドを支持して起立可能，歩行器を使用して病院内の歩行は自立していた．

#### 4th Step　理学療法プログラムの立案

手術侵襲による炎症に対する寒冷療法（アイシング）を1時間ごとに実施するよう指導した．膝可動域は退院時までに120°獲得することを目標とし，痛みに応じて筋力増強，荷重練習を行うこととした．基本動作・ADLにおいては杖歩行・階段昇降などの早期自立を目指した．

#### 5th Step　理学療法

膝関節の他動運動では防御収縮が強かったため，リラクセーションさせながら行った．疼痛を増強しないよう等尺性運動（大腿四頭筋セッティング）から等張性運動へと進めた．術側の荷重，歩行時の振り出しが不十分であったため，平行棒内で反復して行い，口頭指示や介助を与えた．階段昇降は手すりを使用して2足1段で実施し，ADLにおいては床上動作を指導した．理学療法実施中は疼痛を引き起こさないよう十分注意した．

#### 6th Step　再評価および考察

術後3週間で退院となった．膝関節可動域は0〜120°と目標に達した．理学療法開始1週間で杖歩行は自立したが，荷重が不十分であり，歩行時の振り出しではstiff kneeが残存した．階段昇降（2足1段）においては過剰な上肢支持での代償動作を認めたが，現時点では問題ないと考えられた．今後は外来通院およびホームエクササイズにより筋力，歩容などを改善し，ニーズを達成できるよう引

（次頁へ続く）

き続き理学療法を行う必要がある。

### 症例報告のポイント

　TKA術後の理学療法においては，手術侵襲による炎症への対応（アイシング），早期の身体機能およびADLの回復に焦点があてられる。可動域は目標に達したか，立ち上がりや歩行時の術側への荷重は十分か，禁忌動作をとっていないか，などについても述べる。理学療法実施中の医学的リスク管理や退院後のQOLの向上についても報告したい。

■参考文献
1) Y Tachibana：Diagnosis and Treatment of Osteoarthritis of the Knee. Rigakuryoho Kagaku, 20(3): 235-240, 2005.
2) M. Blagojevic, A. Jeffery, P. Jordan：Risk factors for onset of osteoarthritis of the knee in older adults：a systematic review and meta-analysis. Osteoarthritis and Cartilage, 18: 24-33, 2010.
3) Go Omori：Epidemiology of Knee Osteoarthritis. Acta Medica et Biologica, 53(1): 1-11, 2005.
4) 介護予防の推進に向けた運動器疾患対策に関する検討会：今後の調査研究の在り方について（厚生労働省），2007.
5) A Chang, K Hayes, D Dunlop, D Hurwitz, et al.：Thrust During Ambulation and the Progression of Knee Osteoarthritis. ARTHRITIS & RHEUMATISM, 50(12): 3897-3903, 2004.
6) 矢野経済研究所：2009年版メディカルバイオメカニクス（人工臓器）市場の中期予測と参入企業の徹底分析，http://www.yano.co.jp/market_reports/C51203100.（2010.7.1）.
7) W Zhang, RW Moskowitz, G Nuki, S Abramson, et al.：OARSI recommendations for the management of hip and knee osteoarthritis Osteoarthritis and Cartilage, 16: 137-162, 2008.
8) E Roddy, W Zhang, M Doherty, N K Arden, et al.：Evidence-based recommendations for the role of exercise in the management of osteoarthritis of the hip or knee the MOVE consensus. Rheumatology, 44: 67-73. 2005.
9) J M Bjordal, M I Johnson, R AB Lopes-Martins, B Bogen et al.：Short-term efficacy of physical interventions in osteoarthritic knee pain. A systematic review and meta-analysis of randomized placebo-controlled trials. BMC Musculoskeletal Disorders, 8: 51, 2007.
10) 渡部一郎 訳：EBM 物理療法 原著第3版，医歯薬出版，2010.
11) C M Myles, P J Rowe, C RC Walker, R W Nutton：Knee joint function range of motion prior to and following total knee arthroplasty measured using flexible electrogoniometry. Gait and Posture, 16: 46-54, 2002.
12) J A McClelland, K E Webster, J A Feller：Gait analysis of patients following total knee replacement：A systematic review, The Knee, 14: 253-263, 2007.
13) Harvey LA, Brosseau L, Herbert RD：Continuous passive motion following total knee arthroplasty in people with arthritis. Cochrane Database Syst Rev, 17: 3, 2010.
14) S Adie, J M Naylor, I A Harris：Cryotherapy After Total Knee Arthroplasty A Systematic Review and Meta-Analysis of Randomized Controlled Trials. The Journal of Arthroplasty, 25(5): 709-715, 2010.
15) D Mandeville, L R Osternig, Li-Shan Chou：The effect of total knee replacement on dynamic support of the body during walking and stair ascent. Clin Biomech, 22: 787-794, 2007.
16) W L. Healy, S Sharma, B Schwartz, R Iorio：Athletic activity after total joint arthroplasty, JBJS Am, 90: 2245-2252, 2008.

〈美﨑定也〉

# II 臨床実習実技編／骨関節障害領域

# 変形性股関節症

## 臨床実習のルートマップ

**1st Step** 医師からの指示箋
- 変形性股関節症の病期
- 保存療法，手術療法

**2nd Step** 問診
- 治療目的の確認
- 病状の確認
- 生活の確認

**3rd Step** 理学療法評価
- 疼痛
- 関節可動域
- 筋力
- 姿勢アライメント
- 歩行能力
- 動作分析
- ADL

**4th Step** 理学療法プログラムの立案

**5th Step** 理学療法
- 物理療法：温熱療法・水治療法
- 運動療法：可動域改善，筋力増強，姿勢アライメント矯正，動作練習
- 装具療法：補高，インソール
- 生活指導：日常生活動作練習

**6th Step** 再評価および考察

## Introduction 変形性股関節症とは

**変形性股関節症（股関節症）**は，関節軟骨の変性や摩耗によりさまざまな関節変化が生じ，加齢とともに進行する疾患である。原疾患が明らかでないものを**一次性股関節症**，先天性股関節脱臼や臼蓋形成不全などに起因するものを**二次性股関節症**と分類される。日本の有病率は1.0～4.3％で女性に多く，発症年齢は平均40～50歳である[1]。病期の分類は日本整形外科学会変形性股関節症病期分類[*1]を用いることが多い。主な臨床症状は疼痛・可動域制限・跛行である。股関節症の臨床評価基準は日本整形外科学会股関節機能判定基準（JOAスコア[*2]）を用いることが多い。股関節症の治療には**保存療法**（生活指導・理学療法・薬物療法）と**手術療法**（人工股関節置換術・骨盤骨切り術・大腿骨骨切り術・股関節鏡手術など）がある。

股関節症患者は疼痛や可動性の制限により日常生活活動が制限され社会参加が制約されて生活の質（QOL）の低下が生じる。

### 用語アラカルト

**[*1] 変形性股関節症病期分類**
関節裂隙と骨構造の変化，臼蓋・骨頭の変化により前股関節症，初期，進行期，末期に分類される。

**[*2] JOAスコア**
疼痛（40点），可動域（20点），歩行能力（20点），日常生活動作（20点）の合計100点満点で評価する。

## 1st Step 医師からの指示箋

理学療法の指示箋（処方箋）が出されたら，治療方針（保存療法なのか手術療法なのか）を確認する。次に担当医師，看護師，カルテ，画像所見から可能な範囲で情報収集を行う。手術療法の場合は**クリニカルパス**[*3]と術後に手術所見を確認する。

### 用語アラカルト

**[*3] クリニカルパス**
治療の標準化されたスケジュール。医療者用と患者用がある。

**図1 指示箋の記載例**

- 二次性の場合は原疾患と手術歴を確認する。
- 一次性か二次性かを確認。また病期分類，JOAスコアもみる。
- 手術療法の場合，クリニカルパスと手術所見を確認する。
- 保存療法か，手術療法かを確認。
- リスクを確認する。

```
患者ID：＊＊＊＊    氏名：＊＊＊＊    性別：女性
診断名：変形性股関節症
現病歴：〇歳頃より股関節痛出現。1年前より股関節痛強く，歩行困難となった。
        右：末期  左：進行期   JOA：〇点
既往歴：先天性股関節脱臼    合併症：高血圧症
治療  ：〇月〇日  右THA予定，術後5Wパス
指示  ：術前評価，術前後のリハビリテーション
禁忌・注意事項：高血圧症は投薬でコントロール良好
```

### 診療のヒント

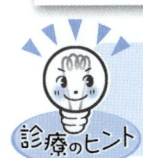

指示箋の内容で不十分な点はカルテで確認する。
例）画像所見，投薬，血液所見，社会的情報（居住環境，家族機能，介護保険の有無）など

臨床実習実技編／骨関節障害領域

## 2nd Step 問診

患者は痛みと病状が悪化していくことで,強い不安を抱いている。問診では患者の訴えを丁寧に聴くことで信頼関係を築く必要がある。

> **診療のヒント**
>
> **問診のポイント**
> ①**治療方針**は医師の指示に加え,問診により主訴や希望なども含めて確認する。
> ②**病状の確認**は現病歴や既往歴,疼痛の状態や緩和の方法,日常生活活動(ADL)や生活関連動作(IADL)の困難な事柄とその代償方法を聴き取る。
> ③**生活の確認**は社会的役割(職業を含む),趣味,外出時の移動手段,活動量(一日の歩行時間や家事の時間など),住環境(寝具や浴室・トイレ,階段の有無)や生活様式(和式・洋式),家族関係(家事援助など)を聴き取る。

## 3rd Step 理学療法評価

股関節症患者の評価は,股関節機能と,股関節機能低下が及ぼす隣接関節や姿勢と動作への影響をチェックする必要がある。表1に主な評価をあげる。

**表1 主な理学療法評価**

| | |
|---|---|
| 下肢長 | 股関節の変形により短縮していることが多い。X線写真でも確認しておく。 |
| 姿勢アライメント | 臥位・座位・立位でチェックする。左右の非対称性などは動作に影響するので特徴をとらえておく。 |
| ROM | 両側障害の場合,対側の影響が生じるので注意して計測する。 |
| MMT | 疼痛による制限があるため,増悪させないように注意して行う。 |
| 疼痛 | 問診に加え,ストレステストやROM・MMT計測時の痛みについても記載する。 |
| 動作分析 | 全身的な活動制限ととらえ,起居動作から立ち上がり,歩行まで分析を行う。片脚立位では特徴的な代償(Duchenne-Trendelenburg徴候)を確認する。 |
| 歩行能力 | 歩行速度,歩数,安定性,耐久性,歩容,杖の有無など。治療効果の指標としても用いる。 |
| ADL | 股関節症では難しい動作である靴下の着脱,入浴動作は方法も確認する。 |
| IADL | 買い物や家事など。女性に多い疾患であり,QOLをはかるためにも把握する。 |
| 手術侵襲 | 創の状態・腫張・熱感・疼痛など |

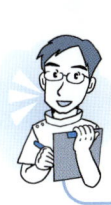

> **スーパーバイザーの目**
> 疼痛や可動域制限の原因を追究するために解剖学の知識と触診の技術が必要である。解剖書による確認と触診の練習を前もって行っておく。

## 4th Step 理学療法プログラムの立案

治療目的に応じて評価に基づき理学療法プログラムを立案する。**QOLの向上**を目指し，症状の改善，進行を遅らすことを目標とする。基本的に，痛みの軽減，可動域の拡大，支持性の向上を軸に動作練習のプログラムを立案する。また，生活指導やホームエクササイズも考慮する。手術療法の場合は，クリニカルパスを目安に個別にプログラムを進めていく（**表2**）。

**表2 THAに対するプログラムの例**

| 週 | 立位・歩行 | 運動 | 動作 |
|---|---|---|---|
| 術前 | 術前評価 | calf pumping, quad setting練習 | 脱臼予防<br>車いす移乗・駆動練習 |
| 0週 | 手術 | | |
| 1日 | ベッドサイド | calf pumping, quad setting | 下肢下垂 |
| 2日 | 車いす乗車 | | |
| 3日 | 平行棒内歩行 | 自動介助運動（屈曲） | 介助腹臥位（術側上） |
| 1週 | 松葉杖歩行<br>（3点または2点歩行） | 外転運動（open kinetic）<br>座位での体幹-骨盤運動 | |
| 2週 | ロフストランド杖歩行<br>可及的にT杖歩行<br>階段昇降・スロープ | 水中運動 | 自力腹臥位<br>正座<br>四つ這い移動<br>台からの立ち上がり |
| 3週 | | 自転車エルゴメーター | 床からの立ち上がり<br>応用動作（床のものを拾う・靴下着脱など） |
| 4週 | 車いす卒業<br>退院時評価 | ホームプログラム指導 | 術側下側臥位 |
| 5週 | 退院 | | |

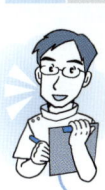

> **スーパーバイザーの目**
> 術後の治療は予定通りに実施するだけでなく，病態や障害像をしっかり把握して理学療法の介入を行うことが大事である。

## 5th Step 理学療法

疼痛の軽減,可動性の改善,支持性や歩行能力の向上を目的に行う。治療は温熱療法や水治療法の物理療法,可動域改善や筋力増強,姿勢アライメントの矯正と動作練習,歩行練習などの運動療法,ADL指導や生活指導,補装具の適応を行う。

手術療法の場合,上記に加えて**手術侵襲の改善**と**術後のリスク管理**を行う。深部静脈血栓症の予防のため足関節自動運動や大腿四頭筋セッティングの指導,THAの脱臼予防*4の動作指導などを行う。

表3に主な治療のポイントをあげる。

> **用語アラカルト**
>
> *4 THAの脱臼予防
> 術式の違いにより脱臼肢位が異なる。後方進入の場合は股関節屈曲・内転・内旋位,前方進入の場合は股関節伸展・外旋位となる。

**表3 主な治療ポイント**

| | |
|---|---|
| 温熱療法 | ホットパックや超音波を用いて患部を暖める。軟部組織の伸張性改善や循環改善・疼痛閾値の上昇効果がある。術後の炎症期は医師と相談する。 |
| 水中運動 | 浮力により関節の負担が軽減する。早く動くと水の抵抗が強くなるため過負荷に注意する。 |
| 関節可動域改善 | 疼痛がある場合,反射性防御反応に注意してゆっくり行う。胸郭・腰部の可動性改善も行う。THA術後は脱臼に注意して行う。 |
| 筋力増強 | 量と質の両面を考慮する。代償運動に注意し,股関節を安定化させる筋に着目して行う。 |
| 姿勢アライメントの矯正 | 脚長差・可動域制限・疼痛により崩れたアライメントは原因が除去されても改善しない。端座位からはじめ背臥位,立位へと矯正していく。 |
| 歩行練習 | 全身的な視点で改善を行うことは他の疾患と同様である。股関節の機能低下により体幹や腰部の代償がみられやすい。アライメントや重心の動揺性を考慮し股関節の負担軽減も考慮する。 |
| 補装具 | 必要に応じ杖の検討を行う。脚長差がある場合,動作を観察しながら補高を行う。歩容の改善にインソールを用いることができる。 |
| ADL練習 | 靴下の着脱,トイレ動作,入浴動作など必要に応じて練習する。床からの立ち上がり,四つ這い移動など和式生活の動作も考慮する。靴下の着脱など困難な動作では自助具(ソックスエイド)を用いる。THAの場合,脱臼予防の動作練習を行う。 |
| 生活指導 | 股関節の負担軽減のため,杖の使用・体重コントロール・家事などの日常活動量の調整を指導する。 |
| ホームエクササイズ | リラクセーションなど疼痛の対処方法,可動性の維持改善,支持性の向上プログラムや歩容を指導する。可能なら水中運動を勧める。 |

## 6th Step 再評価および考察

疼痛，ROM，筋力，歩行について改善できたかを再評価し，目標が達成できたかを確認する。改善がみられなかった場合はプログラム立案段階に戻って考察する。手術療法はクリニカルパスから逸脱しているかどうか確認し，問題があれば考察する。

股関節症は進行性の疾患であるため，**ホームエクササイズ**が重要である。しっかり指導が行えたか確認する。

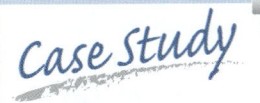

## Case study

### ケース概要
症例A，50歳代，女性。両側変形性股関節症。50歳ごろから股関節痛があり，約1年半前に左THAを施行。今回，右股関節痛が増強したため右THA目的にて入院。

### 理学療法の流れ

#### 1st Step 医師からの指示箋
治療方針は右THA。病期は進行期でJOAスコアは41点。変形性脊椎症の診断がある。術式は後側方進入で大殿筋，中殿筋，梨状筋，外旋筋の一部を侵襲。術後はクリニカルパス通りに実施する。

#### 2nd Step 問診
前回の手術経験により術後の経過を理解している。退院後は家事を行うことを希望している。住居はマンションの3階でエレベータあり。生活様式は洋式である。

#### 3rd Step 理学療法評価
術前，右股関節の安静時痛あり。脚長差は左が1cm長い。腰椎は若干右凸の側弯あり。立位アライメントは骨盤左前方回旋・右下制し右下肢は内旋傾向，左肩前方突出であった。歩行は両側T杖を使用し，股関節の伸展不足と両側Duchenne歩行であった。ADLは自立，長座位で靴下の着脱が可能であった。術後，脚長差なし。右股関節前面の痛みの訴えがあった。

#### 4th Step 理学療法プログラムの立案
クリニカルパスを参照。疼痛や手術侵襲による股関節周囲筋の機能低下の改善，股関節と腰部の関係性改善，THAによる立位・歩行の影響に対して再教育，右股関節の前面の痛みに対し温熱療法を計画した。

#### 5th Step 理学療法
創部の循環改善。体幹・腰部と股関節の可動性改善。股関節の安定化を図る治

(次頁へ続く)

療。ブリッジ，四つ這い，端座位での骨盤コントロール練習。立位・歩行練習。水中運動。疼痛軽減・柔軟性改善のためホットパック。脱臼予防などのADL練習や生活指導とホームエクササイズの指導を実施した。

### 6th Step 再評価および考察

クリニカルパス通りに実施できた。疼痛はなく，可動域と筋力は良好に改善した。姿勢アライメントが良くなり，歩行は両側T杖使用で安定し，歩行距離も延長した。機能維持・向上，歩容の改善のためホームエクササイズを指導した。

**表4** 入院時と退院時のROM・MMT

|  | 術前 | | | | 退院時 | | | |
| --- | --- | --- | --- | --- | --- | --- | --- | --- |
|  | 右 | | 左 | | 右 | | 左 | |
|  | ROM | MMT | ROM | MMT | ROM | MMT | ROM | MMT |
| 屈曲 | 90 | 5 | 85 | 5 | 90 | 5 | 85 | 5 |
| 伸展 | 0 | 4 | 5 | 5 | 5 | 5 | 5 | 5 |
| 外転 | 20 | 3+ | 20 | 4 | 20 | 4 | 20 | 4 |
| 内転 | 5 | 4 | 10 | 4 | 5 | 4 | 10 | 4 |
| 外旋 | 0 | 3+ | 10 | 3+ | 15 | 4 | 15 | 4 |
| 内旋 | 15 | 3+ | 10 | 4 | 15 | 4 | 10 | 4 |

### 症例報告のポイント

股関節症の病態をしっかりとらえることが重要である。形態(X線写真も含む)，疼痛，ROM，筋力，歩行能力，姿勢・動作の特徴を記載する。ADL・IADLに加え，QOLも把握する。

股関節機能障害とその影響について考察し，理学療法の介入のポイントを説明する。生活指導やホームエクササイズについても報告する。

■参考文献
1) 日本整形外科学会診療ガイドライン委員会，変形性股関節症ガイドライン策定委員会 編：変形性股関節症診療ガイドライン，南江堂，2008.

〈相馬光一〉

# II 臨床実習実技編／骨関節障害領域

# 関節リウマチ

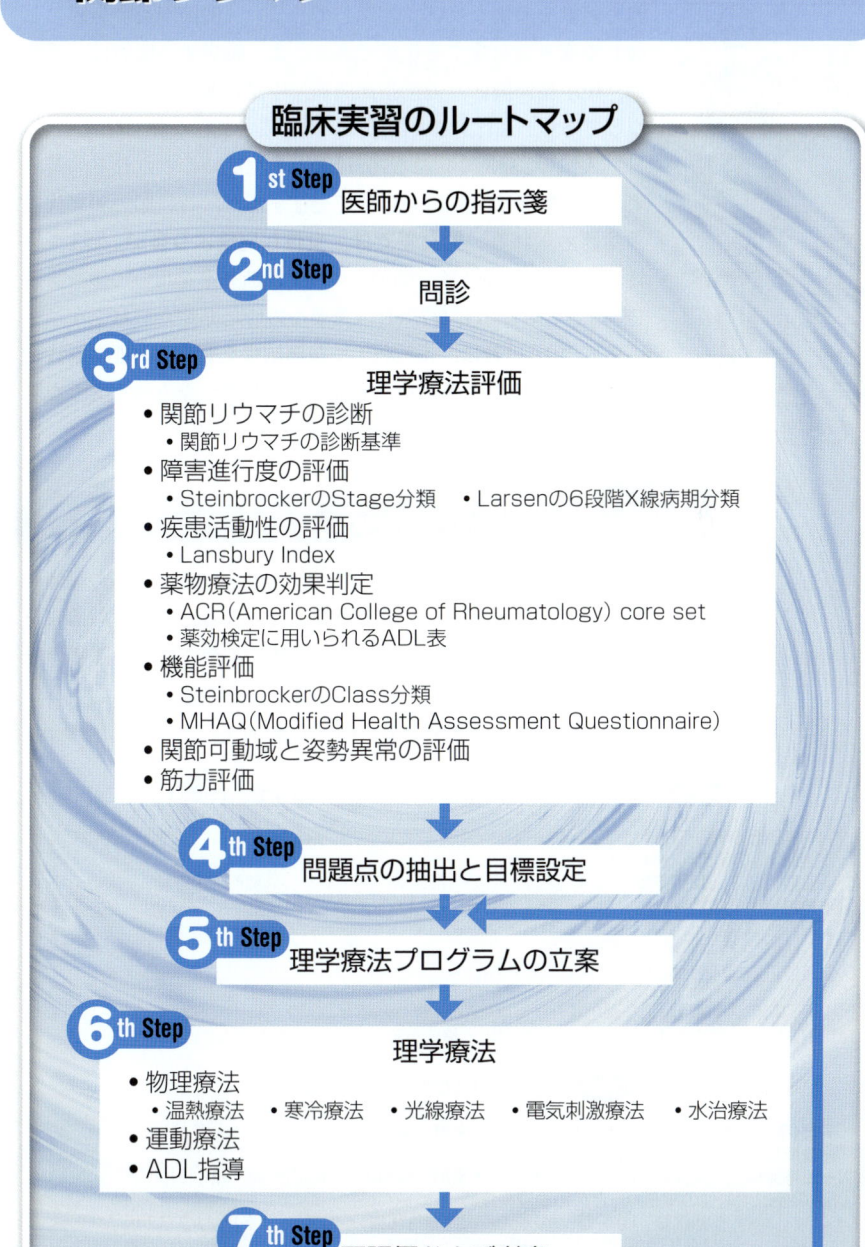

## 臨床実習のルートマップ

**1st Step** 医師からの指示箋

**2nd Step** 問診

**3rd Step** 理学療法評価
- 関節リウマチの診断
  - 関節リウマチの診断基準
- 障害進行度の評価
  - SteinbrockerのStage分類
  - Larsenの6段階X線病期分類
- 疾患活動性の評価
  - Lansbury Index
- 薬物療法の効果判定
  - ACR(American College of Rheumatology) core set
  - 薬効検定に用いられるADL表
- 機能評価
  - SteinbrockerのClass分類
  - MHAQ(Modified Health Assessment Questionnaire)
- 関節可動域と姿勢異常の評価
- 筋力評価

**4th Step** 問題点の抽出と目標設定

**5th Step** 理学療法プログラムの立案

**6th Step** 理学療法
- 物理療法
  - 温熱療法
  - 寒冷療法
  - 光線療法
  - 電気刺激療法
  - 水治療法
- 運動療法
- ADL指導

**7th Step** 再評価および考察

## Introduction 関節リウマチとは

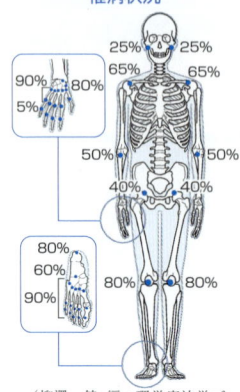

**図1** 関節ごとのRA罹病状況

25% 25%
90% 80% 65% 65%
5%
50% 50%
40% 40%
80% 60% 80% 80%
90%

(柳澤 健 編:理学療法学ゴールド・マスター・テキスト1 理学療法評価学, p261, メジカルビュー社, 2010. より引用)

関節リウマチ(RA)は，免疫の異常により自分自身の正常な細胞や組織を過剰な反応で攻撃してしまい，関節が炎症を起こし腫れや痛みを発症する疾患である。よく罹患する関節は，手関節，中手指節関節，近位指節関節，中足趾節関節，膝・足関節などであり，進行すると関節変形や骨破壊が起こる。RA患者は，日本人口の1％弱にあたる70〜100万人程度いるとされる。若年者から高齢者まで幅広い年代で発症するが，特に30〜50歳代で多く認められる。**男女差では，女性が男性より多い**(女性：男性＝3〜5：1)。RAは，関節リウマチ診断基準を用いて診断する(表1)。ここに示した7項目は重要なので是非覚えておこう。

多くのRA患者は，慢性化して生涯治療を要する。理学療法士(PT)は物理療法や運動療法を通じて，患者がなるべく支障なく日常生活を送れることを目標に，治療を進めていく。

## 1st Step 医師からの指示箋

理学療法の指示箋(処方箋)が出されたら，まずは担当の医師・看護師など関係者から，可能な範囲でできるだけ多くの情報を収集する(表2，図2)。RAは疾患自体の特徴で幅広い障害像を呈するため，その症状と禁忌事項など多くの情報を確認することで，理学療法評価が円滑に遂行できる。

**表1** 関節リウマチの診断基準(アメリカ・リウマチ学会，1987)

①1時間以上の朝のこわばり
②3関節以上の関節炎(腫脹)
③手関節，PIP，MP関節の少なくとも1カ所の軟部組織の腫脹あるいは関節液の貯留
④左右対称性の関節炎
⑤手指・手のX線像の異常(骨びらんや骨萎縮など)
⑥皮下結節(リウマトイド結節)の存在
⑦血液検査所見におけるリウマトイド因子の存在

以上，7項目中4項目以上を満たすときにはRAと診断される。
ただし，①〜④の4項目は少なくとも6週間以上持続していることが条件

**表2** 情報収集(リスク管理の意味も含めて)

①病歴(手術歴を含む)，生活歴，他の膠原病の有無，家族歴
②画像所見　　　：X線像，MRI所見
③一般臨床検査　：炎症のため白血球・血小板数増加，貧血のため赤血球数，Hb，Ht低下
④RAの疾患活動性のマーカーとなる血液検査値
　　　　　　　　：赤沈値，CRP値，IAP(免疫抑制酸性蛋白)，血清鉄(低下)，リウマチ因子(RF値)，
　　　　　　　　　MMP3(軟骨破壊の指標)，抗CCP抗体
⑤関節液所見　　：関節液の貯留や色・粘稠度
⑥薬物情報　　　：使用薬物とその副作用など

**図2** 指示箋の記載例

> 運動負荷などのリスク管理について情報が不足している場合があるので要注意!

患者ID：＊＊＊＊　　患者氏名：＊＊＊＊　　年齢：○歳　　性別：女性
主病名：慢性関節リウマチ　　その他の副病名：僧帽弁膜症
疾病上の留意点：炎症症状と心疾患があるため運動負荷要注意
今後の方向性　：症状と機能改善あれば自宅退院
病歴　　　　：30歳代のときに両手関節と手指のこわばりを感じ，受診して関節リウマチと診断される。その後，こわばりは継続してあったが痛み関節の炎症症状は特に悪化せず，近医の内服治療でコントロールされていた。2年くらい前から手関節，手指の痛みが徐々に強くなり，最近，膝関節や肘・肩の痛みが出現し家事動作や床からの立ち上がりなどで痛みを強く感じるようになってきた。歩行は可能であるが，跛行があり階段昇降時に痛みが出現する。手術歴なし
画像所見：肩関節，肘関節，手関節ともにSteinbrockerのStageⅢ・LarsenのGrade 4。膝関節はSteinbrockerのStageⅠ・LarsenのGrade 1
一般臨床検査：白血球数11,000/$\mu l$，赤血球数250万/$mm^3$，CRP 1.5mg/d$l$
RA疾患活動性マーカー
　　　　　：赤沈値100mm/h，CRP値3mg/d$l$
薬物情報：非ステロイド性抗炎症薬，抗リウマチ薬，免疫抑制薬使用。
その他　：心雑音（＋），心尖部を最強とする逆流性雑音（僧帽弁閉鎖不全症）
理学療法内容：
　　　　　●関節可動域練習　●筋力・耐久力練習　●温熱療法　●ADL練習　その他

> RAは炎症を主体とした疾患。その炎症の度合いと薬物の副作用をとらえることは重要。赤沈・CRPは炎症のマーカー。

> RA治療の主体は薬物療法。しかし，薬の副作用は機能改善の阻害因子にもなる。薬によるRA活動性と副作用の状況をとらえておこう。

臨床実習実技編／骨関節障害領域

## 2nd Step　問診

問診で確認する主な内容は以下の通り。

- 主訴　　　　　　　：最も困っていること
- 生活の活動範囲と状況
　　　　　　　　　　：職業，家庭での役割，地域での活動，趣味，1日の過ごし方，など
- 症状や痛みの変化：朝のこわばりの時間，日差変動，日内変動，天候や薬物療法の状況による変動
- 本人と家族の疾病理解：関節保護の理解など
- 住環境，自己管理能力，薬物療法の自己管理など
- 易疲労性，全身状態（体重減少など）

疼痛については，部位，強さ，時間帯などの情報に加え，主観的な表現についても記録しておこう。

## 3rd Step 理学療法評価

RA患者の評価では，関節症状を把握するとともに，関節外症状（全身の疲労感，貧血，微熱など）もチェックする必要がある。表3に示す通り，さまざまな評価基準があげられる。なかでも**Steinbrockerのstage分類**は，よく用いられるのでRA患者を受け持つ際には実習前によく確認しておこう。

**重要！**

表3 機能障害を評価する各種基準

| | |
|---|---|
| Steinbrockerのstage分類 | X線所見に基づいた障害を判定する。StageⅠ～Ⅳに分類する。 |
| Larsenの6段階X線病期分類 | standard filmを用いて骨の破壊・変形の度合いを判定する。Grade 0～Ⅴに分類する。 |
| Steinbrockerのclass分類 | 関節リウマチがどの程度，自分の生活に影響を及ぼすかADL状態を評価する。ClassⅠ～Ⅳに分類する。 |
| Lansbury Index | ①朝のこわばりの持続時間，②握力，③関節点数，④赤沈値，⑤起床後の疲労出現時間，⑥1日当たりのアスピリン必要量の6項目を換算表を用いて評価する。 |
| ACRコア・セット | RA疾患活動性評価と薬剤の有効性評価基準。①圧痛関節数，②腫脹関節数，③患者による疼痛の評価，④患者による疾患活動性の全体的評価，⑤医師による疾患活動性の全体的評価，⑥患者による身体機能の評価，⑦赤沈，CRP値，⑧X線所見の8項目からなる。 |
| MHAQ(Modified Health Assessment Questionnaire) | 身体的機能評価。①身支度，②起立，寝床に入ってから起きるまで，③食事，④歩行，⑤衛生，体全体を洗いタオルで拭くまで，⑥伸展，屈曲，腰を曲げて床にある衣類を拾う，⑦握力，蛇口の開け閉め，⑧活動，車の乗り降り。これらを難なくできる(0点)，少し難しい(1点)，かなり難しい(2点)，できない(3点)の4段階で点数化する。 |

病状を把握したら，関節可動域制限(ROM：range of motion)の評価に移る。実施する際の注意点として，患者への負担を最小限とすることを念頭に置きながら，測定肢位の変更を極力少なくし，測定時間短縮などに配慮する。必要に応じてメジャーを用いることもある。可動域の制限因子や，すでに得られている検査所見(X線所見など)との関連性を考えながら評価を進めたい。

筋力評価では，MMTを用いる。関節運動時の痛みに配慮して，free motion testではなく，brake testで行う。関節の不安定性や疼痛などにより正確に測れない場合もあるので注意を要する。握力は握力計で測定するが，手指の変形などがある場合は水銀柱血圧計を用いる。

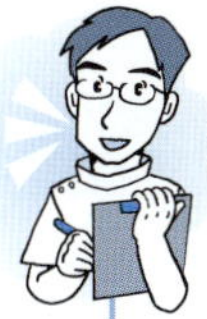

### スーパーバイザーの目

ROMやMMTの評価を機械的に行う実習生が多い。疼痛を伴うことが多いことから，ADL能力を効果的に改善するプログラム立案，理学療法を常に念頭に置きながら，患者の負担を最小限にする評価を実施しなければならない。痛みや変形のため基本肢位がとれない場合は可能な肢位で測定し，その肢位を記載する。

## 4th Step 問題点の抽出と目標設定

検査の結果を整理して，その問題点の因果関係を把握する。RAの患者は痛みが強く，そのために意欲が下がりADLが阻害される。痛みやROM制限，筋力低下，ADL能力との関係，ADLを阻害する因子をとらえる。それらの問題点の検討から短期目標と長期目標を設定する。

## 5th Step 理学療法プログラムの立案

理学療法評価（問題点の抽出と目標設定）に基づき，その目標を達成するための障害度に応じたプログラムを立てる。基本的には，消炎沈痛，関節可動域の維持改善，拘縮の予防と改善，筋萎縮の予防と改善，ADL・移動動作の改善を目標に据える。ADL指導をROM運動や筋力増強運動と同時に進めることを念頭に置く。RA患者の筋力増強運動は原則として，関節に負担の少ない等尺性運動を中心に行う。

プログラムを進めるなかで，食事，歯磨きなどの日常動作を段階的に許可する。週単位で1つずつ行ってもらう動作を増やしていくプログラムを立ててもよい（図3）。

**図3** 手指のRAに対する理学療法プログラム例

| | 0日 | 3〜4週 | 5〜6週 | 8週 |
|---|---|---|---|---|
| ROM運動 | 手指他動屈曲 単関節他動伸展 | 手指自動他動屈曲運動 | 多関節同時の他動伸展 | → |
| ADL指導 | 無理のない範囲で日常動作を段階的に許可。＊食事，歯磨きなど。 | | | → |

## 6th Step 理学療法

　ADL能力の向上を目指して，理学療法を実施する。また，薬物療法と併用し，早期の段階からリハビリテーションを行うことで，筋力低下や関節変形を抑えることが期待できる。

　理学療法として，温熱療法，寒冷療法，などの物理療法と運動療法があげられる（**表4**）。それぞれの効果と禁忌をよく理解したうえで，治療を実施しなければならない。合併症を有する場合での禁忌事項もあるため，「1st Step 医師からの指示箋」，「2nd Step 問診」の情報がここでも活きてくる。

**表4** 関節リウマチの治療法

| 治療名 | 方法 | 効果 | 禁忌 |
|---|---|---|---|
| 温熱療法 | ホットパックやパラフィン浴で患部を暖める | 筋緊張の緩和や血行改善による代謝促進で痛みを和らげる効果がある | 知覚障害がある場合は火傷に注意。循環障害，浮腫，開放創，感染，潰瘍，皮膚疾患，炎症など |
| 寒冷療法 | アイスマッサージやアイスパックを用いる | 炎症部位の熱をとり痛みを和らげる。局部冷却による反射的血流増加による抗炎症作用 | 心臓病・呼吸器疾患を有する患者。心臓および胸部。末梢循環障害。知覚障害 |
| 光線療法 | 赤外線療法，紫外線療法，レーザー療法，などがある | 熱作用，あるいは非温熱作用により局所の血流増加や自律神経を介した末梢循環の改善による鎮痛効果がある | 眼球への照射。急性炎症，出血傾向の強い疾患。レーザー療法では放射線治療との併用に留意する |
| 電気刺激療法 | 高電圧電気刺激療法，TENS，干渉電流療法などがある | 疼痛緩和，循環改善 | ペースメーカーを使用している患者，動・静脈血栓症または血栓性静脈炎。妊娠中の患者，痙攣発作の既往や発生が予測される患者，知覚脱失部位では注意が必要 |
| 水治療法 | 温水プールでの全身浴や渦流浴による部分浴がある | 水の浮力を受けることで，関節の負担を軽減し，逆に水の抵抗を利用した負荷運動が行える。温水の温熱効果も期待できる | 感染症の急性期，創傷周囲の浸軟，出血。温覚障害，循環器疾患患者の運動負荷などには注意が必要 |
| 運動療法 | 等尺性運動や自動運動，ストレッチングなど | 等尺性運動では筋力の維持・増強。自動運動は疼痛予防，ストレッチングは関節拘縮に対して行う | 過度な運動や痛みを無視した運動，運動学的・解剖学的考慮にかけた運動は逆効果になる場合もあるので注意する |

　病状が慢性化している患者が多い関節リウマチでは，ADL指導は重要である。日常生活でこれまで特に注意していなかった何気ない一つ一つの動作に配慮が必要となる。具体的な指導例は図4の通りであるが，**関節保護の原則**に基づいていることを覚えておく必要がある。

◎関節保護の原則

- 疼痛を増強するものは避ける
- 変形を増強するものは避ける
- 安静と活動のバランスを考慮する
- 人的・物的な環境整備を行う

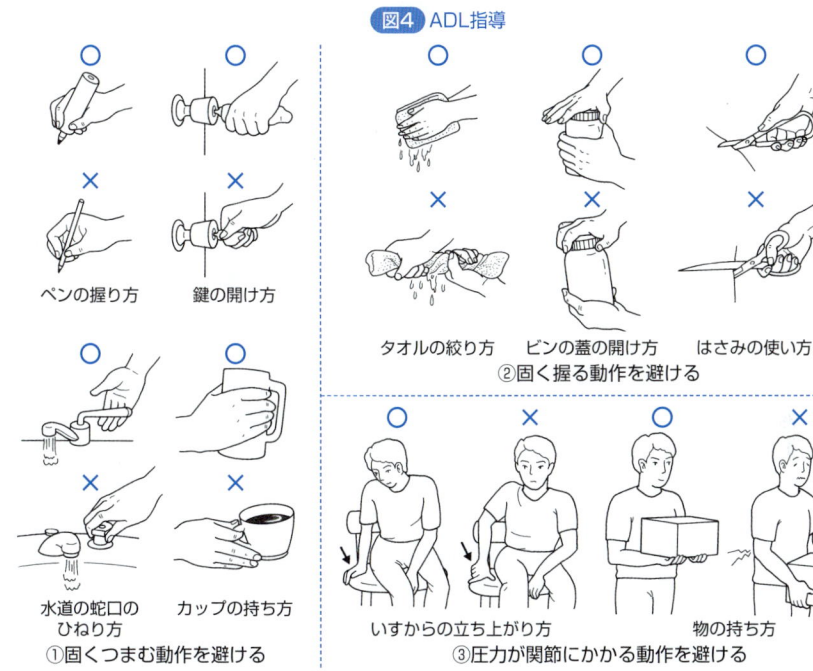

**図4** ADL指導

ペンの握り方　鍵の開け方

タオルの絞り方　ビンの蓋の開け方　はさみの使い方
②固く握る動作を避ける

水道の蛇口の
ひねり方　カップの持ち方
①固くつまむ動作を避ける

いすからの立ち上がり方　　物の持ち方
③圧力が関節にかかる動作を避ける

(柳澤 健 編：理学療法士 イエロー・ノート 専門編 2nd edition, p.545, メジカルビュー社, 2011. より引用)

# 7th Step 再評価および考察

　施行した理学療法を振り返り,「2nd Step 問診」で実施した「患者の主訴」を少しでも改善したかを,まず第一に考察する．RAではADL動作に関する訴えが多いことから,できるようになったADL動作を具体的にあげる必要もある．ROMが当初の目標通り改善しなかった場合,その理由をプログラム立案段階に戻って,考察する．また,RAは慢性的な疾患であり完治が難しい場合が多いため,退院後も自宅で行える自主練習の指導までしっかり行えたか(コンプライアンス)を確認する．

# Case Study

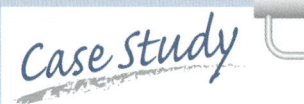

### ケース概要
年齢・性別　：50歳代，女性。
診断名　　　：慢性関節リウマチ　　副診断名：僧帽弁膜症
現病歴　　　：30歳代のときに両手関節と手指のこわばりを感じ，受診して関節リウマチと診断される。2年くらい前から手関節，手指の痛みが徐々に強くなり，最近，膝関節や肘・肩の痛みが出現し家事動作や床からの立ち上がりなどで痛みを強く感じるようになってきた。歩行は可能であるが，跛行があり買い物などで長距離歩行時や階段昇降時に痛みが出現する。○年○月○日に検査と痛みの治療，リハビリテーション目的で入院。
主訴　　　　：手関節，手指，肩関節，膝・肘関節の痛み。長距離・階段歩行困難
既往歴　　　：30歳代に手指のこわばりなどの症状を呈し発症。その後，こわばりは継続してあったが痛み・関節の炎症症状は特に悪化せず，近医の内服治療でコントロールされていた。そのころ，ときに胸苦しさあり。循環器科検査の結果，僧帽弁膜症との診断。
家族歴　　　：RA家族歴（－）。キーパーソン：夫
家族構成　　：本人と夫，娘の3人暮らし。本人は専業主婦。夫と娘は会社員。日中は本人が1人で家事を行っていた。
家屋　　　　：持ち家，木造日本家屋2階建て。本人と夫の寝室は1階。
ホープ　　　：階段昇降時の痛みの軽減。家事を楽に行いたい。1人で楽に買い物へ行きたい。

### 理学療法の流れ

**1st Step　医師からの指示箋**

合併症などのリスク（僧帽弁膜症）を把握した。

**2nd Step　問診**

膝関節や肘・肩の痛みが出現し，家事動作や床からの立ち上がりなどで痛みを強く感じるようになってきた。跛行があり階段昇降時に痛みが出現する事実を把握した。

**3rd Step　理学療法評価**

肩関節，肘関節，手関節ともにSteinbrockerのStage Ⅲ・LarsenのGrade 4。膝関節はSteinbrockerのStage Ⅰ・LarsenのGrade 1。

ROM　：両肩と肘，手関節に関節可動域制限（＋）。両膝関節に軽度の制限。股関節，足関節に大きな問題はなかった。
筋力　：両肩関節，肘関節，手関節，屈筋3程度。両股関節屈筋，外転筋，伸展筋，膝伸展筋4程度。

（次頁へ続く）

関節症状：朝のこわばりが毎朝出現。腫脹は両肩関節，肘関節，手関節，膝関節に（＋）。熱感はいずれの関節にも軽度（＋）。
疼痛　　：朝のこわばりが出現する同関節に圧痛と運動痛（＋）。

### 4th Step　問題点の抽出と目標設定

関節痛と関節可動域制限の原因，そこから起こっている筋力低下とADL制限を把握した。肩関節，肘関節，手関節，手指関節には骨萎縮と高度の軟骨・骨破壊があり，このため炎症と痛みがあり関節可動域制限があった。また，痛みによる不動が原因である廃用症候群としての筋力低下が存在した。膝関節の骨変形は進行していないが炎症が活動期にあり，炎症の症状である腫脹と熱感，痛みが強かった。その痛みのため不動傾向となり，膝周囲筋と股関節周囲筋に筋力低下が生じていた。

それらを考慮して，短期目標は①四肢関節の消炎鎮痛，②上下肢関節の拘縮の予防と改善，③股関節，膝関節周囲筋の筋力低下予防とした。

長期目標は①下肢筋力改善，②下肢関節可動域の改善，③日常生活活動の改善（a. 階段昇降能力の改善，b. 上肢用自助具の導入と活用），④外出時移動能力の改善とした。

### 5th Step　理学療法プログラムの立案

リスクファクターである僧帽弁閉鎖不全症を考慮し，理学療法可能・不可能の判断基準であるバイタルサインの具体的数値を主治医と相談して決定した。

関節の炎症症状の改善は薬物療法が主体であり，これは主治医の判断により行われる。その補助的手段として実施される寒熱療法や温熱療法について最良の手段を主治医と相談決定した。その他のプログラムは短期目標と長期目標を見据えて立案した。

### 6th Step　理学療法

上肢関節はホットパックによる温熱療法。その後の単関節ごとの自動運動から開始し，痛みと腫脹・熱感の状態を確認しながら自動介助運動へ切り替えた。下肢は両膝にアイスマッサージを施行後，炎症症状を確認しながら自動運動，自動介助運動，抵抗運動へと切り替えて，少し痛みを感じる程度の運動による関節可動域の維持と改善，筋力の強化に努めた。それらの経過の中で，できるADLを徐々に増やし，できないものについては自助具などの工夫を行った。

### 7th Step　再評価および考察

○年○月○日退院。肩関節，肘関節，手関節，膝関節の痛みは薬物療法と物理療法により改善した。上肢の可動域，筋力は著変がないが維持されている。下肢股関節，膝関節の可動域は軽度の制限を残すが，日常生活動作で支障はない。筋力は炎症症状・痛みが改善したため4から5へアップした。

買い物へは，膝装具の使用と買い物カート，外出用衣類の工夫，財布の開きの工夫により1人で楽に実施が可能となった。

（次頁へ続く）

### 症例報告のポイント

　RAは障害像が多彩であり，予想のつかない反応を示す症例も存在する。また，寛解と再燃を繰り返す場合が多く，入退院を繰り返すことが多い。そのため，将来予想できる関節障害の徴候をチェックし，その他の危険因子をとらえることは重要である。開始初期の段階でできるだけ多くの情報を収集し，その中から重要な手がかりを探り当てることも大切であり，患者のニーズやホープは無視できない情報である。RAは炎症性・進行性の疾患であり，このコントロールが治療の主体であるため，RAの活動性チェックは不可欠である。今回ケーススタディで取り上げたように，その疾患コントロールの状態と障害そのものが可逆性であるか不可逆性であるのかによって目標とプログラムが変わる。

　それらに対応できるためには，

> ①RAという疾患理解を深めておく，
> ②カルテ，他部門からの情報をとらえる方法とそれを整理する方法を学習しておく，
> ③患者の理学的所見を観察できる，
> ④骨・関節その他関節構築上の可逆的変化と不可逆的変化について調べる能力（教科書や文献で）を身につけておく，
> ⑤身体機能の運動学的異常やADL障害の原因となる問題点について仮説を立て，これらを考察できる能力を身につける。そのためには，正常を知り，毎日の実習の中で患者に触れ，観察し，その変化を忠実に記録できる，
> ⑥患者の社会的背景をとらえ整理できる。退院後を見据えた患者教育を行える能力を身につける，などである。

　これらのことを準備し，また，実習のなかで学習を進められれば有意義なケースレポートを作成できる。

〈諸角一記〉

# II 臨床実習実技編／骨関節障害領域

# 大腿骨頸部骨折

## 臨床実習のルートマップ

### 1st Step
**医師からの指示箋**
- 骨折部位，分類　● 治療法　● 術式，手術情報　● X線評価
- 荷重スケジュールの確認　● 術後合併症の有無　● リスクの確認

### 2nd Step
**問診**
- 主訴　● 受傷機転　● 転倒歴　● 受傷前のADL　● 既往歴
- 住居環境　● 家族環境　● 介護保険，身体障害者手帳の有無

### 3rd Step
**理学療法評価**
- バイタルチェック　● 疼痛評価　● 視診・触診
- 下肢長，下肢周径　● 関節可動域　● 筋力評価　● 感覚評価
- バランス評価　● 姿勢，アライメント評価
- 起居移乗能力評価　● 歩行能力評価　● ADL評価
- 認知機能，コミュニケーション能力評価

### 4th Step
**理学療法プログラムの立案**

### 5th Step
**理学療法**
- 運動療法
  関節可動域運動，筋力増強運動，起居移乗動作練習，
  バランス練習，歩行練習，階段練習，持久力トレーニング
- 物理療法
  温熱療法，寒冷療法，水治療法，超音波療法
- ADL指導

### 6th Step
**再評価および考察**

## Introduction 大腿骨頸部骨折とは

**大腿骨頸部骨折**は，約90％が転倒による外力によって引き起こされる疾患である。後期高齢者を中心とし，約94％に外科的治療を要する。毎年15万人が発症し，最近20年間で約3倍に増えている。骨折・転倒は要介護の原因疾患として第3位を占めている。合併症や既往により機能予後，生命予後に大きく影響し，社会的背景，精神活動の低下が生活機能再獲得の阻害となる。よって，下肢の一骨折ではなく全身疾患としてトータルにとらえるべきでる。

リハビリテーションの目的は身体機能および生活機能の再建にある。理学療法では骨折部の治癒促進を図り，関節拘縮・筋力低下や精神活動低下などの廃用症候群を予防する。その際，合併症や既往を知り，リスク管理を十分行いながら進め，退院後の生活を見据えた生活能力の再獲得を目指す。病院退院後の安心・安全な生活への支援も忘れないようにする。

**図1 大腿骨頸部骨折の3型と治療法の概略**

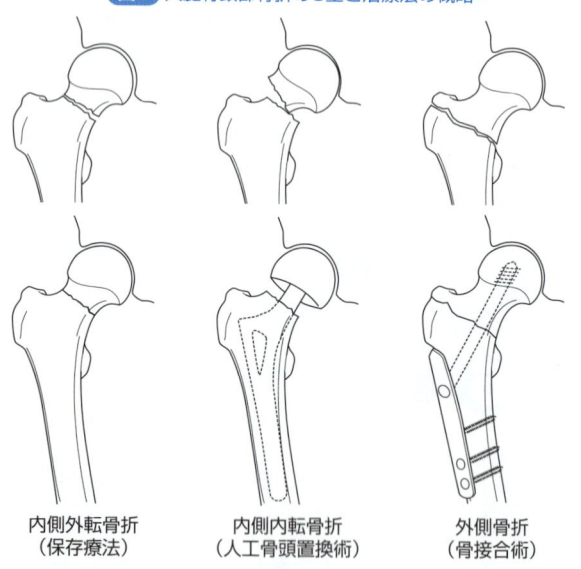

内側外転骨折
（保存療法）

内側内転骨折
（人工骨頭置換術）

外側骨折
（骨接合術）

(林　泰史：GeriatMed, 27: 661-666, 1989. より改変引用)

## 1st Step 医師からの指示箋

理学療法の指示箋（処方箋）が出されたら，担当医師・看護師・カルテから情報収集する（**表1**）。治療法，荷重時期，合併症，禁

忌事項を確認することは必須であり，それによって理学療法の進め方が決まる。

**表1　情報収集**

| | |
|---|---|
| ①骨折部位・分類 | ：頸部内側骨折（Garden分類），転子部骨折（Jensen分類），頸基部骨折 |
| ②治療法，術式 | ：手術療法（人工骨頭置換術，骨接合術），保存療法 |
| ③手術情報 | ：骨セメント使用の有無，侵入アプローチ，術中角度など |
| ④画像所見 | ：X線像，CT，MRI |
| ⑤荷重スケジュール | ：完全免荷，部分荷重，全荷重 |
| ⑥禁忌肢位，リスクの確認 | ：脱臼肢位（人工骨頭置換術における後方侵入では屈曲・内転・内旋，前外側侵入では屈曲・外旋） |
| ⑦血液検査データ | ：全身状態の評価，炎症所見（CRP値） |
| ⑧骨密度 | ：YAM（若年成人平均値）の70％未満が骨粗鬆症 |
| ⑨術後合併症の有無 | ：腓骨神経麻痺，深部静脈血栓症 |
| ⑩使用薬物 | |
| ⑪既往歴（手術歴を含む），生活歴 | |

## 2nd Step　問診

問診にて確認する内容は以下の通りである。

- **主訴**　　：最も困っていること，理学療法への要望など
- **受傷機転**：屋内か屋外か，場所，時間など受傷要因を探る
- **転倒歴**　：今までに転倒した頻度，骨折歴も含む
- **既往歴**　：変形性関節症などの骨関節疾患，骨粗鬆症，糖尿病などの代謝性疾患，心疾患，脳血管疾患や難病など
- **受傷前の活動範囲**：移動歩行能力，生活スタイル，職業，家庭内役割，社会的役割，趣味活動など
- **受傷までに使用した薬物**
- **住居環境**：玄関，廊下，階段，トイレ，風呂，寝室，台所などの状況，手すり設置の有無，住居内での移動する動線や外から住居へのアプローチもチェック
- **家族環境**：同居者，同居者の状態，近隣家族の有無，キーパーソン，経済状況も含めて確認する
- **介護保険，身体障害者手帳の有無**
- **性格や気質**：家族からの情報も役立つ
- **認知機能，コミュニケーション能力**：視覚，聴覚機能も含む
- **痛みの状態**：部位，強さ，時間帯，安静時か動作時か荷重時か，本人の主観的表現も記録する

## 3rd Step 理学療法評価

評価では，受傷した股関節周囲の機能に注目しがちであるが，膝・足関節機能，健側下肢の機能，上肢・体幹機能など全身的な評価が必要である．評価項目を表2に示す．特に部分荷重の場合，上肢・体幹機能の評価が必須となる．

測定・評価を行う際には痛みや疲労度に留意する必要がある．脱臼などリスク管理に注意しながら，姿勢変化を少なくする工夫も必要である．信頼関係を構築することも忘れないようにする．

### 表2 評価項目

| | |
|---|---|
| バイタルチェック | 血圧，脈拍，呼吸状態，体温など |
| 疼痛評価 | 部位，種類，強さ，静止時か動作時か |
| 視診・触診 | 術創の状態，浮腫の程度，全身的な皮膚・軟部組織の状態 |
| 四肢長，周径 | 脚長差や萎縮の程度 |
| 関節可動域 | 股関節だけでなく膝・足関節や体幹，上肢も行う |
| 筋力評価 | MMT，握力など |
| 感覚評価 | 表在・深部覚，聴力，視力 |
| バランス評価 | Berg balance scale，片脚立位保持時間など静的・動的バランスの評価 |
| 姿勢・アライメント評価 | 座位・立位 |
| 起居移乗能力評価 | 床上動作，移乗動作など |
| 歩行能力評価 | 10m歩行時間，連続歩行距離，timed up and go testなど |
| ADL評価 | Barthel index，FIMなど |
| 認知，コミュニケーション能力評価 | 認知機能，高次脳機能障害，失語症，構音障害など |

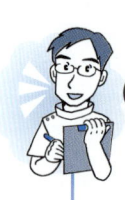

### スーパーバイザーの目

評価，測定を教科書通りに行う実習生が多い．測定する意義を明確に持ち，状態に応じて取捨選択することも必要．患者への説明や理解してもらうことも忘れないようにしなければならない．また，悪いところばかりに目がいきがちであるが，よいところにも目を向けるようにする．

## 4th Step 理学療法プログラムの立案

　理学療法評価，医学的情報，社会心理的情報から問題点の抽出，理学療法プログラムの立案を行う。荷重スケジュールがある場合にはそれに基づいたプラン設定を行う。基本的には骨折部の治癒促進を図り，全身の廃用を防ぎ，運動機能を高めることにある。段階的に活動範囲を広げるための運動機能向上を図り，股関節ではそれに耐えうるだけの強度を獲得するプログラムを実施する。

　リハビリテーション目標は受傷前の移動能力を目指すが，現実的には一段階下がることも多い。生活機能再建のためには周辺環境の整備，精神・心理的サポートも必要となる。

> 診療のヒント
> 受傷者は転倒を繰り返している場合が多い。転倒した原因に対しての評価・治療も重要。

## 5th Step 理学療法（手術施行例）

　運動機能再建，生活機能再建を目指して理学療法を実施する。早期離床・早期荷重を図ることで運動機能・精神機能低下といった廃用を防止することができ，機能再建が可能となりやすい。

　理学療法としては運動療法（図2, 3），物理療法，ADL指導（図4, 5）があげられる。①術前期，②術後，離床期，③荷重期，④退院準備期の4期に分けて治療展開を示す（表3）。物理療法は手術時に挿入した金属が禁忌になる機器や炎症状態に留意する。

**図2** 股関節外転運動（左側が術側の場合）

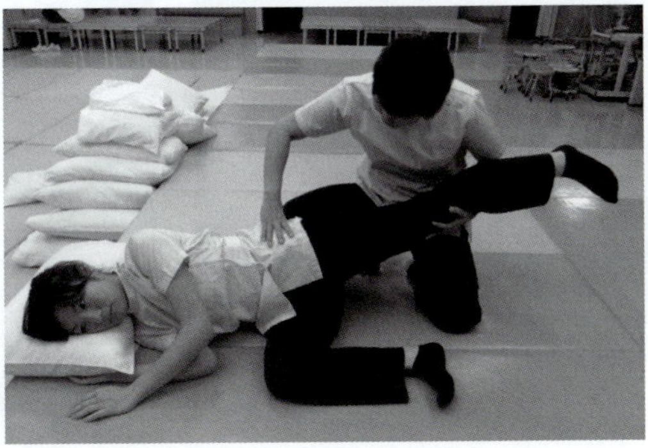

図3 股関節伸展運動（左側が術側の場合）

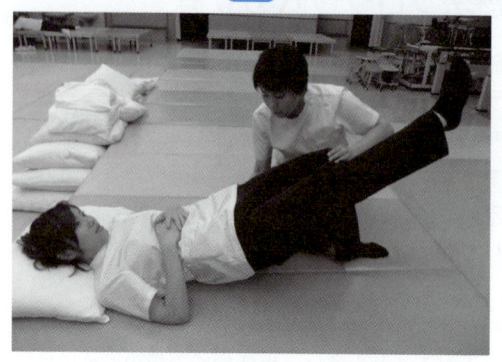

図4 ベッド上での起き上がり動作

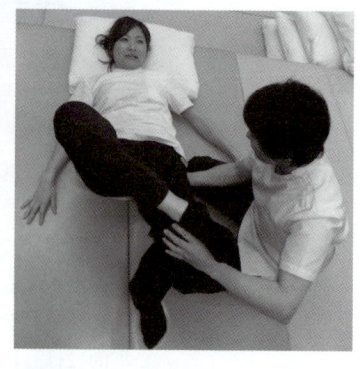

図5 ベッドから車いすへの移乗（左側が術側の場合）

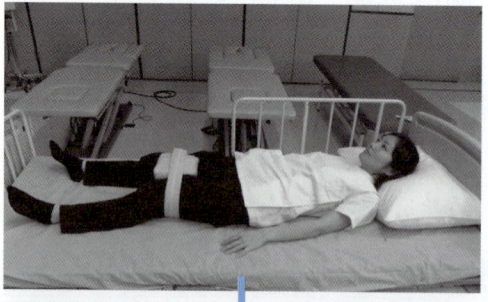

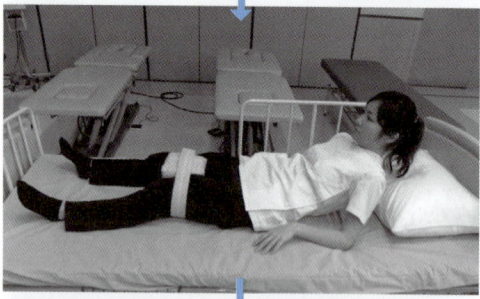

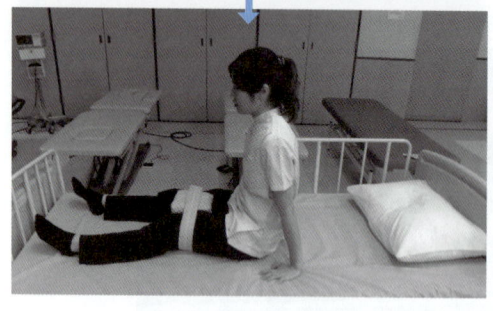

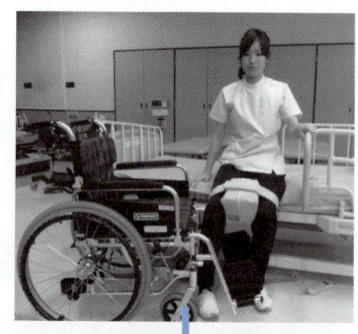

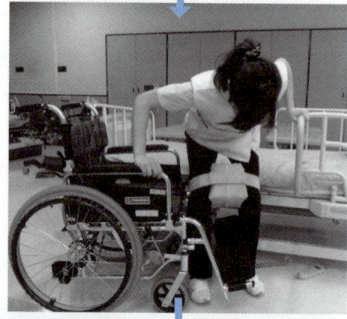

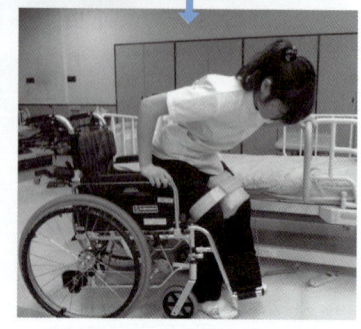

**表3** 理学療法の展開例

| | 術前期 | 術後，離床期 | 荷重期 | 退院準備期 |
|---|---|---|---|---|
| 目的 | ・術後のための準備 | ・早期離床 | ・歩行獲得 | ・在宅生活自立 |
| 全身機能 | ・リラクセーション<br>・腹式呼吸練習<br>・疼痛緩和 | ・術創部のチェック<br>・疼痛緩和<br>・姿勢，ポジショニング指導 | ・疼痛緩和 | |
| 筋骨格系 | ・筋力強化練習（上肢，体幹，健側下肢，患側下肢は静止性運動）<br>・関節可動域練習 | ・筋力強化練習（術前同様）<br>・関節可動域練習 | ・筋力強化練習（患側下肢は自動から抵抗運動へ）<br>・関節可動域練習<br>・エルゴメーター | ・筋力強化練習（患側下肢は抵抗運動）<br>・関節可動域練習<br>・エルゴメーター |
| 神経系 | | ・タオルギャザー<br>・座位バランス練習 | ・静的バランス練習 | ・動的バランス練習 |
| 立位・歩行 | | （・立位保持練習） | ・荷重練習<br>・立ち上がり練習<br>・歩行練習（平行棒内，Pick Up Walker，ロフストランド杖，T杖） | ・立ち上がり練習<br>・歩行練習<br>・屋外歩行練習<br>・階段昇降<br>・応用歩行練習 |
| ADL | ・脱臼肢位について説明 | ・脱臼肢位指導<br>・ベッドギャッチアップ<br>・ベッド上ADL拡大<br>・車いす座位時間延長<br>・車いす肢位チェック，調整<br>・移乗動作練習 | | ・ADL最終チェック（入浴，更衣，トイレ） |
| 物理療法（必要に応じて） | ・寒冷療法 | ・超音波療法<br>・寒冷療法 | ・超音波療法<br>・寒冷療法<br>・温熱療法 | ・超音波療法<br>・温熱療法 |
| 在宅調整など | ・メンタルサポート<br>・情報収集<br>・自主トレ指導 | | | ・ホームエクササイズ指導<br>・家族指導<br>・歩行補助具・福祉用具選定<br>・住宅改修<br>・試験外泊 |

（林　泰史：大腿骨頸部骨折後のリハビリテーション，真興交易，2009. より一部改変引用）

## 6th Step 再評価および考察

実施した治療プログラムの再評価を行い，痛みが軽減しているか，骨折の治癒が進んでいるか，術創部が安定しているか，関節可動域・筋力は改善しているか，移動能力は計画通り獲得されているかなどを検証する。改善が遅れている場合は，「3rd Step 理学療法評価」に戻り必要に応じて再測定・評価を行い，原因を追求する。その結果を反映したプログラムを再立案する。

大腿骨頸部骨折患者は高齢者に多く，さまざまな疾患を既往している場合があるため，それが遅延の要因となることもある。股関節周囲だけでなく全身的なアプローチが必要となることを確認する。

> **診療のヒント**
> 早期の端座位獲得は股・膝関節の可動域確保にもなる。車いす乗車に移行し早期離床を図る。

## Case Study

### ケース概要
症例A，70歳代後半，女性。自宅トイレにて転倒，左大転子部を打撲し起立・歩行困難となる。救急車にて近医受診し，大腿骨頸部骨折の診断を受け人工骨頭置換術を施行。既往として骨粗鬆症，高血圧を認めた。

### 理学療法の流れ

**1st Step 医師からの指示箋**

手術後1カ月後にて当院転院。大腿骨頸部内側骨折，Garden分類Ⅲ，術側全荷重可能。後方侵入のため股関節屈曲・内転・内旋は禁忌。退院時ゴールは屋内独歩・伝い歩き併用して自立，屋外T字杖短距離自立とする。

**2nd Step 問診**

持家1階に居住し，夫，娘と3人暮らし。トイレでの方向転換時に転倒し受傷。受傷前の活動レベルはT字杖にて屋外歩行自立し，買い物を含めた家事全般を行っていた。

**3rd Step 理学療法評価**

コミュニケーション能力問題なし。著明な表在・深部感覚の低下なし。ROMは股関節屈曲105°/105°，伸展10°/10°。左股関節屈伸時に術創部付近に伸張痛出現するも荷重痛なし。MMTは股関節屈曲4/4，伸展3/4，外転2/2，体幹屈曲2。片脚立位は2/0秒。10m歩行速度はT字杖使用して見守りで26歩/27秒であった。

歩行時の特徴としては，左立脚中期に骨盤の拳上と股関節の内転，骨盤の後退が生じて見守りを要していた。

（次頁へ続く）

### 4th Step 理学療法プログラムの立案

　左立脚中期における骨盤，股関節の不安定性を下部体幹，大・中殿筋筋力低下によるものと考えた。骨盤帯の安定性の改善により歩行自立を獲得できると考えてプログラムを立案した。

### 5th Step 理学療法

　代償動作を抑制し骨盤中間位を意識しながらのブリッジング運動や片脚立位訓練で荷重下での股関節伸展・外転筋出力強化を促した。併せてセラバンドや重錘を使用した自主トレを指導した。

### 6th Step 再評価および考察

　股関節伸展筋力がMMT4/4，外転4/4，体幹屈曲3，回旋3/3に改善したことで，左立脚中期における骨盤の拳上と股関節内転，骨盤後退が減少した。10m歩行速度はT字杖を使用して23歩/19秒となり，屋外短距離歩行自立を獲得した。自宅トイレ内での方向転換を想定したsidestepや，段差昇降訓練を確認し，自宅退院となった。

#### 症例報告のポイント

- 術式，術中角度および合併症などによる禁忌，疼痛の部位・有無を確認する。
- 受傷前の活動度や受傷機転を確認したうえで治療プログラム，ゴール設定を行う。
- 退院後の生活に対し社会資源を利用した住宅改修や歩行補助具の貸与なども検討する。
- 初回評価を行う際，片脚立位や10m歩行速度などの量的な評価を行い，治療後の評価と比較して治療プログラムの再評価・再検討を行う。

〈山本真秀〉

# II 臨床実習実技編／骨関節障害領域

# スポーツ外傷・障害

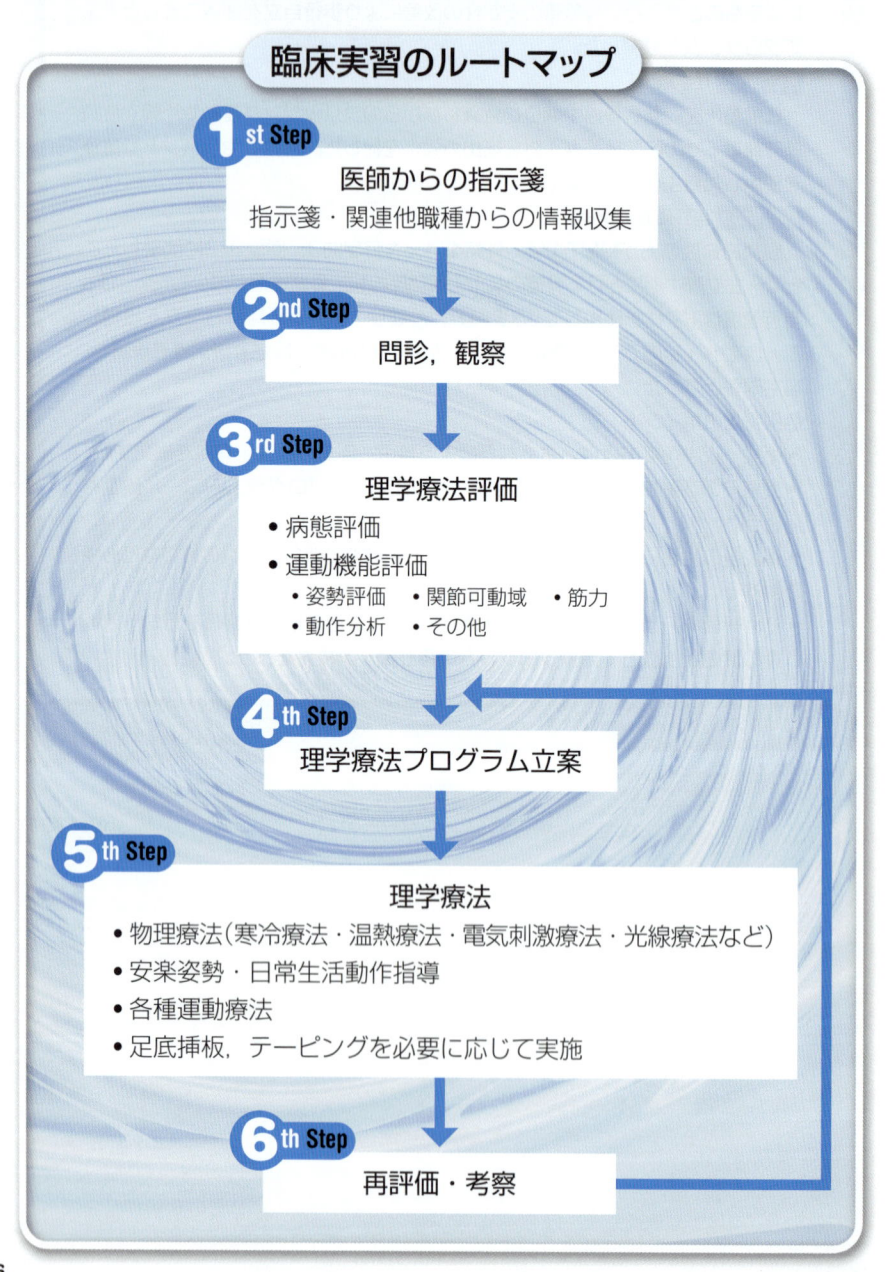

## 臨床実習のルートマップ

**1st Step**
医師からの指示箋
指示箋・関連他職種からの情報収集

↓

**2nd Step**
問診，観察

↓

**3rd Step**
理学療法評価
- 病態評価
- 運動機能評価
  - 姿勢評価
  - 関節可動域
  - 筋力
  - 動作分析
  - その他

↓

**4th Step**
理学療法プログラム立案

↓

**5th Step**
理学療法
- 物理療法（寒冷療法・温熱療法・電気刺激療法・光線療法など）
- 安楽姿勢・日常生活動作指導
- 各種運動療法
- 足底挿板，テーピングを必要に応じて実施

↓

**6th Step**
再評価・考察

## Introduction スポーツ外傷・障害とは[1]

　一度の外力により発生したものを**スポーツ外傷**とよび，プレー中に明らかな外力によって組織が損傷した場合をさす．例をあげると転倒や衝突などによって起こる捻挫や打撲，骨折，肉離れ・靱帯損傷などの"けが"がこれにあたる．**スポーツ障害**とは，スポーツによって繰り返し過度の負担が積み重なり，痛みを主体とした症状が発生したものをいう．初診時には，スポーツ活動が可能である症例や日常生活に支障をきたしている症例まで多様である．一例を表1に示す．

**表1** スポーツ外傷・障害の一例

|  | 外傷 | 障害 |
|---|---|---|
| 肩関節 | 肩関節脱臼，肩鎖関節脱臼，腱板断裂，上腕二頭筋断裂など | 投球障害肩，インピンジメント症候群，絞扼性神経障害（外側四角腔症候群：quadrilateral space syndrome(QLS)）など |
| 肘関節 | 肘関節脱臼，側副靱帯損傷，投球骨折 | 野球肘（内側型：上腕骨内上顆炎など，外側型：離断性骨軟骨炎など），テニス肘（上腕外顆炎）など |
| 手関節・手部 | 手関節捻挫，橈骨遠位端骨折，舟状骨骨折，槌趾，PIP関節側副靱帯損傷など | 手関節不安定症（三角線維軟骨複合体損傷など），Kienböck病，末梢血管障害，腱鞘炎など |
| 股関節周辺 | 股関節脱臼，大腿骨頸部骨折 | 大腿臼蓋インピンジメント，スポーツヘルニア，関節唇損傷 |
| 膝関節 | 前十字靱帯損傷，内側側副靱帯損傷，半月板損傷 | ジャンパー膝，Osgood-Schlatter病，半月板損傷 |
| 下腿部・足関節・足部 | 足関節捻挫，前距腓靱帯損傷など | シンスプリント，中足骨疲労骨折（Jones骨折など），アキレス腱炎，足底腱膜炎 |
| 体幹 | 頸椎捻挫，脊椎損傷，腰部捻挫，腰椎分離症，腰椎椎間板ヘルニア | 腰椎椎間板内障，腰椎椎間板ヘルニア |

## 1st Step 医師からの指示箋

　理学療法の施行が処方（表2）されたら，まずは担当の主治医・看護師（入院症例が主），その他関連職種から情報を収集する（表3）．主症状や病態の確認は必須と考えてよい．理学療法実施場面で，不必要な検査を実施することを回避することが可能となる．理学療法を円滑に遂行できるばかりでなく，患者に痛みを頻回に経験させないことや患部への不必要な負担を軽減することができる．

**表2 指示箋に記載される内容の一例**

①患者情報(氏名,生年月日,性別,患者番号など)
②診断名
③現病歴(受傷日,受傷機転,治療内容など)
④整形外科的治療プラン,プロトコール
　　例：初診から何週目までは投球禁止
　　　　術後○週目より他動的関節可動域拡大許可
　　　　○週目から自動運動許可　など
⑤理学療法処方内容(筋力増強,関節可動域拡大など)
⑥既往歴(過去の治療歴など)

**表3 情報収集内容の一例**

①病歴(現病歴,既往歴,過去の手術歴の有無)
②今回の整形外科的治療内容(投薬：内服・外用・注射,ギプス・装具などの外固定,安静,手術,その他)
③治療方針(安静期間,禁止事項,プレー再開時期など)
④画像所見(X線像,MRI,CT,造影検査,エコー)

## 2nd Step　問診,観察

問診で確認する内容を以下に示す。

- 主訴：最も困っていること(例：膝が痛く,走ることが困難)。
- 患者自身について
  → 職業(サラリーマン,スポーツ選手,大学生など),職務内容,生活スタイル(1日の過ごし方)
- 痛みに関して
  → いつ,どんなときに,どのように,どれくらい(我慢できない,自制内など),痛み刺激に再現性があるか？
- スポーツ活動状況
  → 練習頻度,実施時間,時間帯,年間スケジュールなど
- 本人と家族,あるいはスポーツ現場のスタッフが,患者本人の状況をどのように理解しているか？
  → リスクを適切にコントロールできているか,できそうか？
- 問診中に,表情や姿勢,しぐさ(ボディランゲージ),話し方などを観察しておくとよい。

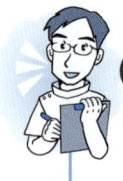

### スーパーバイザーの目

スポーツ外傷・障害が発生するに至ったストーリーを推察するには,本人とチームスタッフなどから,積極的に情報を収集することが重要。プレースタイル,フォームなどに関して本人がどういった点を大切にしているかを確認することは非常に重要である。それが問題発生と深く関連している場合も少なくない。

## 3rd Step 理学療法評価

理学療法評価は，大きく分類すると**病態評価**と**身体機能評価**に分類される。病態評価は病態の確定診断というよりは，理学療法を実施するうえで，病態を悪化させないためのリスク管理（適切な運動の選択：種類・時期，運動負荷量の決定など）をするために必要である。身体機能評価の結果から，病態の存在により発生した機能障害や病態発生の原因に関連した機能障害を推察することが重要である。評価項目を以下に示す（表4）。

患部の保護が必要か，積極的に身体運動機能を再建していくことが可能かを判断する。結果を対象者本人や関連他職種に報告する。使用できる時間・期間と照らし合わせ，今何をすべきか，今後どうすべきかを判断する。

**表4　評価内容の一例**

| | |
|---|---|
| ①疼痛誘発テスト | ・対象部位に関連する疼痛誘発テストを実施する。確定診断よりも，理学療法実施におけるリスク管理を理解する目的で実施する<br>・テストの実施自体が，病態を悪化させることもある。医師からの情報，問診から十分に注意を払う |
| ②姿勢評価 | ・運動学的基本姿勢を基準に視覚的評価を行う。筋の柔軟性，筋活動の状況，逃避などを推察するための情報となる<br>・上半身と下半身の質量中心点の位置関係を観察し，身体に加わる力学的負荷を推察する<br>・姿勢評価は，姿勢の是非を問うことが目的ではない。観察される姿勢は対象者にとってどのような意味をもっているのかという視点をもって観察する（運動機能の結果，疼痛回避，習慣性，認識の間違いなど） |
| ③関節可動域 | ・日本整形外科学会の方法に準じて計測，評価を進めるのが原則である。必要に応じてテープメジャー，インクリノメーターなどを利用する方法もある<br>・他動的運動中の検者の手に伝わる抵抗感，終末抵抗の性質より，制限因子の推察を試みる（筋緊張，筋の短縮，疼痛からの逃避など） |
| ④筋力評価 | ・徒手筋力検査法に基づいて実施するのが原則。結果が検査体位により変化するのか，隣接する身体部位の影響を受けているのか，について検査を実施する条件を変化させて結果を比較し，理由を推察する |
| ⑤動作分析 | ・どのような身体運動が症状発生に関連したと考えられるかを推察する。理学療法介入後，患部へストレスが軽減しているか判断する |
| ⑥その他 | ・感覚検査，形態計測など |

### スーパーバイザーの目

疼痛誘発テストは実施する必要があるかどうかについてよく検討する。病態を悪化させたり，周辺の筋緊張を亢進させるなど問題を複雑にしてしまうことがある。

## 4th Step 理学療法プログラムの立案[2]

外傷，障害の区別なく，便宜上，3つの段階を想定すると理学療法プログラムを立案しやすい。**第1段階は治療期**であり，病態の炎症軽減・疼痛管理(安静，保護，物理療法などの対症療法，日常生活指導)，術後管理(術部・創部保護，清潔，安静)を行う時期である。**第2段階は調整期**であり，障害部位の機能回復に引き続き，複数関節機能の協調獲得，全身運動の協調性獲得を目指す。**第3段階は強化期**である。現場にて実際にプレーを行い，見落とした点がないか最終確認を行う。

状況により，必ずしも第1段階から開始するとは限らない。症状はほとんどないが，一旦痛みが発生すると軽快・増悪を繰り返すため，対策を知りたいというニーズに対して，理学療法が処方されるケースがある(表5)。このようなケースでは第2段階から開始される。

**表5** 理学療法遂行に必要な知識

| 腱・靱帯の治癒過程[3] | |
|---|---|
| 2～3日から2～3週 | 炎症期：腫れ，疼痛，コラーゲン線維再形成の準備，関節運動の反射抑制 |
| 48時間から6～8週 | 増殖期：食作用活動，線維芽細胞の増殖，血管新生，間質基質とコラーゲン合成，筋線維芽細胞の活動，瘢痕退縮。3～5週が最も再損傷しやすい |
| 17～18日から数カ月～数年 | 再形成期 |
| 筋損傷の治癒過程[4] | |
| 2～3日後 | 衛星細胞 → 筋芽細胞　発芽 |
| 5～6日後 | myotube形成 |
| 2週後 | 筋線維形成 |

## 5th Step 理学療法[5, 6]

「4th Step 理学療法プログラムの立案」に記した第1段階と第2段階に実施される理学療法は，他の骨関節疾患に対する場合と変わりがない。第1段階では，安楽肢位・日常生活動作指導，物理療法(温熱・寒冷・電気・光線)が主体である。第2段階は積極的に運動機能再建を図る時期であり，徒手的療法(マッサージ，徒手的なストレッチなど)，各種運動療法などが含まれる。必要に応じ，足底挿板作製やテーピングを実施する。具体的方法に関しては，成書を参照していただきたい。

## 6th Step 再評価および考察[7]

　理学療法アプローチを施行する過程において、常に評価と確認を繰り返し、対象者のゴールに近づいているのか、絶えず確認作業(再評価)を行う。気づいた事柄については、すぐに対処すべきか否かを再評価し、判断を先延ばしにしない。

　パフォーマンスに必要な身体運動機能(単関節機能、身体全体の協調性ともに)が備わっているのであれば、スポーツ活動のレベルアップを不必要に先延ばしにすべきではない。スポーツの現場でプレーを再開し、確認作業を行う。医療現場で問題が見られないようでも、実践場面では問題が顕在化する場合がある。スポーツ活動の実践には、環境因子や心理的な因子などさまざまな要因が関連するため、実践を通して必ず確認作業を実施する必要がある。

　スポーツ外傷・障害がなぜ発生したのか、対象に沿ったストーリーを推察することが、予防の観点からも必須である。外傷に関しては、突発的な事故、いわゆる"けが"といわれることが多いが、本当に偶発的であったのか、身体的な理由(バランス能力など身体操作の不備、疲労など)、環境因子(道具の使用方法、危険予測など)などが存在しなかったのかなど、考慮すべきことは多岐にわたる。

## Case Study

**ケース概要**

　ケースA．○年○月下旬、バッティング練習中に右腰部痛発生。翌日、日常生活上では症状がなかったが、体幹右回旋、前屈運動にて疼痛は残存していた。1週の経過観察の後、近医の整形外科を受診。投薬、安静指示される。その後、症状が変化しないため、当院整形外科を紹介受診。○月○日より理学療法開始となった。

**理学療法の流れ**

**1st Step 医師からの指示箋**

　X線画像・MRI上、異常所見なし。神経学的脱落所見なし。

(次頁へ続く)

### 2nd Step 問診

主訴　　　：腰が痛くて，バットを振れない。楽になってもバットを振ると腰が痛くなる（繰り返す）。

既往歴　　：〇年春ごろ，両側ハムストリングスの肉離れ，数年前に伸展型の腰痛症を起こしたことがある。

練習の状況：毎週末（土日）午前，午後に練習あり。

疼痛に関して：練習後腰が痛くなる。日常生活上，痛くなることはほとんどない。バットが振れない。捕球姿勢をとれない。

### 3rd Step 理学療法評価

①症状　　：疼痛部位は第4-5腰椎棘突起外側（右側）。徒手での圧迫，立位体幹前屈運動最終域にて軽度の疼痛出現。それ以外疼痛誘発刺激なし。痺れ・感覚異常なし。

②理学所見

　姿勢　　　　　：前方頭位，胸椎後弯位，骨盤後傾・前方移動位。

　関節可動域など：股関節屈曲軽度制限（100°），内転制限（右側5°），SLR両側75°，胸郭前壁の拡張不良・胸椎伸展制限。

　筋柔軟性　　　：大胸筋，腹筋群，大殿筋，ハムストリングス，下腿三頭筋の柔軟性低下。

　筋力　　　　　：体幹上部伸展筋4，僧帽筋下部線維4，その他は正常。

　筋出力　　　　：骨盤前傾位での挙上困難。胸郭運動を排除しての腹壁凹ませ運動は不良，端座位骨盤前傾-脊柱軸上伸展協調性不良。

③動作分析

　前屈運動：運動初期の体幹上部屈曲不足，骨盤前傾不足，腰部の過度な屈曲，骨盤前方並進の回復消失。

　捕球姿勢：骨盤前傾・足関節背屈不十分。

　打撃動作：左打ち。構えにて体幹の軸上伸展不良，フォロースルーにて右肩甲帯の内転，上腕水平外転・外旋不足。骨盤に対して体幹伸展（後屈）が強調されている。

④解釈　　：前屈運動における骨盤前傾不良を腰部の過度な屈曲で補っている。体幹上部の伸展と肩甲帯の内転不良を体幹後屈で補っている。結果，腰部へ過剰屈曲伸展のストレスが加わっていると考えた。かつて伸展型腰痛の経験があり，体幹伸展を回避していたことが関連していると考えた。

### 4th Step 理学療法プログラムの立案

患部安静の必要なし。第2段階から介入可能と考える。骨盤前傾および体幹軸上伸展，肩甲帯機能の改善を目指す。運動機能の獲得状況に併せ，バッティング，フィールディング，ランニングのパフォーマンスレベルを高めていく。

（次頁へ続く）

### 5th Step 理学療法

上述の筋に対するストレッチング，腹凹ませ運動（深部筋トレーニング），骨盤前傾化運動（内腹斜筋強化，端座位腰椎前弯維持下での大腿部屈曲），四つ這い位・端座位で骨盤―脊柱協調運動（図1，2），ランニングメニューに先立って歩行練習（体幹骨盤軸内回旋―下肢伸展の協調化）など

**図1** 四つ這い位で行う骨盤脊柱の協調運動の一例

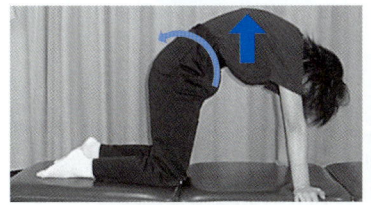

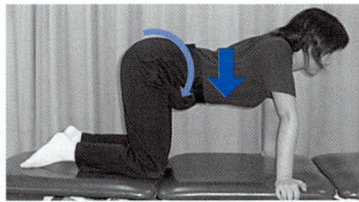

骨盤後傾―脊柱屈曲　　　　骨盤前傾―脊柱伸展

**図2** 体幹上部―体幹下部の協調性を向上することを目的としたトレーニングの一例

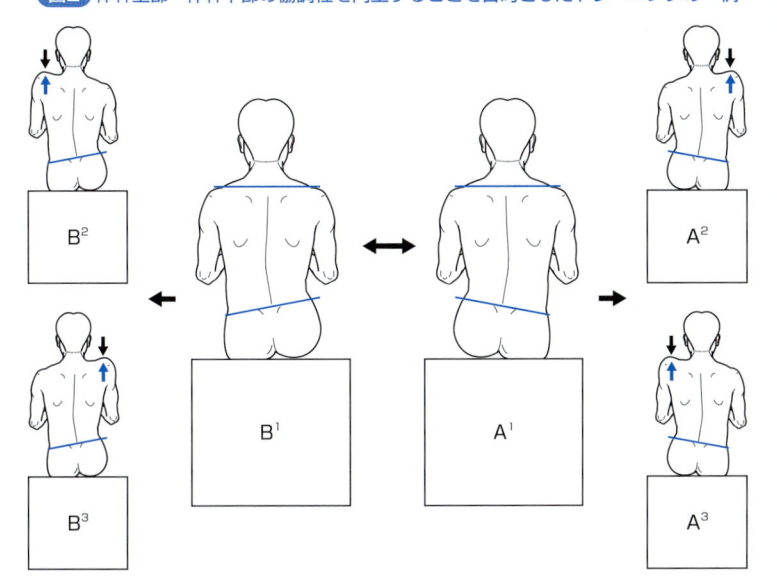

開始肢位は座位（足底は支持面から浮いている）で，頭部から骨盤までをできる限り，鉛直上方へ伸展しておく。そこから右側へ座圧移動しながら，左側殿部を離床する（$A^1$）。さらに，右肩甲帯を挙上（$A^2$），あるいは左肩甲帯を挙上させる（$A^3$）。図の中央矢印から左側（$B^1$，$B^2$，$B^3$）に関しても同様である。投球動作やバッティング動作において，体幹回旋が的確にできないケース（軸回旋がうまくできず，体幹上部が骨盤に対して後屈方向への動きを伴ってしまうケースなど）に対して，体幹回旋運動における体幹上部―体幹下部の協調性を獲得させるために行う，体幹機能トレーニングの一例。

（次頁へ続く）

### 6th Step 再評価および考察

開始から1カ月程度でバットスイングを開始，ランニングメニューをレベルアップさせた。その1週後，軽度の腰痛発生，数日ペースダウンし，症状消失。理学療法アプローチを一部見直し，立位における下肢骨盤腰部の協調運動（特に同時伸展運動方向に関して）追加。2月中旬，7〜8程度の強度でプレー可能。3月中旬，強度を気にせずプレー可能。さらに，腰部安定化トレーニングの難易度を高め，競技レベル復帰に備えた。5月中旬，練習・試合を通して症状再燃を認めず，完全復帰を果たす。

### 症例報告のポイント

病態の状況判断（安静の要不要：動いてよいのか悪いのか），症状に関して考察したこと・対処したこと，身体運動機能について考察したこと・実施したことを簡潔に説明する（区別すること）。なぜ症状が発生したのかを考察し，予防への展開についても説明できるとよい。

■参考文献
1) 酒井吉仁：特集 疾病管理とリハビリテーション, スポーツ障害の管理とリハビリテーション, みんなの理学療法, 22: 10-13, 2009.
2) 福井 勉：スポーツ傷害の治療（下肢), 理学療法科学, 13(3): 151-155, 1998.
3) 鶴池政明 ほか：損傷した腱・靱帯の治癒過程, 大阪体育大学紀要, 32: 149-157, 2001.
4) 上田 敏 ほか編：リハビリテーション基礎医学, 医学書院, 1983.
5) 荻島秀男 責任編集：物理療法のすべて, 医歯薬出版, 1981.
6) 山口光國 ほか：結果の出せる整形外科理学療法－運動連鎖から全身をみる, メジカルビュー社, 2009.
7) 大工谷新一：卒後研修会講演, スポーツ外傷・障害に対する理学療法の考え方, 中部リハ雑誌, 4: 7-10, 2009.

〈鈴木貞興〉

# Ⅱ 臨床実習実技編／骨関節障害領域

## 腰痛症

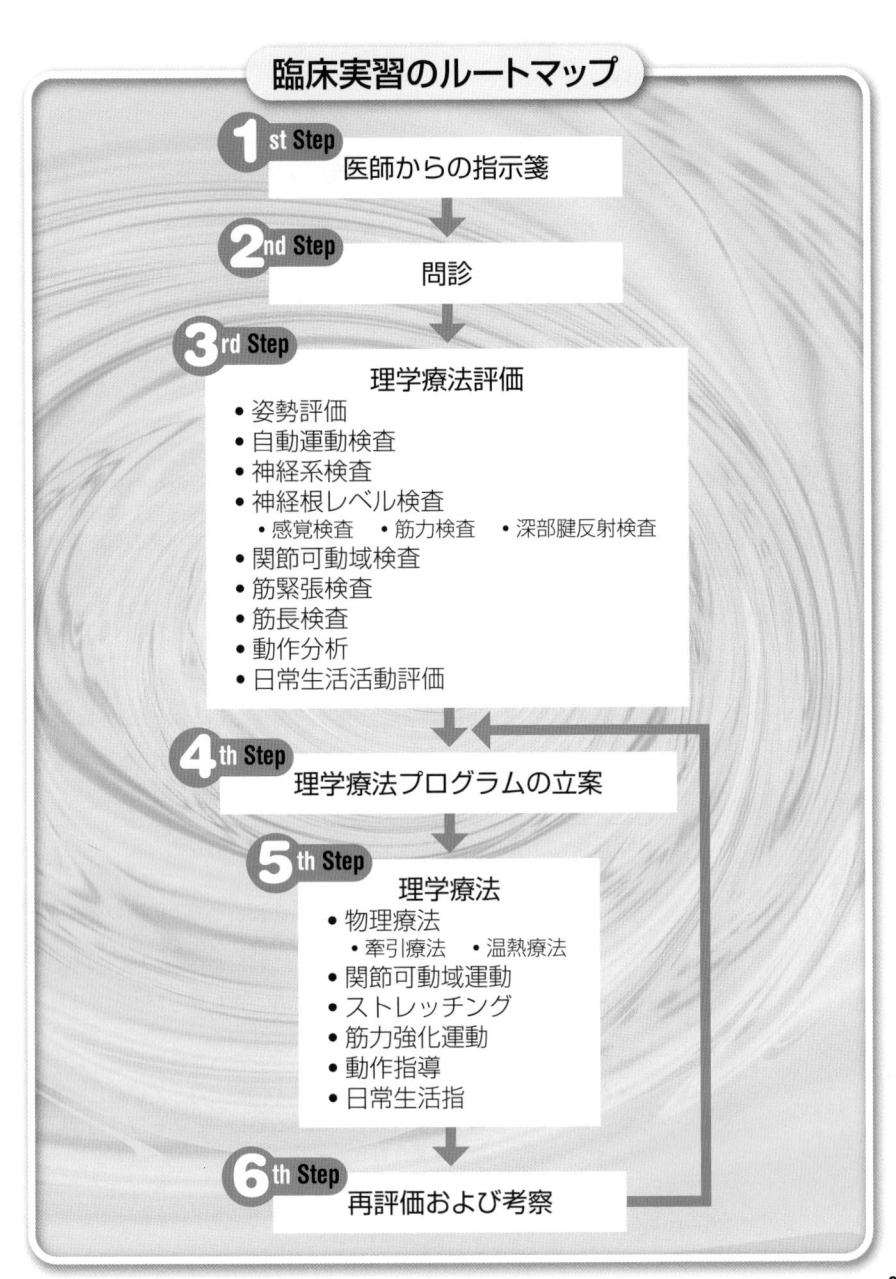

### 臨床実習のルートマップ

**1st Step** 医師からの指示箋

↓

**2nd Step** 問診

↓

**3rd Step** 理学療法評価
- 姿勢評価
- 自動運動検査
- 神経系検査
- 神経根レベル検査
  - 感覚検査　・筋力検査　・深部腱反射検査
- 関節可動域検査
- 筋緊張検査
- 筋長検査
- 動作分析
- 日常生活活動評価

↓

**4th Step** 理学療法プログラムの立案

↓

**5th Step** 理学療法
- 物理療法
  - 牽引療法　・温熱療法
- 関節可動域運動
- ストレッチング
- 筋力強化運動
- 動作指導
- 日常生活指

↓

**6th Step** 再評価および考察

### Introduction 腰痛症とは

**腰痛**は，約6～8割の人が一生涯に経験するといわれているほど非常に多くみられる疾患である。腰痛が生じる原因はさまざまなものがある。原因疾患が何であるかをまず把握し，その原因疾患を増悪させる動作などを考え，治療を選択していく必要がある。

### 1st Step 医師からの指示箋

腰痛が起こる原因はさまざまである。基礎疾患がないかを確認する。また，腰椎圧迫骨折や腰椎分離症などがないかを確認する。同時にX線やCT，MRIなど撮影データがあれば確認する。また急性の痛みの場合は，炎症症状などがないかを血液データにて確認する。

> **診療のヒント**
> X線では前後像，側面像，斜位像を確認する。正面像では腰椎の配列状態，椎体の形状，軟部組織の石灰化や異物の有無などを確認する。側面像では腰椎の配列状態（前弯の状態やすべりの有無），椎体の形状，椎間腔狭小化の有無などを確認する。斜位像では椎間関節の状態や分離の有無を確認する。

### 2nd Step 問診

問診は腰痛の原因を明らかにするためにも非常に重要なものである。問診では以下のことを聴く。

- **主訴** ：最も困っている動作は何か。
- **痛みの部位と種類**
  ：痛みがでているすべての部位と痛みの種類を聴取する。また下肢にまで痛みが及んでいるかもチェックする。
- **痛みの動向**：痛みの日内変動はあるか。また痛みが出現する動作や楽になる動作を確認する。
- **病歴** ：痛みがいつ・どのように起こったかを知る。
- **ADL** ：痛みにより困難な動作や問題となっていることを聞く。歩行障害があるときは，どの程度連続歩行ができるかなども聴取する。

# 3rd Step 理学療法評価

## 姿勢評価

腰痛の評価では，まず姿勢評価を行う。特に腰椎の前弯が増大や減少していないか，側弯していないかについて，また，骨盤の前・後傾の程度などに注意して評価を行う。

側弯など不良姿勢がみられる場合には，以下の操作を行う。

> ①口頭指示にてまっすぐに矯正可能か。
> ②他動的に矯正して，痛みが出現するか。また保持可能か。

②において痛みが出現してくる場合は，痛みによる逃避姿勢の可能性が強い。また痛みはないが，良姿勢保持不可能な場合は，長年の姿勢によるものや体幹筋筋力低下を起こしていることが考えられる。

別の部位につっぱり感などを訴えたら，その部位の組織短縮を考える。また，どの部位の筋力が弱いのかも考える。

## 自動運動検査

体幹屈曲・伸展・側屈・回旋などの自動運動を行い，障害されている動きを確認する。痛みがない場合は，運動の最後に**オーバープレッシャー**[*1]をかける。自動運動時には以下の点も評価する。

> ①胸椎・腰椎の動きはどうか。動きの悪い部位や動きすぎている部位がないか。また不安定な動きをしている部位はないか。
> ②骨盤・股関節の動きは起こっているか。

## 神経系検査

下肢に放散痛があるときは必ず行う。

> ①Slump test（図1）：座位にて体幹と頸部を軽度屈曲し，膝を伸展する。下肢に症状が出たときに，頸部伸展や足部伸展位により症状の変化がみられるか。また左右差はないかを確認する。
> ②straight leg raising test（Lasègue's test）
> ：背臥位にて一側下肢を他動的に挙上していき，下肢に症状が出現するか，左右差があるかをみる。また最終域において膝窩部

---

**診療のヒント**

不良姿勢の原因が痛みからの逃避か，それ以外のものかを評価することは重要である。もし逃避姿勢であるなら，痛みがとれないうちに無理に矯正すると痛みを増悪させてしまい，理学療法を失敗してしまう。

**用語アラカルト**

*1 オーバープレッシャー（overpressure）
自動運動の最終域に圧を加えるものである。そのときの抵抗感，痛みや症状の出現の有無，可動範囲などを評価する。

などで脛骨神経部を圧迫するBowstring test（図2）を行う。

　上記の検査所見が陽性であれば，神経系が過敏となっているため，理学療法プログラムを慎重に行わなくてはならない。また椎間板の変性も念頭に置く。

**図1** Slump test

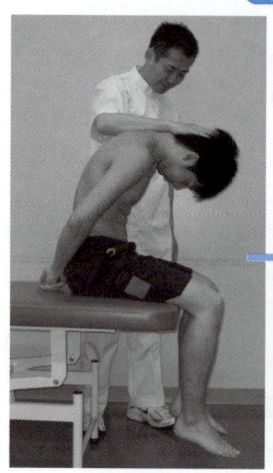

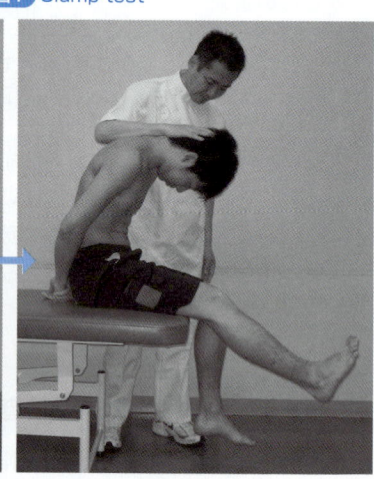

**図2** Bowstring test

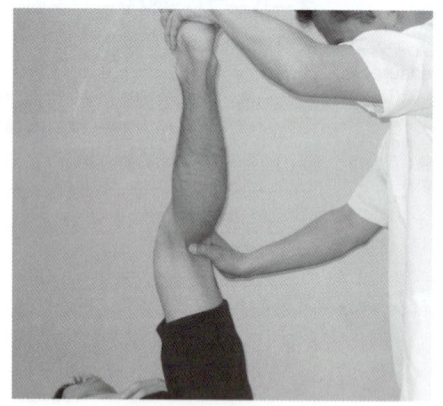

脛骨神経に圧迫を加えている。

## 感覚検査・筋力検査・深部腱反射検査

　上記3つの検査結果を統合することにより，障害部位を推測することが可能となる。また股関節周囲・体幹部の筋力も評価する。

**診療のヒント**

神経根障害があるときは，障害レベルに一致した症状を呈する．筋力・感覚・反射検査から神経障害の有無を調べることは重要である．もし神経根障害が疑われる場合は，X線やMRI画像にてその部位を確認する．

表1 神経根障害

|  | key muscle（識別筋） | 反射減弱 | 皮膚知覚 |
|---|---|---|---|
| L1-2 | 精巣挙筋 | 挙睾筋反射 | 腰のバックベルト部 |
| L2-3 | 股関節内転筋群 | 内転筋反射 | 大腿腹側から膝 |
| L4 | 前脛骨筋<br>大腿四頭筋（内側広筋） | 膝蓋腱反射 | 下腿の内側から内果 |
| L5 | 長母趾伸筋<br>長・短趾伸筋，後脛骨筋 | 後脛骨筋反射<br>膝屈筋反射 | 足の背側<br>母趾 |
| S1 | 長・短腓骨筋<br>下腿三頭筋（主に内側の腓腹筋） | アキレス腱反射 | 足と足底の外側<br>小趾 |

(Freddy M. Kaltenborn：Manual Moblilzation of the Joints Volume Ⅱ The Spine 5th Edition, Nori, Oslo, p114, 2009. より引用)

## 関節可動域検査

動作で股関節の動きが少ないと思われるときは，必ず股関節の自動・他動可動域を評価する．また腰椎の動きは，側臥位にて両下肢を保持し他動的に腰椎屈曲伸展を行い各分節の可動性を確認する（図3）．

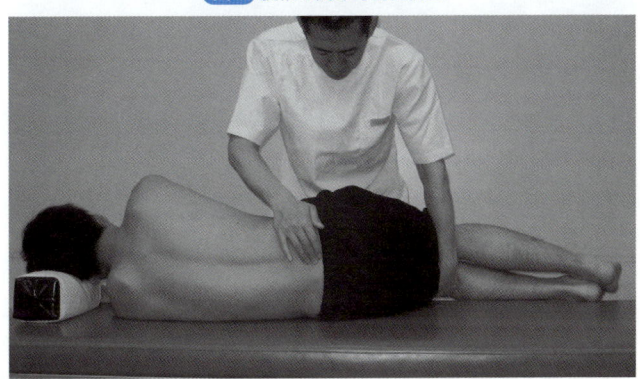

図3 腰椎の関節可動性検査

## 筋緊張

脊柱起立筋や広背筋など腰背部の筋に緊張亢進が生じていないか確認する．

## 筋長検査

広背筋・腸腰筋などの腰椎に関わる筋の長さを検査する（図4, 5）．

**図4** 広背筋の筋長検査

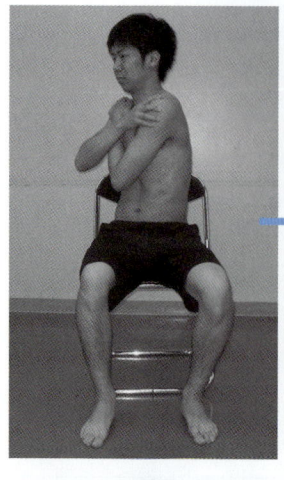

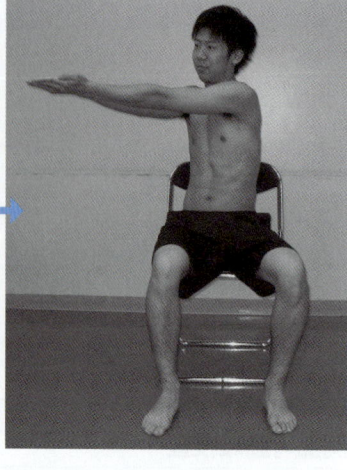

手を組んだ肢位での体幹回旋と，肩関節90°屈曲位・外旋位で小指を合わせた肢位での体幹回旋との差がある場合は，回旋と反対側の広背筋の短縮が疑われる。

**図5** 腸腰筋の筋長検査(Thomas test変法)

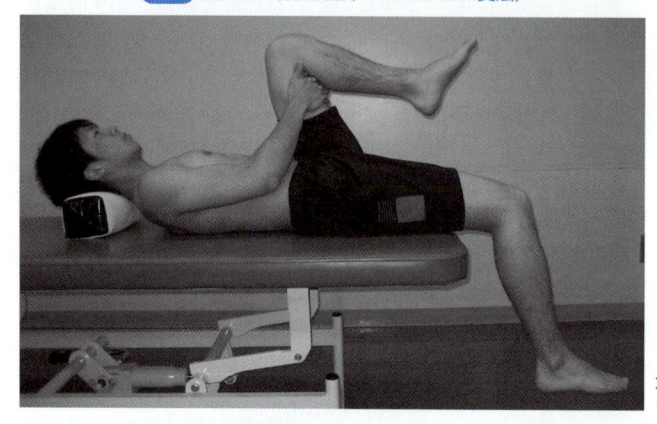

大腿直筋・大腿筋膜張筋などとの鑑別が必要。

## 動作分析

　痛みを訴える動作を中心に，普段の動作において腰部にストレスがかかっていないかを確認する。このとき，股関節や胸椎の動きも同時に起きているか着目する。

　また歩行時に痛みがでている場合は，歩行距離・スピードを計測する。

> **診療のヒント**
> 腰部にストレスのかかる動作の仕方をしている場合，口頭指示にてそのことを認識できるかどうかをみる。また自分で修正可能か，不可能かも評価する。動作修正ができない原因としては，痛み・身体認識力の低下・筋力低下・可動域制限などさまざまなことが考えられる。原因はどこなのかを考えて行う。

### 日常生活活動・就労状況

普段どのような姿勢をとっていることが多いか，職場での環境や作業姿勢などを確認する．例えば床のものを持つ動作では，図6①のように腰部のみを屈曲してものを持つのではなく，図6②のように股関節を屈曲し体幹はまっすぐにして物を持つようにすると腰部へのストレスはかかってこない．

**図6** ものを持ち上げる動作

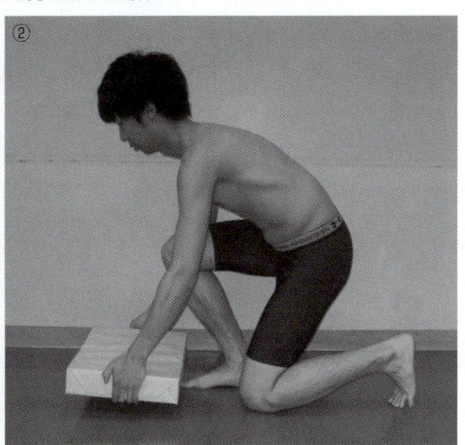

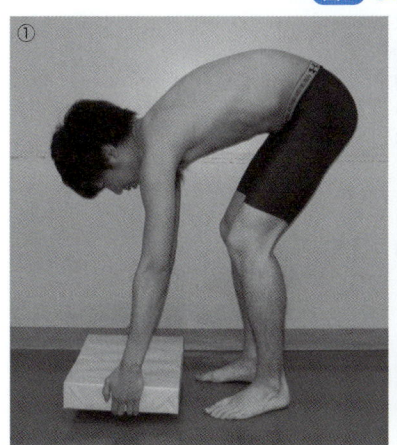

① 腰部へストレスのかかる持ち上げ方　　② 腰部へストレスのかからない持ち上げ方

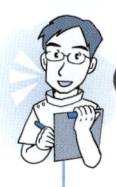

#### スーパーバイザーの目

腰痛症では普段どのような姿勢や動作を行っているのかということが，症状の増悪に関与する．そのため目の前の神経症状や痛みを評価しただけでは不十分で，家庭や職場での姿勢や動作の仕方まで確認することが必要となる．

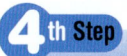

## 4th Step 理学療法プログラムの立案

日常生活において，腰部にストレスがかかっている動作を行っている場合は，痛みが増強しない範囲で動作の修正を行う．そのことにより，腰部へのストレスが減少し症状が改善する．

痛みの強いときは無理をせずに，温熱療法などを併用して緊張の軽減をはかっていく．

神経系検査が陽性で下肢まで痛みが生じているときは，牽引を行い椎間板内圧の陰圧化・椎間孔の拡大をはかり，神経系への機械的刺激を減少させて症状の軽減をはかる．

## 5th Step 理学療法

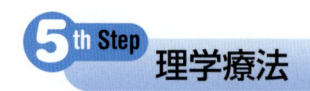

表2 理学療法

| 治療名 | 方法 | 効果 | 注意事項 |
|---|---|---|---|
| リラクセーション | 股・膝関節を軽度屈曲した背臥位か側臥位をとる | 痛みにより強く緊張しているときに，緊張を軽減させる | |
| 温熱療法 | ホットパックなどを緊張が亢進した部位へ行う | 循環改善による疼痛軽減や筋スパズムの軽減効果がある。 | 急性期には温熱療法は行わない |
| 牽引療法 | 牽引器械による持続牽引・間欠牽引と徒手による分節レベルでの牽引がある | 椎間板内圧の陰圧化・椎間孔の拡大をはかり，神経系への機械的刺激を減少させて症状の軽減を図る | 痛みが増悪するときは行わない |
| 関節可動域運動 | 胸椎や股関節など可動域制限が認められる関節に対して行う | 腰椎へのストレスを軽減させる | 過運動を起こしている部位を固定して行う |
| マッサージ・ストレッチング | 筋スパズムのある部位や短縮している筋群に対して行う | 腰椎の過剰な運動を減少させて，腰部への負担を軽減させる | 過運動部位を動かさないようにして，短縮筋のみストレッチングする |
| 筋力強化運動 | 股関節周囲筋群や体幹筋など低下している部位の運動を行う。また脊柱の不安定性がみられる場合には腹横筋などの深部筋の運動も行う | 股関節周囲筋群の筋力が正常になることで，腰部への負荷が減少する | 痛みを起こさないようにして行う |
| 動作指導 | スクワット動作や階段を下る動作などで，股関節の動きが伴わないときは，股関節の動きを同時に行うような動作を指導する | 日常生活で股関節を使わず腰部の動きで代償を起こしていると，腰椎へ過負荷となり痛みが常に起こってしまう。特にスクワット動作は椅子に座る動作になるため重要である | 身体イメージが悪い場合は，自分の身体をどう使っているかを認識させる |
| 日常生活指導 | 椅子に座っての仕事やテレビを見るときなどの姿勢を，正しい姿勢をとるよう指導する。また物を持ち上げるときは股関節を使い，腰椎から屈曲しないよう指導する | 普段の姿勢を注意することは非常に重要である | |

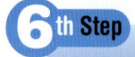

## 6th Step 再評価および考察

　患者の主訴は痛みであるので，その痛みがどの程度減少したかを確認する。痛みがある・なしでは効果判定は難しいので，痛みの程度やどのような痛みが運動のどの時点で起こるのかなどについて詳細に評価する。

また，腰痛においては，日常生活における姿勢や身体の使い方などが非常に重要になる。腰部へ負担をかけない動作が行えているかも再度チェックをして指導する。理学療法士が患者をみている時間はほんのわずかである。それ以外の時間に腰部へストレスのかからない動作を行っていないと，腰痛の改善を図ることは不可能である。

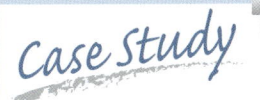

## Case Study

### ケース概要

　症例A，10歳代，男性。高校生。野球部所属，ポジションはレフト。2カ月前より投球動作時に腰部に痛みが出現し，徐々に痛みが増強した。1カ月前に他院にて腰椎椎間板症と診断され，その後安静にしていたが，症状変化せずに来院となった。

### 理学療法の流れ

**1st Step** 医師からの指示箋

　合併症はないことを確認。X線写真ではL5/S1間の狭小化が認められたが，分離症などはなかった。

**図7　X線写真**

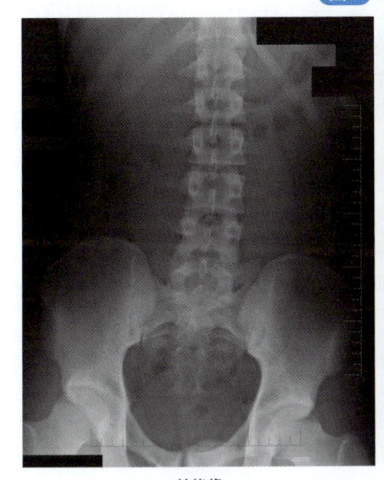

前後像 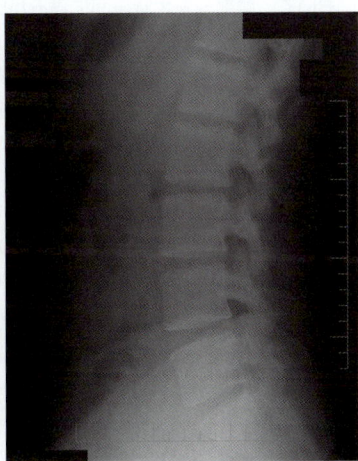　　　　　　　　　　側面像

（次頁へ続く）

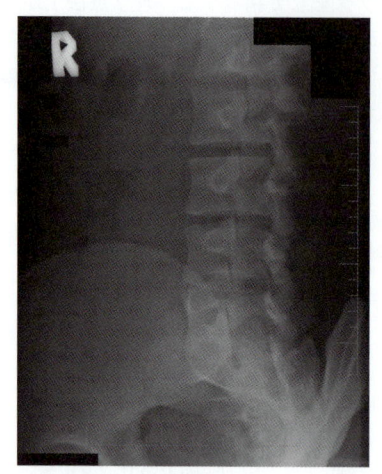

斜位像

### 2nd Step 問診
　腰部から左大腿後面まで痛みが走ることあり。一番つらいのは，午前中の歩行で左足を前方に出したとき。また身体を前に曲げると痛みが出る。

### 3rd Step 理学療法評価
　姿勢評価では，側弯は認めないが胸椎後弯の増大を認めた。体幹前屈・右側屈において，腰部〜左大腿後面に痛みが出現。FFDは63cm。胸椎の動きはほとんど認めず，L5/S1間で動きが大きくなっていた。Slump test，Bowstring testにて左下肢陽性。筋力・深部腱反射・感覚は正常であった。筋長検査においては大胸筋・広背筋・腸腰筋・大腿直筋に短縮を認めた。投球動作では，コッキング後期において胸椎の動きが少なく腰部の前弯が増大していた。

### 4th Step 理学療法プログラムの立案
　腰部の過度な動きにより，L5/S1間で椎間板の変性が起こり始め，神経症状が出現していると考えた。椎間板内圧の陰圧化・椎間孔拡大のため腰椎の牽引をプログラムとした。また胸部・股関節周囲の筋群の短縮は，投球動作において腰部へ過剰なストレスをかける原因となっていると考えた。そのためこれらの筋群のストレッチングをプログラムとした。

### 5th Step 理学療法
　腰部の間欠牽引。大胸筋・広背筋・腸腰筋のマッサージとストレッチング。またセルフエクササイズとして，ベッド端腹臥位（図8）となり，下肢を下ろしての自己牽引および各筋群のストレッチングを指導した。

（次頁へ続く）

**図8** 一人で行う腰椎牽引

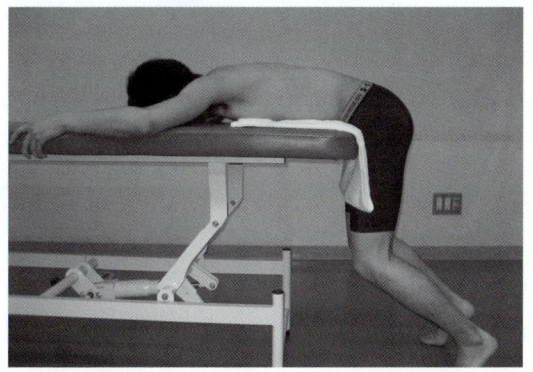

上前腸骨棘をベッド端にあて，L5/S1間の牽引を行う。

### 6th Step 再評価および考察

　1週間後に再来院し，症状軽減した。体幹筋の強化運動を追加。その2週間後には症状がほぼ消失し，野球復帰となった。投球動作では股関節・胸椎の伸展もみられるようになり，腰部が過度に前弯することもなくなった。

### 症例報告のポイント

　腰痛を起こしている組織を評価結果より考えることが大切である。まず問診の時点において，痛みの日内変動を訴え，午前中の方がつらいという訴えがあった。ここから椎間板が痛みに関与している可能性を考えた。睡眠中は椎間板に上半身の重力がかかってこないために，朝は椎間板内圧が高くなっている。また前屈動作や歩行の遊脚で痛みがでるという訴えは，腰部が屈曲位になったとき，すなわち椎間板髄核が後方へ移動したときに痛みが出ているのではないかという仮説を立てて，客観的検査に臨んだ。本ケースでは，L5/S1間の動きが大きく，またX線情報からも同部位の狭小化が存在していた。そのためL5/S1椎間板の変性が起こり始め，神経症状がでていたと考えた。その原因に対して牽引療法が有効であった。またどうしてL5/S1の動きが大きくなってしまったかを考えると，胸椎部と股関節部での筋短縮による可動域制限が生じ，腰椎の過剰な運動が起こったためと推測できた。そのためこれらの筋群へのストレッチングは，投球動作で再び痛みを生じさせないために必須の治療であった。

■参考文献
1) Freddy M. Kaltenborn：Manual Moblilzation of the Joints Volume II The Spine 5th Edition, Nori, Oslo, p.114, 2009.

〈来間弘展〉

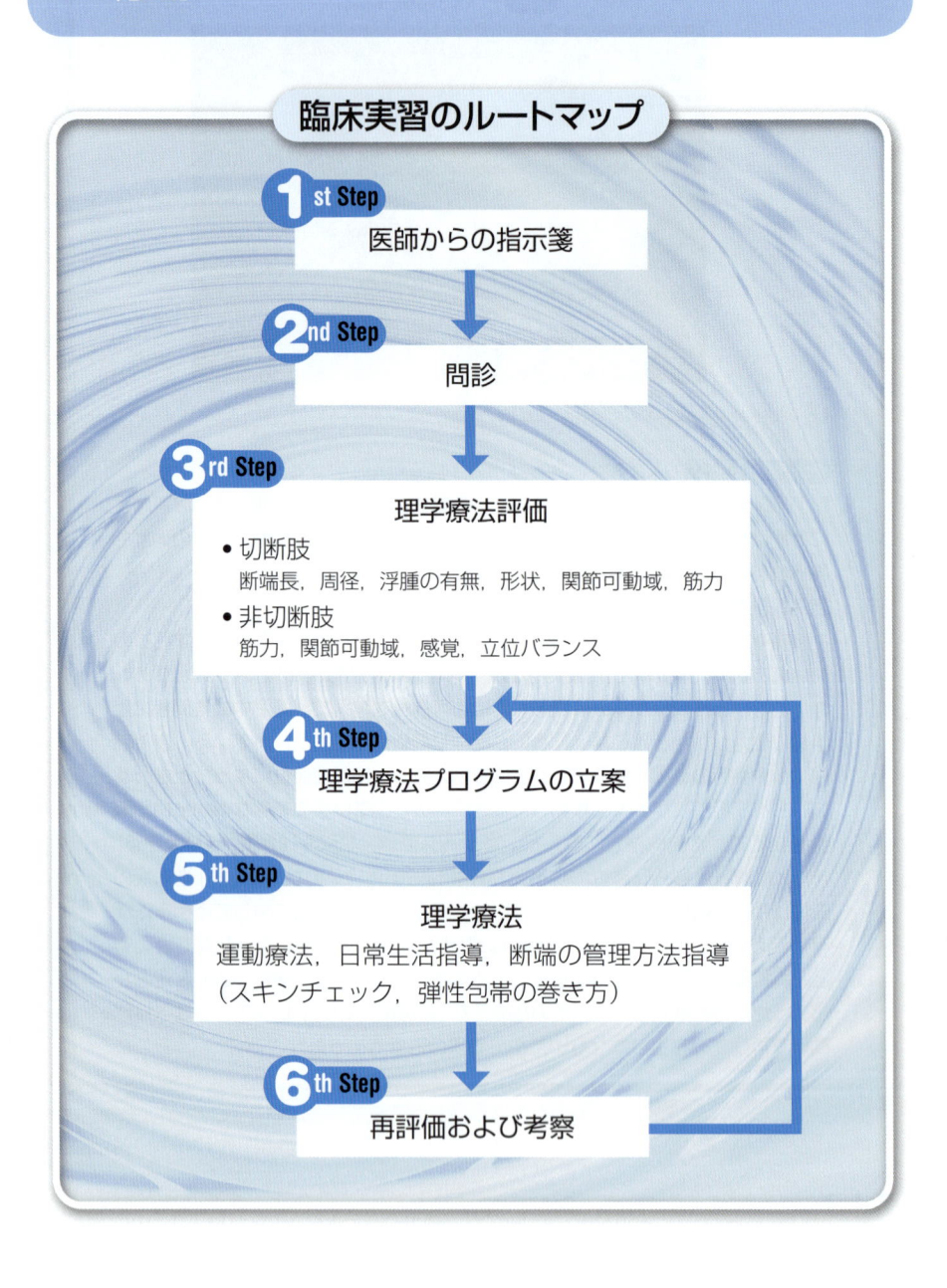

# II 臨床実習実技編／骨関節障害領域

## 切断

### 臨床実習のルートマップ

**1st Step** 医師からの指示箋

**2nd Step** 問診

**3rd Step** 理学療法評価
- 切断肢
  断端長，周径，浮腫の有無，形状，関節可動域，筋力
- 非切断肢
  筋力，関節可動域，感覚，立位バランス

**4th Step** 理学療法プログラムの立案

**5th Step** 理学療法
運動療法，日常生活指導，断端の管理方法指導
（スキンチェック，弾性包帯の巻き方）

**6th Step** 再評価および考察

## Introduction 切断とは

**下肢切断**は骨盤切断，股関節離断，大腿切断，膝関節離断，下腿切断，サイム切断，ショパール関節離断，リスフラン関節離断，中足骨切断，足趾切断に分類される（図1）。

1960年代までの下肢切断発生原因は労働災害や交通災害を中心とする外傷によるものが半数以上を占め，糖尿病・動脈硬化症などの血行循環障害によるものは全体の約15％であった。近年では，外傷によるものが1/3に減少しており，糖尿病，動脈硬化症による切断が著しく増加している。特に**糖尿病**と**閉塞性動脈硬化症**によるものが増加している（図2）。

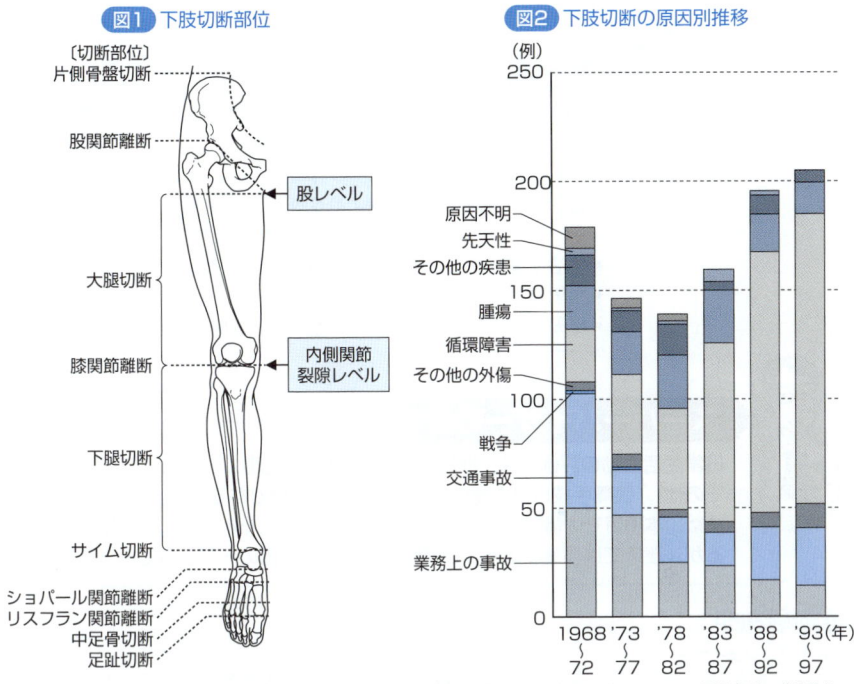

### 図1 下肢切断部位

〔切断部位〕
- 片側骨盤切断
- 股関節離断 — 股レベル
- 大腿切断
- 膝関節離断 — 内側関節裂隙レベル
- 下腿切断
- サイム切断
- ショパール関節離断
- リスフラン関節離断
- 中足骨切断
- 足趾切断

### 図2 下肢切断の原因別推移

凡例：原因不明，先天性，その他の疾患，腫瘍，循環障害，その他の外傷，戦争，交通事故，業務上の事故

横軸：1968～72, '73～77, '78～82, '83～87, '88～92, '93～97（年）
縦軸：（例）0～250

（日本整形外科学会, 日本リハビリテーション医学会 監：義肢装具のチェックポイント 第7版, 医学書院, 2007. より引用）

## 1st Step 医師からの指示箋

理学療法の指示箋（処方箋）が出されたら，医師，看護師，カルテから情報収集を行う。理学療法実施における禁忌事項を確認する。安全に評価，治療を行うためである（表1）。

また，処方予定の義足の種類，目的の確認も必要である。

**表1** 情報収集

| | |
|---|---|
| ①病歴 | ：現病歴，既往歴，合併症 |
| ②生活歴 | ：切断前の生活様式，活動量 |
| ③画像所見 | ：X線写真 |
| ④血液検査 | ：血糖値，炎症所見 |
| ⑤処方予定の義足の種類，目的 | |

**診療のヒント**

義足部品（継手やソケット）の選択では，本人の活動量，非切断肢の評価，日常生活活動の評価を行い，生活スタイルにあったものにしなければならない。

## 2nd Step 問診

問診で確認する主な内容は以下の通り。

- 日常生活活動：切断前および切断後の日常生活活動
  自立度，介助の有無および内容
- 生活環境　：家族歴，住環境，職業，家庭内での役割
- 主訴　　　：最も困っていること
- 痛み　　　：部位，強さ，時間帯，幻肢痛の有無

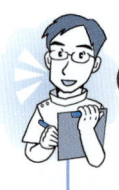

**スーパーバイザーの目**

日常生活活動の評価では，断端の管理方法（弾性包帯，シリコンライナー[*1]，その他），装着手技の自立度についても確認が必要である。
また，本項目では情報収集，問診，理学療法評価をステップに分け説明しているが，臨床では情報収集および問診は理学療法評価の一部としてとらえる。

**用語アラカルト**

[*1] **シリコンライナー**
ソケットと断端の間に装着するもの。ソケットと断端のずれによる皮膚上の摩擦を軽減することができ，断端保護の役割ももつ。

## 3rd Step 理学療法評価

切断者の評価は切断肢および非切断肢の評価，基本動作の評価，日常生活活動の評価からなる。**切断肢**では断端長，周径，浮腫の有無，形状，関節可動域，筋力の測定を行う。義足装着には断端の成熟が不可欠であるため，**浮腫の有無や形状の確認**

は大切な評価となる。浮腫の有無は触診だけでなく，エアマッサージ前後の周径の差異や筋収縮時と非収縮時の差異からも評価できる。義足装着に適した形状は円錐形であるが，切断直後や断端管理が不十分な場合は遠位部が中枢部に比べ太くなっている，いわゆる"ひょうたん型"になっていることがあるため，画像などで変化を記録することも必要である。

　**非切断肢**では筋力，関節可動域の測定および感覚検査，片脚立位を含む立位バランスの評価を行う。前述したように，近年では糖尿病や閉塞性動脈硬化症による切断が多くなっているため，非切断肢にも機能的な問題を抱えている場合があり，切断に至った原因や全身状態を鑑みて検査・測定を行う必要がある。

　日常生活活動の評価では自立度だけでなく，動作方法や介助の有無，介助方法についても評価が必要である。

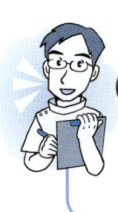

> **スーパーバイザーの目**
> 
> 日常生活活動の評価では動作を義足装着下で行うか，装着せず片脚で行うかを確認する必要がある。夜間や入浴前後など義足を装着しない環境での動作を評価しなければならない。

## 4th Step 理学療法プログラムの立案

　理学療法評価に基づき，理学療法プログラムを立案する。義足処方が予定されている場合は断端の成熟を促すプログラムが必要である。断端の管理方法，スキンチェック方法の指導を行い，徐々に自己管理部分を増やしていく。また，日常生活活動練習および基本動作練習，非切断肢の強化，片脚立位・バランス練習を並行して行い，日常生活自立度の向上を図る。

## 5th Step 理学療法（表2）

　断端管理は**断端の成熟**を目標とし，筋力強化，関節可動域拡大練習，エアマッサージなどによる浮腫の改善を図る。弾性包帯の巻き方およびスキンチェック方法の指導も必要である。

　弾性包帯は断端の形状や浮腫の改善に影響を及ぼすため，適切に巻かれていることが重要である。巻き方を図3に示す。

表2 理学療法

| 治療名 | 方法 | 効果 | 禁忌 |
| --- | --- | --- | --- |
| 断端管理 | 弾性包帯の巻き方の指導 | 浮腫の軽減<br>断端の成熟を促す | 中枢部の圧迫 |
| | エアマッサージ | 浮腫の軽減 | |
| 運動療法 | 筋力強化<br>（非切断肢も含む） | 筋力増強<br>義足歩行練習への前段 | 全身状態のチェックが必要 |
| | 関節可動域拡大練習 | 拘縮の予防・改善 | |
| | ストレッチ | 良肢位の保持 | |
| | 立位・歩行練習（片脚） | 立位バランスの改善 | 非切断肢の評価が必要 |
| | 両松葉杖歩行練習 | 精神面の安定 | |
| | 義足装着練習 | | |

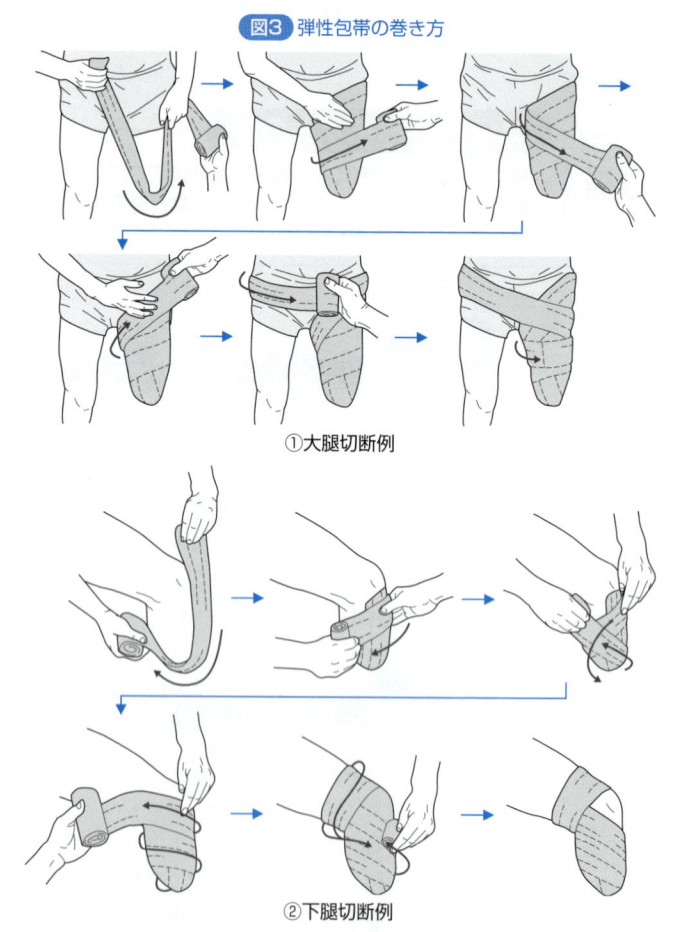

図3 弾性包帯の巻き方

①大腿切断例

②下腿切断例

（澤村誠志：リハビリテーション医学全書 18 切断と義肢 第4版, 医歯薬出版, 1999., 鷲田孝保 編：作業療法士 イエロー・ノート専門編, p.229, メジカルビュー社, 2007. より引用）

**診療のヒント**

弾性包帯は遠位部を強く巻き，中枢部を圧迫しないようにする。下腿切断では膝関節上部まで，大腿切断では骨盤帯まで巻き，包帯のずれやゆるみを防ぐ。

立位・歩行練習では，片脚立位バランス練習，平行棒内（松葉杖または歩行器の場合もあり）片脚歩行練習から開始する。上肢や非切断肢に機能的な問題がない場合は早期に両松葉杖歩行を獲得させ，車いすを使用しないことが望ましい。両松葉杖歩行は立位感覚の向上や非切断肢の強化となる。断端状態を確認しながら，練習用義足（エアソケット）や仮義足を装着した立位・歩行練習へと移行する。

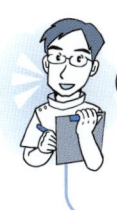

**スーパーバイザーの目**

関節可動域拡大練習では正常可動範囲の獲得を目指すのではなく，動作に必要な可動域を考察し実施しなければならない。また，切断の部位によって残存する筋や，生じやすい関節可動域制限が異なることを注意しなければならない。

**診療のヒント**

最近では早期に仮義足を装着し，立位・歩行練習を行う早期義足装着法や術直後義足装着法が検討される場合がある。早期に立位・歩行練習が可能なため拘縮や筋力低下などの廃用症候群の予防や心理的な安定が得られる利点がある一方，創部治癒の遷延や義足のアライメント適合に高い知識と技術を要することなど欠点もある。義足装着時期については，切断に至った原因や非切断肢の機能，年齢やゴールを考慮し選択する必要がある。

## 6th Step 再評価および考察

断端の成熟状態を評価する。形状，浮腫の程度，周径および痛みの変化を評価する。義足処方が予定されている場合は，義足装着が可能な状態に成熟したか，断端の自己管理が可能となったかを確認し，未獲得であった場合はその原因を考察しなければならない。

日常生活活動の評価では，自立度だけでなく動作方法や介助方法について動作分析を行う。自立度が向上しなかった場合も，その原因について考察する。

# Case Study

### ケース概要
　症例A，60歳代，男性。10年前より糖尿病で治療中。5年前よりインスリン自己注射を行っている。糖尿病性壊疽により下腿切断となる。

### 理学療法の流れ

**1st Step** 医師からの指示箋

指示内容の確認：断端訓練，義足装着練習，義足歩行練習
合併症　　　　：糖尿病，高脂血症，糖尿病性網膜症

**2nd Step** 問診

日常生活活動（切断前）
　：基本動作，日常生活活動は自立。インスリン自己注射の手技も自立していた。糖尿病性網膜症による視力低下があり，読書は困難。主たる介護者は妻であり，外出時の付き添いや食事療法を行っていた。

日常生活活動（切断後）
　：基本動作では起き上がり，寝返りは自立。立ち上がりやトランスファーなど立位が必要とされるものは一部介助。整容・食事・更衣は自立。移動は車いすを使用し，病棟内自立。トイレはトランスファーおよび下衣の上げ下げに介助が必要。尿便意は正常。入浴はシャワーいすを用いたシャワー浴のみ実施。殿部や足部の洗体は介助。

生活環境：60歳代の妻との2人暮らし。持ち家，2階建て。定年退職後の年金生活。

主訴　　：歩けないと家には帰れない。義足の練習がしたい。

痛み　　：幻肢痛なし。非切断肢の足部にしびれあり。

**3rd Step** 理学療法評価

切断肢　：断端長15cm，創部は治癒している。
　　　　　断端には浮腫があり，下1/3が膨隆した形状（ひょうたん型）になっている。筋力はMMTにて4レベル，関節可動域は膝に5度伸展制限があるが，他は日常生活活動および基本動作の阻害となるような制限なし。

非切断肢：筋力はMMTにて4レベル。関節可動域は正常。足部に切断前より，しびれあり。片脚立位は上肢支持にて見守りレベル。日常生活活動は上記問診を参照。

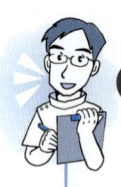

### スーパーバイザーの目

日常生活活動は問診だけでなく，実際の動作を観察し，分析を行う必要がある。また，関節可動域測定では残存している筋の作用と生じやすい関節拘縮の関係，歩行や動作への影響を考慮したうえで評価しなければならない。

（次頁へ続く）

### 4th Step 理学療法プログラムの立案

義足装着に向けて断端の管理から始める。弾性包帯の巻き方やスキンチェック方法を指導し、徐々に自己管理へと移行していく。適切な断端管理のもと、切断肢および非切断肢の筋力強化、関節可動域拡大練習を行い、義足装着練習、立位・歩行練習へとつなげていく。並行して日常生活活動練習、福祉用具の検討を行う。

### 5th Step 理学療法

義足装着可能な成熟した断端を形成するため、エアポンプやマッサージにより浮腫の軽減を図った。エアポンプ前後の断端周径を計測し、日々の変化を観察した。また、筋力強化練習を行い、筋のポンプ作用を利用して循環の改善に努めた。

関節可動域では立位（義足装着時）で阻害因子になると思われる膝関節の屈曲拘縮を改善するため、伸張運動を行った。

立位・歩行練習では、非切断肢による片脚立位練習から開始し、重心移動やスクワットなどバランス練習を行った。片脚による立位保持が可能となったところで、平行棒内（松葉杖または歩行器）歩行練習を開始した。さらに、断端のスキントラブルや創治癒の遷延がなかったため、エアソケットによる義足歩行練習を行った。

日常生活活動では、弾性包帯の巻き方およびスキンチェック方法の指導を行った。弾性包帯は緩みが生じないよう、膝上まで巻くように指導した。

### 6th Step 再評価および考察

断端の浮腫は改善され、日内変動やエアマッサージ前後の周径差は1cmとなった。さらに、断端下部の膨隆は改善され、円錐形を呈するようになった。

日常生活活動では立位を必要とするトランスファーやトイレ動作で介助を要していたが、片脚立位バランスや片脚歩行能力の向上に伴って安定し、自立となった。

> 診療のヒント
> ソケット採型の目安は創が治癒していること、浮腫が改善され断端周径の日内変動が1cm以内となることである。

### 症例報告のポイント

切断に至った原因により全身状態および非切断肢の機能が異なるため、原疾患の病態や症状について理解しておくことが必要である。予想される症状に合わせて検査・測定項目を選択することが求められる。

また、義足の使用が可能であるかの評価が必要である。筋力や関節可動域などの機能面の評価にとどまらず、断端の管理能力や認知面（理解力）の評価も必要である。

日常生活活動については、入浴前後や夜間など義足を装着しない場面での動作方法についても考察しなければならない。

〈杉山真理〉

# Ⅱ 臨床実習実技編／骨関節障害領域

# 前十字靱帯損傷

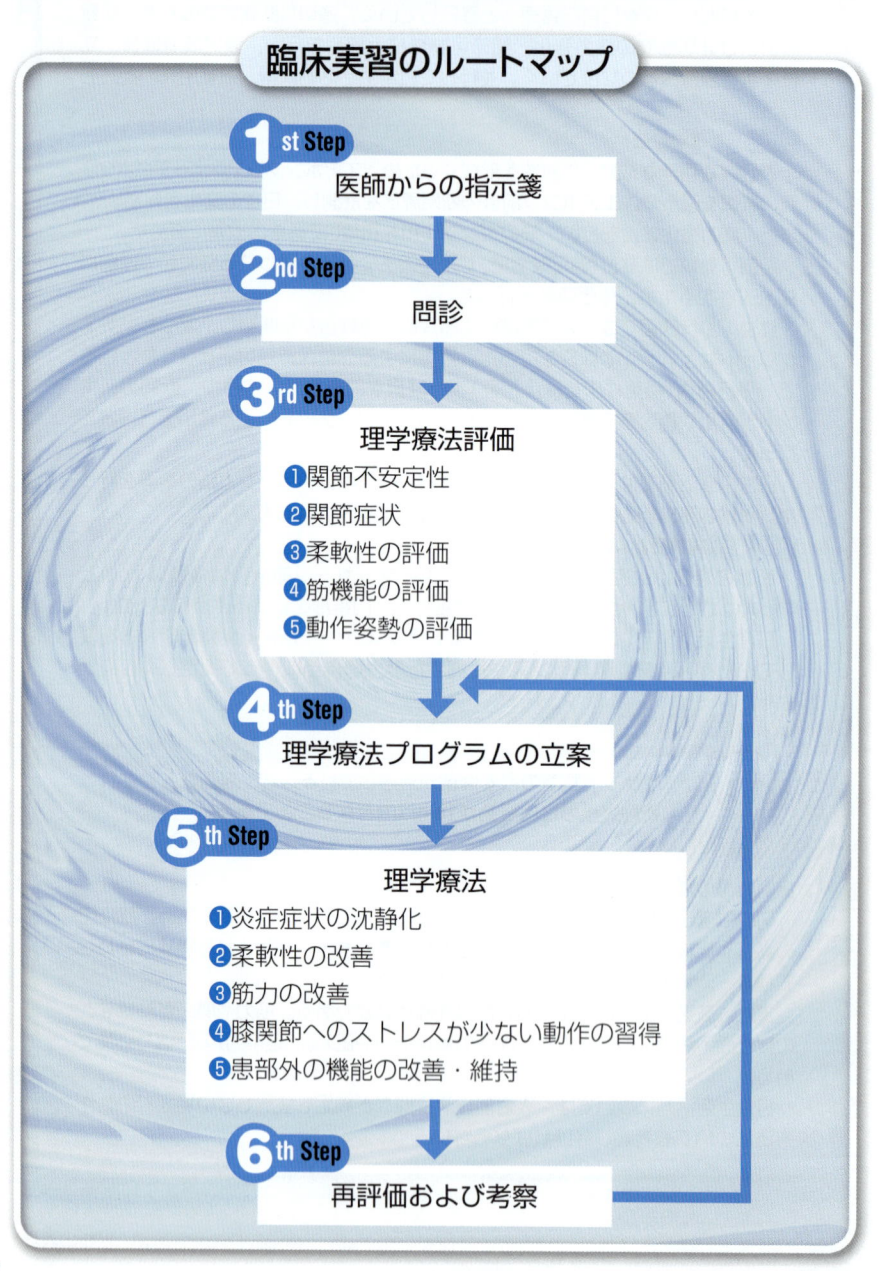

## 臨床実習のルートマップ

**1st Step**
医師からの指示箋

**2nd Step**
問診

**3rd Step**
理学療法評価
1. 関節不安定性
2. 関節症状
3. 柔軟性の評価
4. 筋機能の評価
5. 動作姿勢の評価

**4th Step**
理学療法プログラムの立案

**5th Step**
理学療法
1. 炎症症状の沈静化
2. 柔軟性の改善
3. 筋力の改善
4. 膝関節へのストレスが少ない動作の習得
5. 患部外の機能の改善・維持

**6th Step**
再評価および考察

## Introduction 膝前十字靱帯とは

**膝前十字靱帯**（ACL：anterior cruciate ligament）は膝関節内の靱帯で，大腿骨外顆内側面の後方から起こり，前内方に向かい，内側脛骨顆間結節およびその前方に付着する靱帯で，滑膜関節包外，線維性関節包内の丈夫な線維性の構造として存在する。

ACLは前内側線維，中間線維，後外側線維の三線維束からなり，大腿骨に対する脛骨の前方亜脱臼や内旋を制動している。20°以上の伸展域ではACLに加わる張力が大きくなり，大腿四頭筋の収縮が加わるとさらに張力は増大する。

ACL損傷は，スポーツ活動中の外傷として多発する。損傷したACLは自己治癒能力が乏しいため，不安定性が残存し，動作中に**膝崩れ**（**giving way**）とよばれる膝の亜脱臼症状を呈する。不安定性を有する状態でのスポーツ活動の継続により，二次的な軟骨損傷，半月損傷を惹起するリスクが高くなるため，半腱様筋腱や骨付き膝蓋腱などの自家腱を用いた再建術が選択されることが多い。本項目では，**ACL再建術**後の理学療法について解説する。

## 1st Step 医師からの指示箋

術後理学療法の指示箋が出されたら，診療録や手術記録などから情報収集をし，担当医師からも可能な限り情報を得る。

**表1** 情報収集

| ①病歴 | 受傷から受診，手術に至る経緯を把握する |
|---|---|
| ②画像所見 | X線，CT，MRIの所見 |
| ③理学的所見 | 関節不安定性の徒手検査，arthrometerの検査結果 |
| ④手術所見 | 再建方法，移植腱の材料，合併損傷の処置 |
| ⑤炎症所見 | CRP値 |

手術所見では以下の点を確認する。

- **再建方法**　　　　：骨孔の数，位置など
- **靱帯の再建材料**：半腱様筋腱，骨付き膝蓋腱など
- **合併損傷**　　　　：半月板や軟骨などの合併損傷の有無と処置

一般的にACL再建術後の理学療法においては，クリニカルパスなどでスケジュールがあらかじめ決められていることが多い。

しかし，関節可動域運動(ROM-Ex)の開始時期や制限，荷重などのスケジュールは術式や移植腱の種類により異なり，合併症の有無により変更が加わることがあるため，各症例に応じて確認する必要がある。

## 2nd Step 問診

以下の内容を中心に問診を実施する。

- 受傷機転　　　：どのような場面，動作や姿勢で受傷したのか。
- 術前の活動状況：スポーツ活動の有無(種目，ポジション，競技レベルなども併せて確認)，giving wayの有無，疼痛や不安定感の有無
- 現在の状況　　：症状や痛みの変化，病棟での活動性
- 病棟での自己管理：アイシングや自主トレーニングなどの状態

## 3rd Step 理学療法評価

ACL再建術後患者の評価内容を表2に示す。

表2 理学療法評価

| 関節症状 | 腫脹，熱感，疼痛 |
|---|---|
| 柔軟性の評価 | 関節可動域<br>膝蓋骨滑動性<br>術創部付近の軟部組織の滑動性，柔軟性 |
| 筋機能の評価 | 下肢周径<br>徒手筋力検査<br>大腿四頭筋セッティング<br>等速度筋力測定装置 |
| 動作姿勢の評価 | スクワット，ジャンプ(踏み切り・着地)，ターン |
| 関節不安定性 | 徒手検査<br>Lackman test, pivot shift test (N-test), anterior drawer test |

診療のヒント：関節不安定性の検査は再建靱帯へのストレスとなるため，術後早期には禁忌である。

## 診療のヒント

**膝蓋骨の滑動性**
術側が軽度屈曲位の場合は，健側も同様の屈曲角度にして評価する。

**膝ROMの評価**
股関節や足関節の肢位を変えた際の，膝伸展・屈曲可動域の変化を評価する。

---

評価については，膝関節周囲を中心に実施するが，必要に応じ股・足関節や体幹などの機能も併せて評価する。

柔軟性の評価として，**膝蓋骨の滑動性**は固定期間中から実施することが可能である。ROM-Exが開始された後は，**二関節筋の柔軟性**に留意しながら，膝関節可動域を評価する。最終伸展可動域の評価には，下腿をベッド端から出した腹臥位での両側の踵の高さの差(HHD：heel height difference)を用いる(図1)。術創部の癒合後は，創部周囲の皮下組織の活動性，柔軟性についても評価を行う。

**図1** 膝伸展可動域の評価

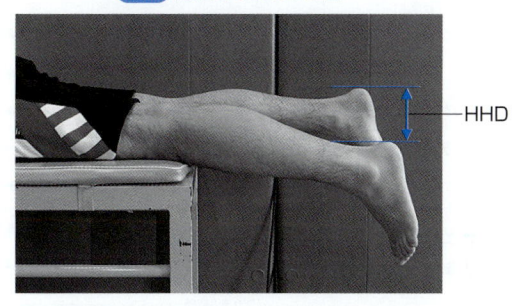

筋機能の評価で実施する大腿四頭筋セッティングの評価は，セッティング時の内側広筋の硬さや膨隆の大きさを健側と比較する。また，徒手による膝伸展筋力評価を実施する際には，許可された運動範囲内で下腿近位に抵抗をかけて実施する。術後6カ月程度経過した後は，等速性筋力測定機器を用いた筋力測定も併せて実施する。

荷重トレーニング開始後は，スクワットなどの運動時の姿勢をよく観察する。膝に加わる外反や回旋のストレスが最小限となるように，足部と膝の相対的関係，骨盤の位置，体幹の位置などに着目し，膝へのストレスを考察する。

## 4th Step 理学療法プログラムの立案

自家腱を用いたACL再建では，移植腱は術後に阻血性壊死に陥り，力学的強度が低下する。その後，血管や細胞などが数カ月から数年かけて再構築されるが，強度は術後8カ月時点でも正常の80%程度しか回復していないとの報告もある。よって，再建術後の理学療法は，移植腱に対する過負荷を回避しながら進めることが最も重要となる。

**図2** ACL再建術後の理学療法の流れ

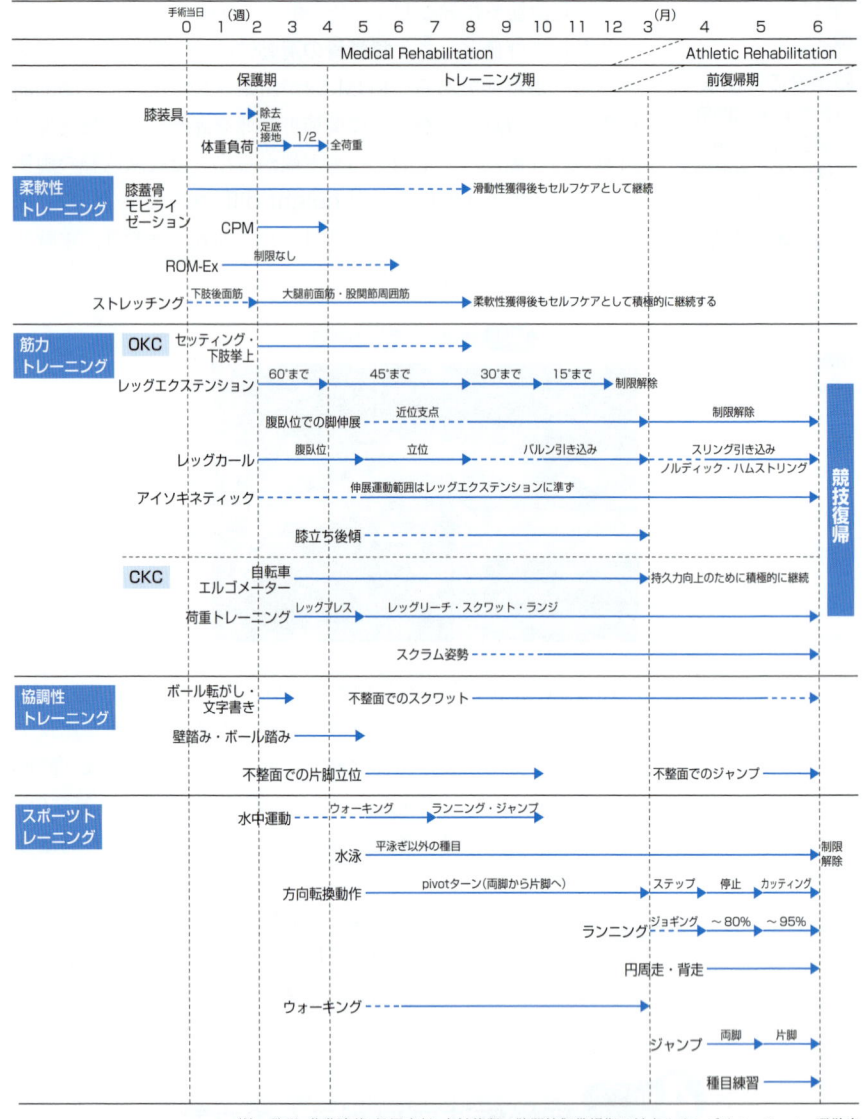

(境 隆弘, 佐藤睦美, 松尾高行, 木村佳記：膝関節靱帯損傷に対するリハビリテーション, 理学療法MOOK 9, スポーツ傷害の理学療法 第2版, p.171, 三輪書店, 2009. より引用)

## 5th Step 理学療法

　ACL再建術後の理学療法は，再建靱帯へのストレスを軽減させることを念頭に置きながら，①局所の関節症状の沈静化，②柔軟性と筋力の早期改善，③膝関節へのストレスが少ない動

**診療のヒント**

腱採取部に過度な負荷が加わると癒着部が剥離し強い疼痛や腫脹を生じるため、侵襲筋のトレーニング時は負荷の設定に留意する。

作の習得、④患部外の機能の維持・改善にポイントをおいて実施する（表3）。

大腿四頭筋の筋力強化トレーニングでは、伸展域で再建靱帯の緊張が高くなるため、屈曲域から段階的に運動範囲を拡大する。また、大腿四頭筋の収縮により脛骨近位が前方に引き出されるため、下腿近位部または下腿全体に抵抗をかけて実施する。

半腱様筋腱を移植腱として用いた場合は、ハムストリングスのトレーニングは**軽負荷の求心性運動**より開始し、術後3カ月以降に高負荷の積極的トレーニングに移行する。

### 表3 ACL再建術後の理学療法

| 目的 | 方法 | 禁忌・留意事項 |
| --- | --- | --- |
| 炎症症状の沈静化 | アイシング | 凍傷に注意する |
| 柔軟性の改善 | ROM-Ex（自動介助、自動）<br>膝蓋骨モビライゼーション<br>ストレッチング<br>温熱療法：ホットパック、渦流浴による下肢部分浴 | 関節症状が強い場合、温熱療法は禁忌 |
| 筋力の改善 | OKCトレーニング<br>CKCトレーニング<br>歩行練習 | 荷重スケジュールに合わせて実施する<br>疼痛が強い場合は負荷の設定に注意する |
| 膝関節にストレスの少ない動作の習得 | バランストレーニング<br>正しいフォームでのCKCトレーニング | バランスを崩した際の転倒に注意する |
| 患部外の機能の改善・維持 | 筋力強化トレーニング<br>ストレッチング<br>持久力トレーニング：エルゴメーターなどを使用 | |

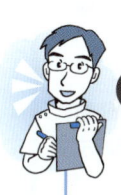

**スーパーバイザーの目**

術後の理学療法では、再建靱帯に対するリスク管理が適切に行えているかが最も重要！ ACLのバイオメカニクスをしっかりと理解し、何がリスクになるのかを明確にしたうえで具体的なトレーニング内容を立案していく必要がある。

## 6th Step 再評価および考察

理学療法実施前と実施後に「3rd Step 理学療法評価」で示した評価を行い，経時的変化と治療効果を確認する。特に柔軟性（膝関節可動域）については，ROM-Ex時に伸張感や疼痛が生じる部位がどこなのか，膝蓋骨の活動性は改善しているかなど，柔軟性低下の要因を細かく考察し，治療内容を再検討する。

## Case Study

### ケース概要

症例A，20歳代，女性。大学バスケットボール部所属。着地直後の方向転換動作で受傷。ACL損傷の診断にてACL再建術を目的に入院。術前に膝関節可動域制限はなく，左右差も認めなかった。術後2週時より担当を開始し，術後5週で自宅への退院が決定し，外来での理学療法に移行することとなった。

### 理学療法の流れ

#### 1st Step 医師からの指示箋

自家半腱様筋腱を用いたACL再建術で，合併損傷がないことを確認した。ROM-Exの開始は術後1週，荷重は術後2週から足底接地，3週から半荷重，4週で全荷重の指示であった。

#### 2nd Step 問診

創部周囲の疼痛は軽度で自制内である。病棟では膝蓋骨モビライゼーションや下肢筋のストレッチングを自主トレーニングとして行い，熱感を自覚した際にはアイシングを実施している。

#### 3rd Step 理学療法評価

膝関節ROMは伸展−5°，屈曲105°。膝蓋骨の滑動性は健側の6割程度に低下（特に長軸方向の活動性が低下）。院内移動として，松葉杖での足底接地歩行を開始した直後である。セッティングを行った際の内側広筋の膨隆，硬さともに健側の40％程度であった。

#### 4th Step 理学療法プログラムの立案

膝関節ROMの可及的早期の改善を目指す。筋力トレーニングはOKCでの運動から開始し，術後4週で全荷重歩行が獲得された後にはCKCトレーニングも加えて実施する。

#### 5th Step 理学療法

温熱療法やセッティングにてウォーミングアップを行った後に，膝蓋骨モビライゼーションと膝関節ROM-Exを実施した。屈曲は端座位での自動介助運動と，長座位で膝を抱える他動運動を実施し，伸展は長座位で足関節を背屈して骨盤を

（次頁へ続く）

前傾させながら他動的に伸展を行った．筋力トレーニングとして，大腿近位に抵抗を負荷してのSLRトレーニングや端座位で下腿近位にゴムバンドの抵抗を加えた膝伸展筋トレーニングを実施した．

### 6th Step 再評価および考察

膝関節ROMは伸展0°，屈曲130°まで改善．セッティング時の内側広筋の膨隆と硬さは健側の60％程度であった．全荷重歩行は可能だが，両脚でのスクワット運動では骨盤が健側方向に側方移動し，荷重の健側偏位を認めた．

治療によりROMは獲得されたが，筋機能の改善が不十分であるため，スクワット動作での荷重偏位が出現していると考えられた．荷重位でのトレーニングも加えた積極的な筋力強化が引き続き必要である．

### 症例報告のポイント

受傷機転，手術方法，術後理学療法のプロトコールについて，十分な情報収集に基づいて報告をする．加えて，禁忌事項や許可されている内容，禁止されている内容が具体的に説明できなければならない．評価と治療においては，膝関節可動域の推移を示し，考えられる制限因子と治療プログラムの関連について説明する．また，筋機能改善のプログラムにおいて，再建靱帯の保護にどのような配慮がなされているかを明確にする．

■参考文献
1) 境　隆弘, 佐藤睦美, 松尾高行, 木村佳記：膝関節靱帯損傷に対するリハビリテーション, 理学療法MOOK 9, スポーツ傷害の理学療法 第2版, p.170-188, 三輪書店, 2009.

〈佐藤睦美〉

# II 臨床実習実技編／骨関節障害領域

## 半月板損傷

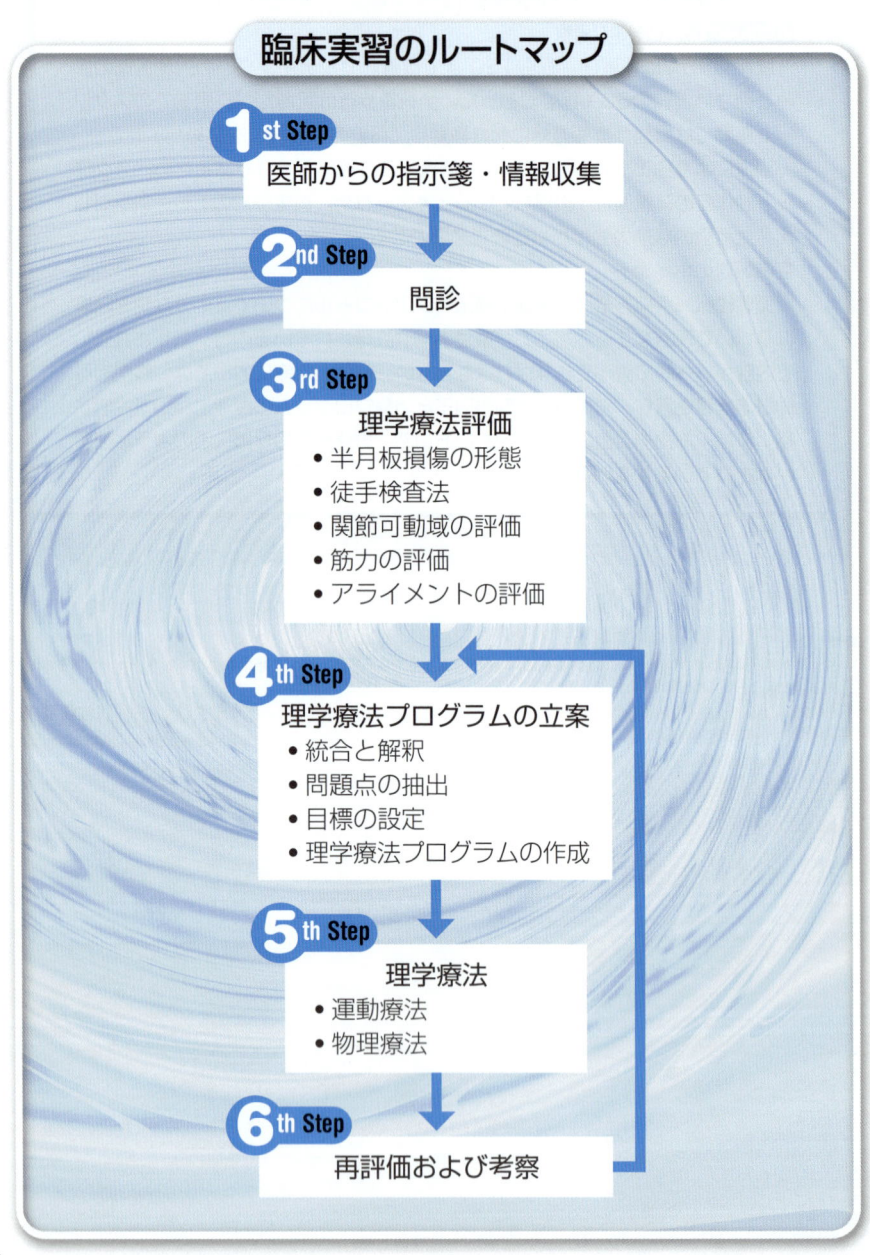

### 臨床実習のルートマップ

**1st Step**
医師からの指示箋・情報収集

**2nd Step**
問診

**3rd Step**
理学療法評価
- 半月板損傷の形態
- 徒手検査法
- 関節可動域の評価
- 筋力の評価
- アライメントの評価

**4th Step**
理学療法プログラムの立案
- 統合と解釈
- 問題点の抽出
- 目標の設定
- 理学療法プログラムの作成

**5th Step**
理学療法
- 運動療法
- 物理療法

**6th Step**
再評価および考察

## Introduction 半月板損傷とは

　半月板損傷は，体重がかかった状態で膝関節に過剰な回旋ストレスが加わることで生じる．半月板は大腿脛骨関節面にくさび状に存在しており（図1），関節面の適合性を良くし，膝関節にかかる荷重を分散させ，滑液を関節内に拡散させる役割がある．特にスポーツ活動中に膝をひねって受傷することが多く，その断裂形態によって縦断裂（図2），横断裂，水平断裂に分類され，さらに進行するとバケツ柄様断裂（図3），くちばし状断裂，弁状断裂（図4）を呈する．また半月板は前節，中節，後節に分けられるが，内側，外側とも中節から後節にかけて損傷しやすい．小児では受傷機転が明確ではないことがあり，その多くは円板状半月板（図5）で，半月板が脛骨関節面の辺縁部だけでなく中央部まで覆う形態異常である．

　半月板損傷の主な症状は表1に示す通りで，特に縦断裂やバケツ柄様断裂では断裂した半月板が顆間窩に嵌頓し，膝が屈曲位のまま伸展が不能となるロッキングを呈することがある．

**表1 半月板損傷の主な症状**

- 関節裂隙の圧痛
- 階段昇降やしゃがみ込みでの運動時痛
- 膝の引っかかり感（catching）
- クリック音
- ロッキング（嵌頓症状）
- 関節水腫

図1 正常半月板

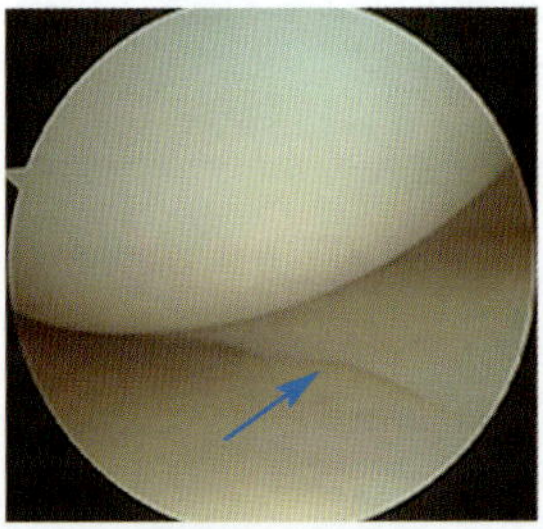

図2 縦断裂

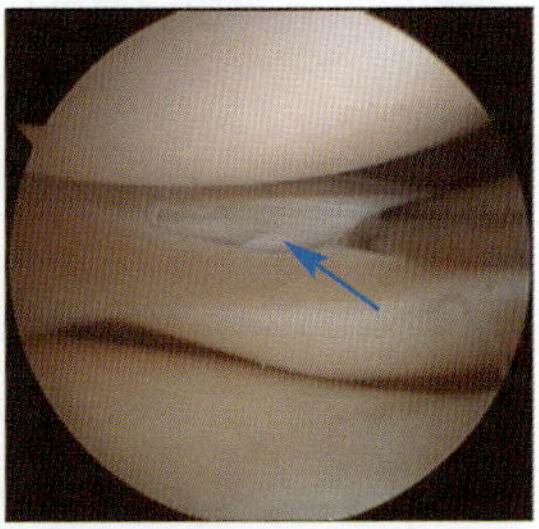

図3 バケツ柄様断裂

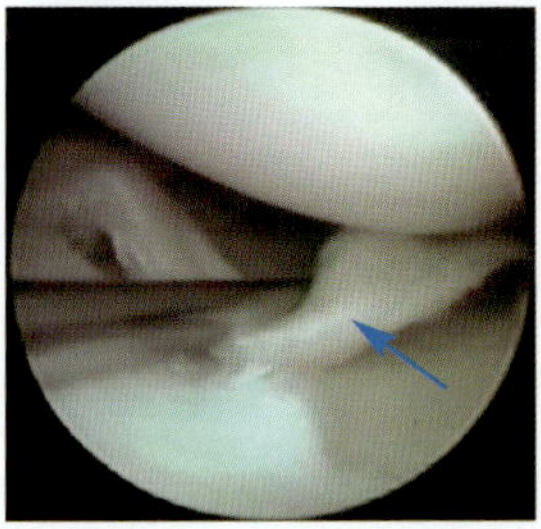

図4 弁状断裂

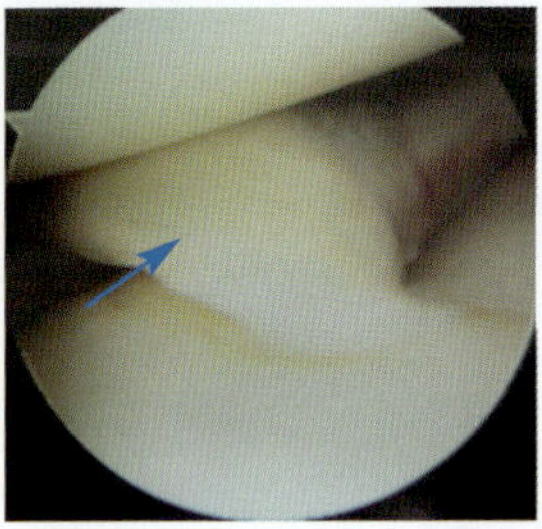

図5 円板状半月板

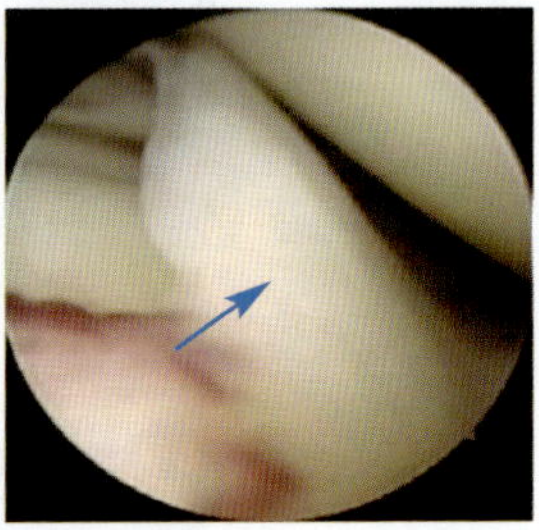

## 1st Step 医師からの指示箋・情報収集

理学療法指示箋の記載内容は施設ごとに異なるが、**表2**に例を示す。特に術後スケジュールで**荷重制限や運動制限の指示がないか**を確認しておこう。その他、医師カルテなど指示箋以外から情報収集すべき項目についてのまとめを**表3**に示す。

**表2** 理学療法指示箋の例

患者氏名：＊＊＊＊
性別　　：女性
生年月日：〇年〇月〇日（17歳）
診断名　：右膝内側半月板損傷
現病歴　：バレーボールの着地時に右膝をひねって受傷し、〇月〇日に当院初診。
　　　　　上記診断にて経過観察中、ロッキングを繰り返したため、〇月〇日に
　　　　　手術目的にて入院となる。〇月〇日、鏡視下半月板縫合術を施行した。
理学療法処方：
　〜術後2週：患部等尺性運動・患部外トレーニング
　術後2週〜：右膝ROM運動開始
その他　：術後2週まで免荷およびシーネ固定、術後2週から1/3部分荷重許可・
　　　　　シーネ解除の予定です。

**表3** 情報収集項目

- 初診時所見　●スポーツ歴　●既往歴
- 身体情報（身長・体重など）
- 術中所見（損傷程度・部位）
- 手術方法（縫合術または部分切除術）
- 画像所見（X線像、MRI、鏡視下写真）
- 血液生化学データ（炎症所見）
- 投薬内容（鎮痛薬その他）
- 術後処置内容
- 創傷部位の状態
- 本人・家族への説明内容

## 2nd Step 問診

問診内容は、「1st Step 医師からの指示箋・情報収集」での情報収集を考慮して決定する。不足している情報や、身体状態の把握、理学療法の目標設定などのために必要な情報を聞き出す。

問診はその後の理学療法評価内容を決定するうえでも大変重要である。主な問診内容を**表4**に示す。

表4 主な問診内容

- 主訴　　　　　：生活や運動を制限させている症状
- スポーツ実施状況：スポーツ歴，競技レベル，実施頻度
- 受傷機転　　　：受傷したときの状況
- 受傷からの症状の経過：主症状の変化，関節水腫やロッキングなどの出現頻度
- 現在の疼痛　　：疼痛の部位・程度・質。程度はvisual analog scale（VAS）やnumerical rating scale（NRS）で数値化する
- 現在のADL制限
　　　　　　　：手術後であれば移動方法（車いすまたは松葉杖）やトイレ動作，更衣動作の制限の有無
- 職場または学校の環境：退院後の外来通院が可能な環境か
- 目標　　　　　：競技復帰を目標とする場合，復帰希望時期など

## 3rd Step 理学療法評価

　半月板損傷の理学療法評価は，術前や術直後，競技復帰前など評価する時期によって項目を選択し実施する。**表5**に主な理学療法評価項目を示す。半月板は関節面の適合性を良くし荷重を分散させる役割があるので，特に運動時や荷重時に**疼痛**の有無を確認する。関節水腫を生じている場合，膝蓋跳動を認める。**関節可動域（ROM）測定**は，各関節の可動範囲だけでなく，筋の柔軟性を把握するための筋長検査や，関節弛緩の程度をみるための全身関節弛緩性検査を行うことで，関節可動性に関する問題をより明確にできる。**筋力評価**は，MMTのほか等速性筋力測定によって体重比や左右差を検討することで，スポーツ復帰の際の目安とする。

　半月板損傷を検出する特異性のある**徒手的検査**に，McMurray testやApley testがある。半月板損傷の場合，McMurray testでは，膝屈曲位から内旋-外反（**図6①**）または外旋-内反（**図6②**）を加えるとクリックが触知され，Apley testでは腹臥位膝90°屈曲位で足底から軸圧を加えながら脛骨を回旋させると疼痛が誘発される（**図7**）。**アライメント**は骨配列の異常を示し，例えば外反膝では外側半月板に，内反膝では内側半月板に応力が集中しやすい。アライメントが受傷機転に影響している場合も多く，再発予防の観点からも重要な評価項目である。静的アライメントだけでなく，スクワットやランニング，カッティングなど動作時の動的アライメントも観察する。

診療のヒント

徒手的検査や荷重位で行うアライメント評価は，手術早期に行うことができない。術前評価が可能であれば，術前にこれらをチェックしておくことで，術後理学療法の参考とすることができる。

**表5** 主な理学療法評価項目

| 疼痛 | 圧痛，運動時痛，荷重時痛 |
|---|---|
| 視診・触診 | 腫脹，熱感，筋萎縮，膝蓋跳動 |
| 形態測定 | 大腿周径，下腿周径，下肢長 |
| 関節可動域 | 下肢ROM-T，筋長検査，全身関節弛緩性検査 |
| 筋力 | 下肢・体幹MMT，等速性筋力(Cybex®, Biodex®) |
| 徒手的検査 | McMurray test，Apley test |
| アライメント | 静的アライメント，動的アライメント |

**図6** McMurray test

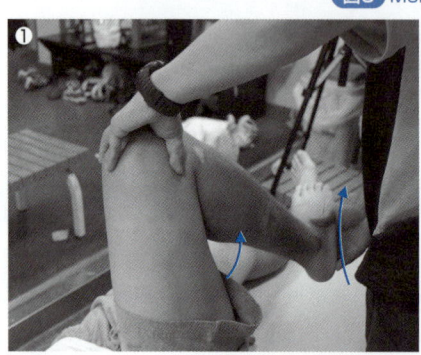

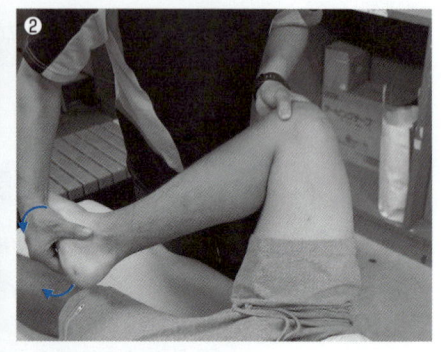

**図7** Apley test

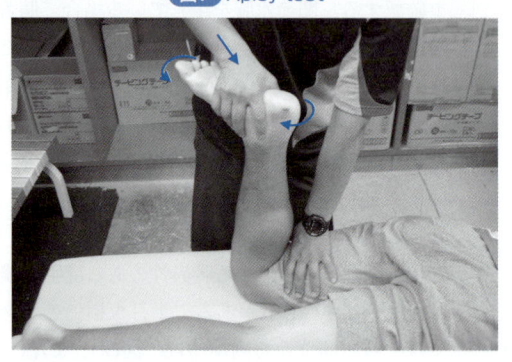

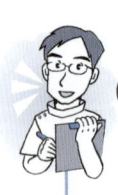

### スーパーバイザーの目

理学療法評価は効果的な治療プログラムを作成するために大変重要である．特に実習生は検査・測定の基本的な手技が未熟であり，スーパーバイザーはいかに正確に検査・測定を実施し，その結果を客観的に判断しているかを注意深く見ている．評価項目が的確に行えているかを常に自問自答し，検査・測定手技を磨くとともに評価結果の統合と解釈を客観的な視点で行えるように心がけよう．

## 4th Step 理学療法プログラムの立案

　理学療法評価結果をもとに統合と解釈を行い，障害構造について分析する。問題点を抽出してそれぞれの関連性について考察し，健康状態と心身機能・構造，活動，参加，環境因子，個人因子に分けて国際生活機能分類(ICF)に基づく仮説的障害構造を完成させる。次に短期目標と長期目標を設定し，目標へ向けた治療プログラムを作成する。**短期目標**は検出された身体機能の問題について短期的に改善すべきレベルを，**長期目標**は競技レベルであれば競技復帰とし，復帰時期の目安を考慮しておく。**中期目標**を設定する場合，病院での理学療法からスポーツ現場でのアスレティックリハビリテーションへ移行する時期を想定するとよい。

　理学療法プログラムの作成は，手術後であれば固定期間や荷重制限を考慮しながら段階的に治療内容を追加する。半月板損傷の手術方法は大きく分けて部分切除術と縫合術があり，縫合術の場合には断裂半月板が癒着するのを妨げないように免荷期間を設定する。可及的に荷重許可される部分切除術とはスケジュールが異なることを覚えておこう。

**図8　半月板損傷縫合術後の理学療法プログラム例**

| | 荷重 | ROM運動 | 筋力増強運動 | 物理療法 |
|---|---|---|---|---|
| 手術〜2週 | 免荷 | 固定 | 等尺性運動 患部外運動 | アイシング |
| 2週〜4週 | 1/3荷重 2/3荷重 | 自動運動 自動介助運動 | 等張性運動 非荷重下抵抗運動 | 必要に応じてアイシング，超音波療法などを実施する。 |
| 4週〜8週 | 全荷重 | 自動運動 他動運動 | 非荷重下抵抗運動 荷重下運動 | |

深屈曲運動は避ける

## 5th Step 理学療法

　手術後は半月板への負荷を最小限にとどめながら，早期に運動機能の改善を図る。炎症の抑制と二次的障害を予防するために，物理療法を併用しながら運動療法を実施する。半月板部分切除の場合は，疼痛に応じて可及的に全荷重可能となり，縫合術の場合は2～3週間の免荷が一般的である。中節から後節の損

傷では深屈曲にて半月板への負荷が強くなり，疼痛が惹起されやすいため，積極的な深屈曲角度の獲得は行わないように注意する．

**表6　物理療法**

| 治療名 | 目的 | 方法 | 禁忌 |
|---|---|---|---|
| 温熱療法 | 疼痛の軽減や筋の粘弾性低下，組織伸展性の亢進，代謝亢進，血流の増大を図る | ホットパックを使用し，膝関節を包むようにして20分程度温める | 炎症期・手術直後に行ってはいけない |
| 寒冷療法 | 疼痛の軽減や筋緊張の抑制を図る | アイスパックや氷のうを使用して運動療法実施前後に20分程度冷やす | 長時間の持続的冷却は，凍傷の危険性があるので行わない |
| 超音波療法 | 急性期には浮腫の軽減，創傷治癒促進，慢性期には組織伸展性の亢進，筋緊張の軽減を図る | 超音波プローブを患部に当てて，ゆっくりと動かす | 患部に固定したまま使用すると，深部組織が熱傷を起こすので注意する |
| 電気刺激療法 | 大腿四頭筋（特に内側広筋）の筋収縮を増大させる | 疼痛がなく筋収縮が得られる程度の電流で20分程度行う | 術後の感覚障害や皮膚過敏症がある場合は注意する |
| 水治療法 | 水流によるマッサージ作用や循環改善を目的に行う | 渦流浴または交代浴を行う | 感染に注意して術創部が治癒した後に行う |

**表7　運動療法**

| 治療名 | 目的 | 方法 | 禁忌 |
|---|---|---|---|
| ROM運動 | 円滑な関節運動を獲得し，関節可動域の改善を図る | 膝蓋骨モビライゼーション，自動運動（図9）および自動介助運動を行う | 早期の過度な深屈曲を避ける．回旋ストレスを加えないように注意する |
| 筋力増強運動 | 術後筋力低下の予防・改善を図る | 大腿四頭筋セッティング（図10），患部外トレーニングから開始し，非荷重下抵抗運動，ハーフスクワット（図11）などの荷重下運動へと進める | 早期の荷重下運動は行わない．回旋を伴う運動やフルスクワットも行ってはいけない |
| バランス練習 | バランス能力の向上を図る | 不安定板やバランスパッドを用いて，片脚立位保持（図12）やスクワットを行う | 早期には行わない．荷重下トレーニングが安全に行えた後に開始する |
| 動作練習 | スポーツ復帰に向けて，スポーツの基本動作を習得する | 膝の回旋を抑えながら，ツイスティング（図13）やステップ動作（図14，15），ジャンプ，カッティング動作などを練習する | 過度の屈曲や回旋を加えるような動作は避ける |

図9 自動運動

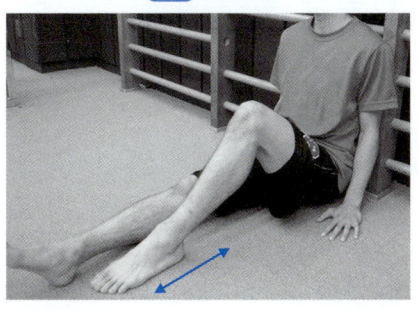

図10 大腿四頭筋セッティング

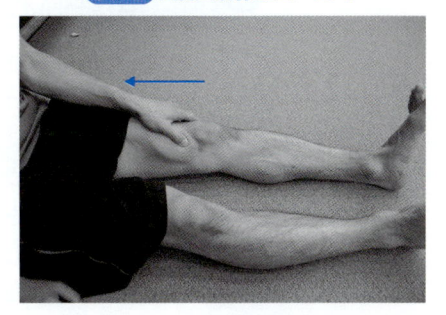

図11 ハーフスクワット

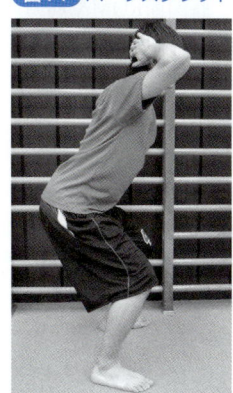

図12 バランス練習

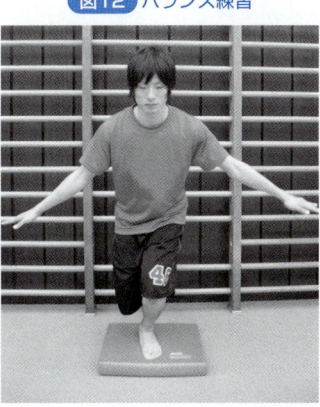

図13 ツイスティング

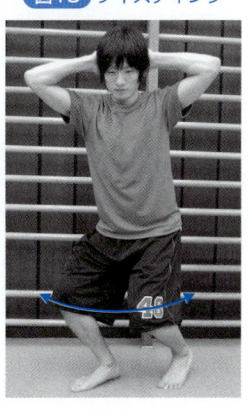

図14 クロスオーバーステップ

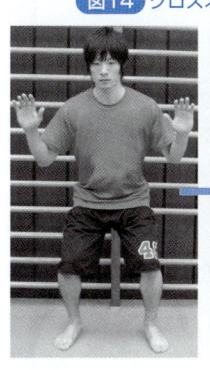

図15 オープンサイドステップ

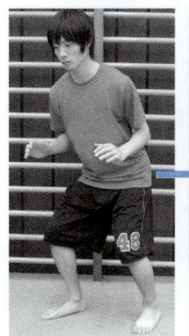

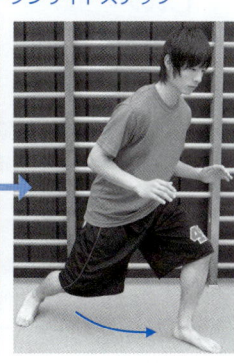

臨床実習実技編／骨関節障害領域

## 6th Step 再評価および考察

半月板損傷後の理学療法は，半月板へのストレスを避けながら段階的に治療プログラムを変更して行われる。治療プログラムを変更する時期には，必ず再評価を行って現在の状態把握と設定した目標が達成されているかを確認する。あらかじめ主要な検査・測定項目をピックアップしておき，その改善度合いを継時的にチェックしながら理学療法を進めていくことが重要である。経過中に問題が生じれば，さらに検査を追加したり治療プログラムの内容を修正したりすることで，安全かつ効果的な理学療法が実践できる。半月板損傷では，膝関節ROMや筋力，徒手的検査，関節水腫の有無，筋萎縮の有無，荷重時痛，動的アライメントなどが，主な再評価のチェックポイントとなる。

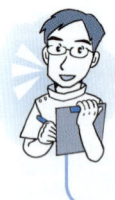

### スーパーバイザーの目

患者の状態の変化や新たに生じた問題に対して，速やかにそれらを把握して対策を講じることができるかをスーパーバイザーは見ている。可及的早期の復帰を目指すために，リスク管理を徹底しよう。

## Case Study

**ケース概要**

症例A，10歳代，女性。バレーボールのアタック着地時に左膝をひねって受傷し，近医にて左膝内側半月板損傷の診断を受けた。保存的加療を行うも，引っかかり感や荷重時痛が強く，関節鏡視下半月板縫合術を施行した。

**理学療法の流れ**

**1st Step 情報収集**

手術所見は，内側半月板後節の縦断裂。縫合可能な断裂であったため，縫合術を施行した。その他，靱帯損傷および軟骨損傷は認めなかった。術後1日目で強い炎症所見は認めず，理学療法を開始する。患部はソフトシーネ固定，3週間免荷を行い，その後1/3部分荷重から徐々に荷重を開始する予定である。

**2nd Step 問診**

リハビリ室へ来室時，安静時痛は軽度(NRS 2/10)で運動時痛は中等度(NRS 4/10)認めた。バレーボールは中学校1年から始め，競技歴は5年で今後も続けていきたいとのこと。退院後は，授業終了後に外来通院が可能である。目標はバ

(次頁へ続く)

レーボール復帰で，4カ月後に大きな大会があるので出場を希望している。

### 3rd Step 理学療法評価

左膝はソフトシーネ固定中。触診にて熱感軽度，膝蓋跳動（+）。股関節周囲筋力は4レベル，左大腿四頭筋の収縮は弱く，特に内側広筋はわずかに触知可能な程度である。大腿周径は膝蓋骨上端で左側が3cm大きく，膝蓋骨上端から10cmで左側が2cm小さい。

### 4th Step 理学療法プログラムの立案

短期目標を大腿四頭筋筋力の向上，患部外筋力の維持・向上とし，実施前後にアイシングを併用しながら大腿四頭筋セッティング，股関節周囲筋トレーニング，足底背屈運動を行う。また膝蓋骨モビライゼーションを施行し，膝蓋大腿関節の可動性を維持する。3週後よりROM運動および荷重練習を行う。

### 5th Step 理学療法

「4th Step」のプログラムを行い，疼痛や関節水腫の増悪は認めなかった。大腿四頭筋の収縮は徐々に改善を認めたが右側と比較して弱く，治療的電気刺激療法を追加した。3週後よりROM練習を開始し，膝関節0～90°まで疼痛なく自動運動が可能である。1/3部分荷重を開始し，ホームエクササイズを指導して退院となった。

### 6th Step 再評価および考察

外来にて初回来院時，安静時痛は（−），運動時痛は軽度（NRS 2/10），膝蓋跳動は軽度（+），膝関節ROMは0～120°，膝関節MMTは伸展4，屈曲4であった。これ以降は全荷重を開始し，非荷重下での抵抗運動を中心としたプログラムに変更した。これまで炎症の増悪は認めず，順調に経過している。今後，全荷重開始に伴って疼痛や関節水腫を生じる可能性や，過度の屈曲・回旋ストレスが加わらないように注意して理学療法を進める。

#### 症例報告のポイント

この症例は4カ月後に大会出場を目指すバレーボール選手であり，明確な長期目標がある。半月板縫合術を施行しているが，早期の理学療法としては，術後スケジュールのなかで可及的早期に機能向上を図る必要がある。その点で，術後に筋力の回復が進まないため，速やかに治療的電気刺激療法を追加したことは，効果的な治療変更であったと考えられる。今後，荷重下でのトレーニングやバランス練習，スポーツ基本動作の練習を開始すると，さらに縫合半月板に負荷が加わることになるため，リスク管理を意識して理学療法や再評価を行うことが重要である。以上の点を整理して症例報告を行う。

〈小山貴之〉

# II 臨床実習実技編／骨関節障害領域

# 肩関節周囲炎

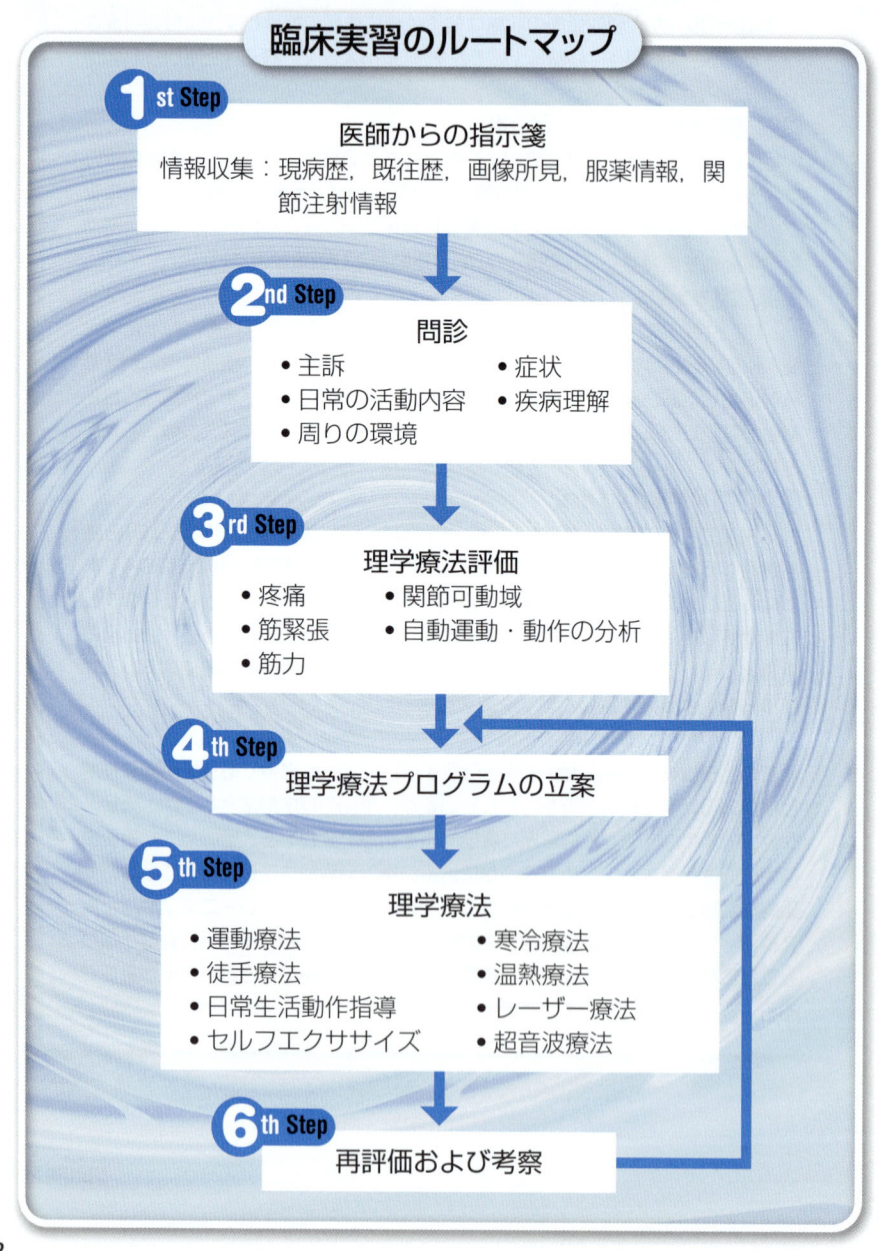

## 臨床実習のルートマップ

**1st Step　医師からの指示箋**
情報収集：現病歴，既往歴，画像所見，服薬情報，関節注射情報

↓

**2nd Step　問診**
- 主訴
- 症状
- 日常の活動内容
- 疾病理解
- 周りの環境

↓

**3rd Step　理学療法評価**
- 疼痛
- 関節可動域
- 筋緊張
- 自動運動・動作の分析
- 筋力

↓

**4th Step　理学療法プログラムの立案**

↓

**5th Step　理学療法**
- 運動療法
- 寒冷療法
- 徒手療法
- 温熱療法
- 日常生活動作指導
- レーザー療法
- セルフエクササイズ
- 超音波療法

↓

**6th Step　再評価および考察**

## Introduction 肩関節周囲炎とは

　肩関節周囲炎は特定の診断名はつかないが，肩関節の組織に炎症が生じ痛みや可動域制限を生じさせる病態の総称であり，一般的にはいわゆる「五十肩」とよばれるものを示している．その名称にも示されているように，特発性（一次性）のものは50歳代前後に発症する患者が多い．二次性のものでは外傷や手術，糖尿病などの内科疾患を契機に発症することがある．特徴としては，明らかな誘因がなく肩関節に痛みが生じるようになり，強い痛みと全方向への重度な可動域制限という症状の増悪を経て，最終的には寛解して治癒する．発症から治癒（自覚症状の消失）までは平均6カ月から1年かかるとされており，通常痛みは消失するが可動域制限は残存することも少なくない．

　肩関節周囲炎は原則としては**3つの病期**を有する（表1）．これらの病期はオーバーラップすることもあるが，理学療法士は患者の症状が肩関節周囲炎の経過のなかでどの病期にあたるのかをできる限り把握し，機能維持または改善を図るとともに患者の日常生活や仕事が円滑に行えるように患者のサポートをする．

**表1　肩関節周囲炎（癒着性関節包炎）の病期と特徴**

①炎症進行期：発症から2.5〜9カ月まで持続
- 安静時痛，夜間痛が増強
- 強い痛みが伴う可動域制限が出現

②拘縮期：発症から4〜12カ月後の期間で到達
- 安静時痛・夜間痛は消失または軽度
- 運動時痛は最終域でのみ生じる
- 可動域制限は全方向に残存制限

③寛解期：発症から12〜42カ月後 の期間で到達
- 可動域制限が改善

(Dias ほか, 2005)

## 1st Step 医師からの指示箋

　指示箋を受けたら肩関節のどの組織に炎症が生じているか，発症からどれくらい経過しているか，肩関節周囲炎に影響する疾患が既往にないか，などの情報を収集する（表2）．

**表2　情報収集**

| | |
|---|---|
| ①現病歴 | ：発症日（症状を自覚した日），現在までの経過 |
| ②既往歴 | ：受傷歴，手術歴，治療を受けている内科疾患 |
| ③画像所見 | ：X線所見，関節造影所見，MRI所見，エコー所見 |
| ④服薬情報 | ：服薬の有無（消炎鎮痛薬，その他の既往疾患に対する薬） |
| ⑤関節注射情報 | ：注射の有無，現在までの回数・頻度，注射の部位（関節内，肩峰下，結節間溝），薬剤の種類（ヒアルロン酸，ステロイド） |

## 2nd Step 問診

問診では下記の点について情報を収集する．また，指示箋を受けた段階で入手した情報の確認や詳細を問診したり，その時点では入手できなかった情報についても問診したりすることでできる限りの情報を集めるように心がける．

- 主訴　　：どのようなことで困っているか
- 症状　　：痛みの部位，痛みや制限が生じる動作，安静時・夜間痛の有無，肢位による変化，入浴による変化
- 日常の活動内容：職業，家庭内の役割，地域活動，趣味
- 疾病理解：病期と予後の把握度，すべきこと・避けるべきことに関する理解度
- 周りの環境：家族構成，家族や職場の疾患に対する理解度

## 3rd Step 理学療法評価

現在の病期を把握する意味も含め，**疼痛の評価**を最初に行う．圧痛の評価では図1に記載した炎症が生じる組織の周囲を調べる．疼痛が強く緊張を高めてしまう場合があるため，圧痛を調べるときにはいきなり強い圧を加えるのではなく軽く触れることから始め，徐々に圧を加えて評価する．このときには圧痛だけでなく，熱感や腫脹などの炎症を示す徴候についても調べる．

**図1** 肩関節周囲炎で圧痛の生じる主な部位

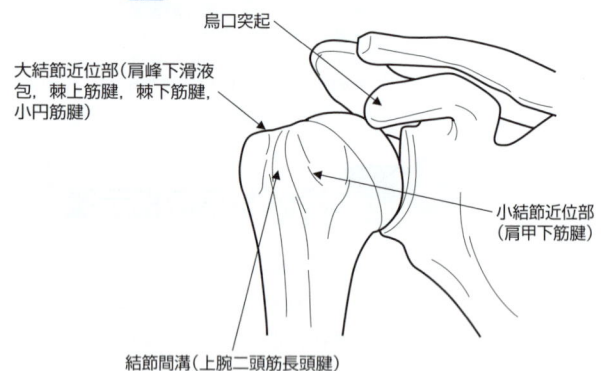

- 烏口突起
- 大結節近位部（肩峰下滑液包，棘上筋腱，棘下筋腱，小円筋腱）
- 小結節近位部（肩甲下筋腱）
- 結節間溝（上腕二頭筋長頭腱）

次に**可動域測定**を行い，同時に疼痛がどのように出現するか確認する．測定を行う際には肩関節をゆっくり動かし，過度な筋緊張を引き起こさないように留意する．運動は抵抗，あるいは疼痛が強まる時点で止め，そのときの角度を可動域として記載し，痛みの部位も記録する．可動域測定と同時，またはその

### 診療のヒント

**肩甲上腕リズムの
チェックポイント**
- 肩甲骨は肩関節運動早期から大きく動いていないか。
- 肩甲骨は上腕の運動方向と同じ方向に動いているか。
- 患側肩甲骨の運動は健側より大きいか/少ないか。

### スーパーバイザーの目

肩関節周囲炎の症例は通常可動域制限を有しており，外転位での内外旋の可動域測定や肩甲帯周囲の筋力評価が困難となる。その場合は可動域範囲内での評価になるが，そのときの肢位（外転角度など）を記録しておかないと再評価時に比較することができない。また姿勢・アライメントや体位が異なると結果が変わりやすいので統一するように心がける。

---

後に検査している運動の拮抗筋を中心として筋緊張を調べる。運動開始時から緊張が強いのか，それとも最終域で緊張が高まるのかについて調べる。

**自動運動の評価**では可動域，痛み，肩甲上腕リズムについて測定・観察する。肩甲上腕リズムは肩甲骨の運動方向と運動量，上腕骨と肩甲骨が動くタイミングを観察して評価する（図2）。これらについて健側（反対側）と同じ関節角度で静止させて比較すると評価しやすい。また，制限が生じている動作について観察し，その動作の達成度や困難な部分を把握する。

肩関節周囲炎では筋力低下が主症状となることは通常少ない。腱板断裂や腱板炎といった腱組織の病態と鑑別する意味でも肩関節周囲筋群の筋力を測定する。痛みによる筋力低下と区別するために疼痛のない肩関節肢位で行う。代償運動がしばしば観察されるが，その原因が本当に筋力低下なのか，痛みなのか注意深く評価する。

**図2 肩甲上腕リズムの異常例**

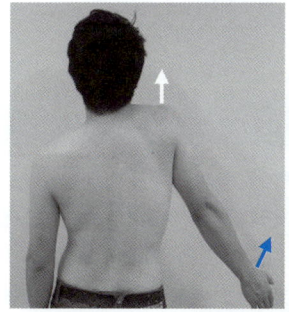

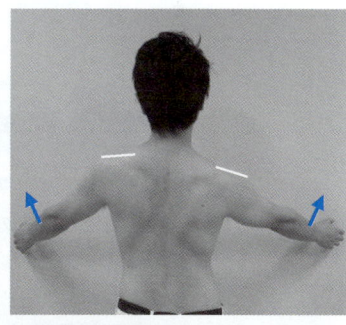

肩甲骨挙上による代償例　　　肩甲骨運動が制限（低下）している例（右肩）

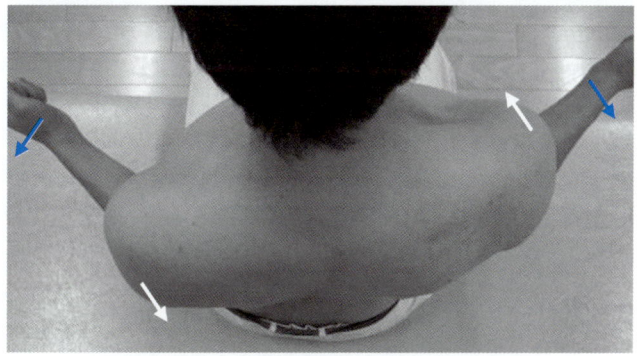

上肢の運動方向と肩甲骨運動が反対方向に動く例（右肩）

臨床実習実技編／骨関節障害領域

## 4th Step 理学療法プログラムの立案

理学療法プログラムは患者の状態がどの病期にあたるかによってその方針や目標設定が異なる。各病期の治療方針は**表3**のようになる。治療方針が決定したら評価までの過程で得られた患者の運動機能と日常生活・社会環境に関する情報をもとに短期・長期目標を設定し，それに沿った理学療法プログラムを立案する。

**表3** 肩関節周囲炎の病期と治療方針

①炎症進行期
- 安静・リラクセーション
- 可動域維持
- 適切な代償動作の獲得

②拘縮期
- 疼痛自制内での可動域増大
- 活動範囲・活動量の拡大
- 異常な代償運動の是正

③寛解期
- 積極的な可動域増大

## 5th Step 理学療法（表4）

炎症進行期の安静時痛や夜間痛に関しては評価で得られた可動域と痛みの情報をもとに**ポジショニング**を行うことで安静やリラクセーションを図る（**図3**）。痛みに対しては物理療法が用いられることが多いが，寒冷か温熱かの選択は炎症の程度や入浴時の症状変化などの情報から判断する。

炎症進行期の可動域制限に対しては抵抗のない範囲で関節運動を行う愛護的な関節運動で可動域維持を図る。拘縮期には関節組織のストレッチングを進めていくが疼痛が長時間残存しない強度で行うことが望ましい。弱いストレッチング強度から始め，疼痛の状態を評価しながら徐々に強くしていくとよい。

ポジショニングや運動が困難なくらい疼痛が強いが，関節注射や鎮痛薬などの薬物療法が行われていない場合はスーパーバイザーを介して主治医と疼痛コントロールに関して相談することも必要である。また，患者が疾患について十分に理解してもらい，ADL指導とともに自己管理を促していくことが重要である。通常は外来通院での治療となるため，自宅や職場でもできる運動やストレッチングを指導する（**図3**）。

表4 肩関節周囲炎の主要な治療法

| 治療法 | 方法 | 効果 | 禁忌・注意事項 |
|---|---|---|---|
| 運動療法 | 愛護的な可動域運動，ストレッチング，自動運動，筋力増強運動を行う | 関節可動域の維持・拡大，肩甲上腕リズムの改善，筋力維持・増強 | 骨粗鬆症を有する症例に強いストレッチングは要注意 |
| 徒手療法 | 関節モビライゼーションやその周囲の軟部組織に対するマッサージなどを行う | 関節可動域の拡大，関節包内運動の改善，リラクセーション | 骨粗鬆症を有する症例に強いモビライゼーションは要注意 |
| 寒冷療法 | 患部にアイスパック，またはアイスマッサージを行う | 熱感や腫脹のある部位を冷やし炎症を抑制する。疼痛の軽減 | 心疾患・呼吸器疾患を有する症例や緊張が高まる症例 |
| 温熱療法 | 患部周囲に対しホットパックや極超短波などを用いる | ホットパック：表層組織の伸張性増加，リラクセーション，疼痛軽減<br>極超短波：深部組織の伸張性増加，疼痛軽減 | 炎症所見がある症例<br>極超短波：ペースメーカーなどの体内金属がある症例 |
| レーザー療法 | 圧痛や炎症のある部位に照射する | 炎症の抑制，疼痛の軽減 | 放射線治療後4～6カ月の症例 |
| 超音波療法 | 疼痛や拘縮のある部位に照射する<br>3MHz：表層組織<br>1MHz：深部組織 | 温熱効果　：疼痛軽減，組織伸張性の増加<br>非温熱効果：組織治癒，血流増加 | 炎症所見がある症例に対する連続照射 |

図3 睡眠時のポジショニング例

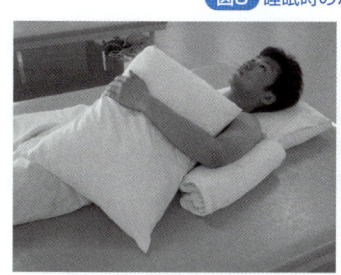

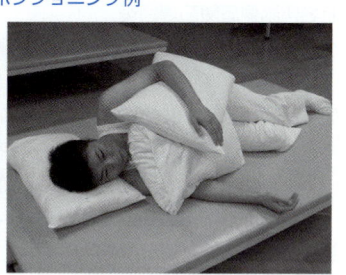

背臥位（左肩が患側）　　側臥位（左肩が患側）

図4 セルフストレッチング例

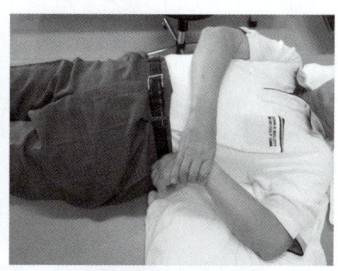

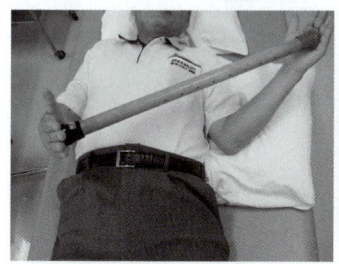

外旋運動（左肩が患側）　　内旋運動（左肩が患側）

## 6th Step 再評価および考察

　初期評価時に病期が炎症進行期か拘縮期であった場合，次の段階に移行していないかどうかを再度評価する．炎症進行期の場合は理学療法介入後でも症状が増悪することもある．その場合は機能低下を最小限にとどめるようにし，炎症を増強させるような運動や動作は行っていなかったか再評価したうえで再度理学療法プログラムを検討する．

　また，肩関節周囲炎は疼痛が軽減し，可動域が改善するまで長期間必要とする場合があり，実習中には大きな変化が得られないことも十分に考えられる．症状増悪や機能低下がなければ初回と同じプログラムを継続するという選択になることもあるが，見落としや他の選択肢がなかったかもう一度評価して考察してみよう．

## Case Study

### ケース概要
症例A，50歳代，男性．
診断名：両側肩関節周囲炎
既往歴：縦隔腫瘍（2～3年前に化学療法，放射線治療を行い，現在経過観察中）
現病歴：5カ月位前より両肩から上腕にかけての痛みがあり，2カ月前に整形外科受診．MRI上，転移性腫瘍や腱板断裂は否定され，関節腔狭小化の所見から上記の診断となった．関節注射施行も著明な改善が認められないため理学療法が処方された．

### 理学療法の流れ

**1st Step 医師からの指示箋**

　消炎鎮痛薬を1日2回服薬し，痛みは軽減するが持続しない．関節注射は肩峰下と関節内にヒアルロン酸とステロイドの注射を1回ずつ施行したが痛みは著変なし．

**2nd Step 問診**

　両肩痛いが特に左肩が痛い．更衣動作や車の運転時，睡眠時に痛みがある．仕事は現在休職中である．

**3rd Step 理学療法評価**

　肩関節ROMは屈曲が左120°，右135°，外旋は外転0°で左0°，右10°，外

（次頁へ続く）

転90°で左30°,右60°,内旋は椎体レベルで測定し左L3レベル,右L1レベル。全運動方向において肩甲骨や体幹が大きく動き,最終域で痛み生じる。その際に触知が可能な各運動の拮抗筋は緊張していた。可動域範囲内での筋力測定では明らかな筋力低下はみられない。

### 4th Step 理学療法プログラムの立案

発症からの期間と,夜間(睡眠時)痛があることから炎症進行期〜拘縮期であると考え,両肩の可及的な安静とリラクセーション,関節可動域維持を試みる。週2回〜3回の外来通院で治療を継続し,3〜4週後に病期が移行していれば徐々に運動内容や活動範囲を拡大させていく。

### 5th Step 理学療法

疼痛のない範囲で両肩の他動運動を行い,緊張がみられる筋に関してはマッサージをすることでリラクセーションを図った。また,夜間痛に対して両肩が安静肢位で睡眠できるように枕やタオルを使ったポジショニングを指導した。日常生活に関しては車の運転を極力控えるようにし,着用する服は前開きのものや伸縮の大きいものを使用するように指導した。

### 6th Step 再評価および考察

4週間後に可動域や運動時痛は改善を示したが,左肩の夜間痛は残存。問診により睡眠から覚醒したときには左側臥位になっていることがわかった。内転の可動域を再度評価したところ0°よりさらに内転させると右肩に比べて制限があり,最終域で痛みが生じていた。各運動方向への可動域運動を継続するとともに,内転のセルフストレッチングを指導して重点的に行ってもらった。さらに2週間後には内転可動域の制限と痛みは改善し,日常生活における痛みもほぼ消失した。

### 症例報告のポイント

肩関節周囲炎患者の症例報告において焦点が置かれるのは下記の点である。

> ①どのように病期を判断したか?
> ②可動域制限の原因は何か?
> ③日常生活上の動作を制限する原因は何か?
> ④評価時の病期と症状,運動機能を踏まえ,目標設定と治療をどのように行ったか?

したがって,これらを説明するための情報や評価結果を十分に提示し,なぜそのように考えたのか考察できるかどうかがポイントとなる。

〈村木孝行〉

# 胸郭出口症候群

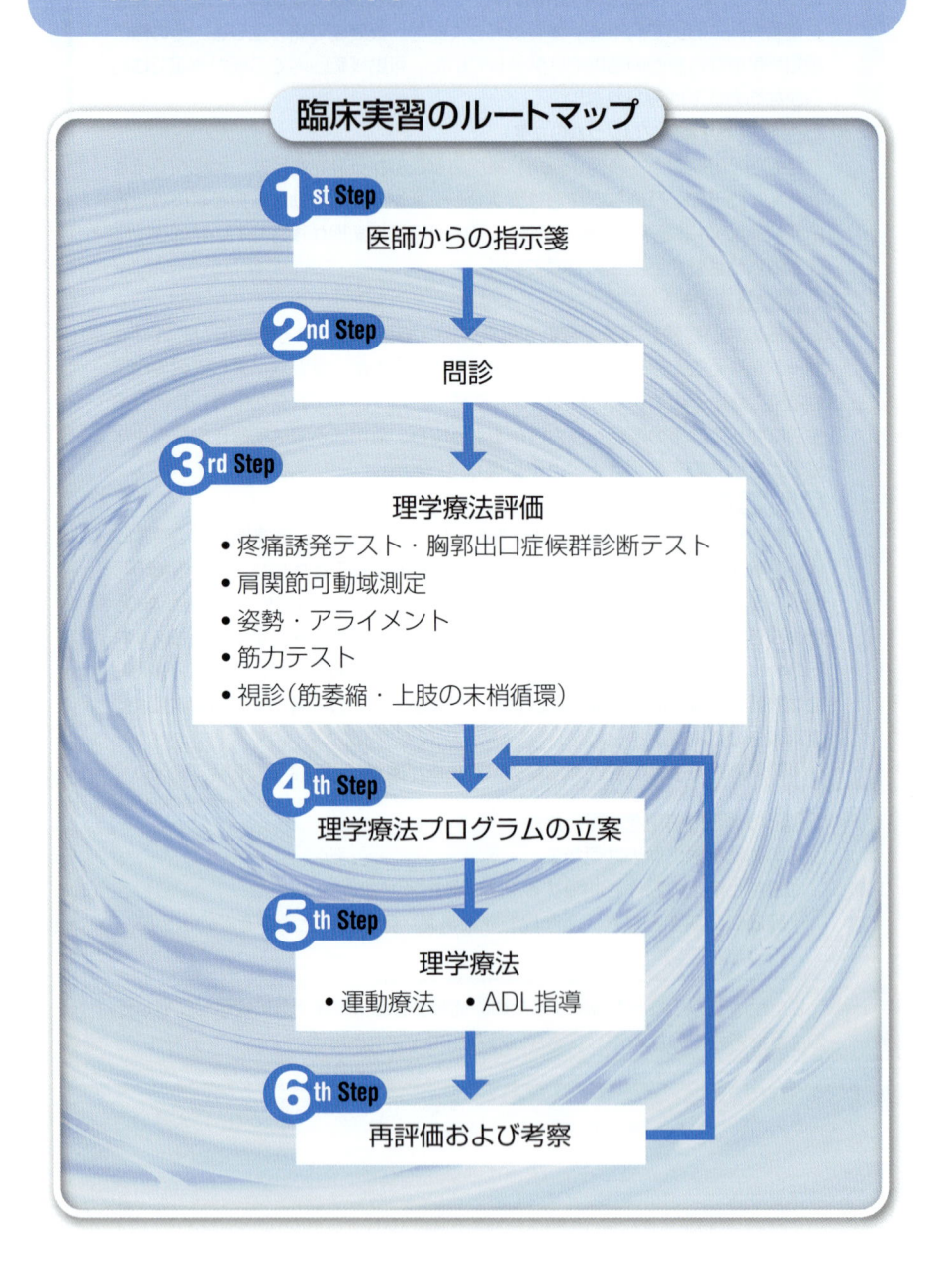

## 臨床実習のルートマップ

**1st Step** 医師からの指示箋

**2nd Step** 問診

**3rd Step** 理学療法評価
- 疼痛誘発テスト・胸郭出口症候群診断テスト
- 肩関節可動域測定
- 姿勢・アライメント
- 筋力テスト
- 視診(筋萎縮・上肢の末梢循環)

**4th Step** 理学療法プログラムの立案

**5th Step** 理学療法
- 運動療法　・ADL指導

**6th Step** 再評価および考察

## Introduction 胸郭出口症候群(TOS:thoracic outlet syndrome)とは

　頸肩腕痛をきたす症候群(表1)のなかでも頸椎疾患とならんで意外と頻度の高い疾患であり，頸肋症候群，斜角筋症候群，肋鎖圧迫症候群，過外転症候群などの別々の病態の症候群を総括する疾患名である。歴史的には胸郭出口部における神経・血管の圧迫症候群として広く認識されてきたが，機械的な外力(圧迫・牽引・摩擦など)による腕神経叢の過敏状態が主因と考えられている。男性は圧迫型，女性は牽引型が多いとの報告もある。
　診断基準を表2に示すが，多くの場合，不良姿勢が原因となっていることが多く，その改善とともに環境調整も必要になる。

**表1 頸肩腕痛をきたす代表疾患**

- 頸椎疾患
- 末梢循環不全
- 頸肩腕症候群
- 胸郭出口症候群(TOS)
- 肩関節疾患
- 肩甲骨筋痛
- Pancoast腫瘍
- 内臓疾患からの関連痛
- entrapment neuropathy

**表2 胸郭出口症候群の診断基準**

**腕神経叢圧迫型**
① 肩甲背部〜上肢にかけての神経血管圧迫症状が存在し，長時間持続するか反復性である。
② Adson，Wright，Eden各脈管圧迫テストが，レーザードップラー上で少なくとも1つが陽性であり，かつ，その際の症状の再現性あるいは増悪が認められる。
③ Morleyテストで，圧痛や上肢〜手指，背部への放散痛が認められることが多い。
④ Roosの3分間運動負荷テストが陽性である。

**腕神経叢牽引型**
① 肩甲背部〜上肢にかけての神経血管牽引症状が存在し，長時間持続するか反復性である。
② 上肢の下方ストレスで症状が増悪するが，上肢・肩甲帯を挙上保持することにより即座に症状の改善ないし消失が認められる。
③ 斜角筋三角上方部で，圧痛や上肢〜手指，背部への放散痛が認められる。

## 1st Step 医師からの指示箋

　理学療法の指示箋(処方箋)が出されたら，まずは診察担当の医師からの情報や診察時の診療録(カルテ)など，可能な範囲での情報を収集する。施設によっては，X線写真や腕神経叢造影，指尖容積脈波なども補助診断に用いているので確認する。また，頸肩腕痛をきたす症候群との鑑別を行うための疼痛誘発テストも確認しておくと，理学療法評価が円滑に遂行できる。

**図1** 理学療法指示箋の例

患者氏名：＊＊＊＊
生年月日：〇年〇月〇日（41歳）
診断名　：胸郭出口症候群
現病歴　：1年前より肩こり出現。近医にて物理療法を受けていたが，症状の改善なく，最近になり左上肢の痺れ出現。△月△日当院整形外科受診。
理学療法処方：胸郭・鎖骨の可動域改善後，肩甲帯機能訓練
備考　　：仕事：医療事務（受付），PC操作時間長い
　　　　　3年前に腰痛あり（現在は症状なし）

## 2nd Step　問診

　問診で確認する主な内容は**表3**の通り。症状の発現・増悪が日常生活のどういうときに起こるのか，特に肢位や姿勢との関係はどうかを聞き，主観的な表現についても記録しておく。

**表3** 問診

①発症要因（外傷歴，職業など）
②症状：上肢の疼痛・しびれ（多くは尺側）・脱力，頸～肩～背部の疼痛・こり，手指の血管運動障害（腫脹，色調異常）や頭痛，めまい，全身倦怠感などのさまざまな自律神経症状・いわゆる不定愁訴など
　　a）症状は持続的か間欠的か？
　　b）1日のなかで変化（強さ・場所）があるか？
　　c）悪化するあるいは軽減する動作，肢位は？
③環境調査（職場・家庭）

## 3rd Step　理学療法評価

　理学療法評価項目を**図2**，**表4**に示す。
　胸郭出口症候群の症例は姿勢や動作などから症状を発症することが多く，症状の再現性の確認が重要であり，症状を発現させるメカニズムを明確にする必要がある。特に肩甲帯は姿勢保持という状況下では体幹・下肢からの影響も受けるため，同じ検査でも姿勢や肢位を変えて検査を進める。
　姿勢観察では，胸郭出口症候群の症例はなで肩やまる肩を示すことが多く，不良姿勢をとるものが多い。安静時の立位・座位の姿勢のみではなく，作業中の姿勢も確認し，なぜその姿勢をとるのか原因を考えながら評価する必要がある。

**図2** 理学療法評価項目

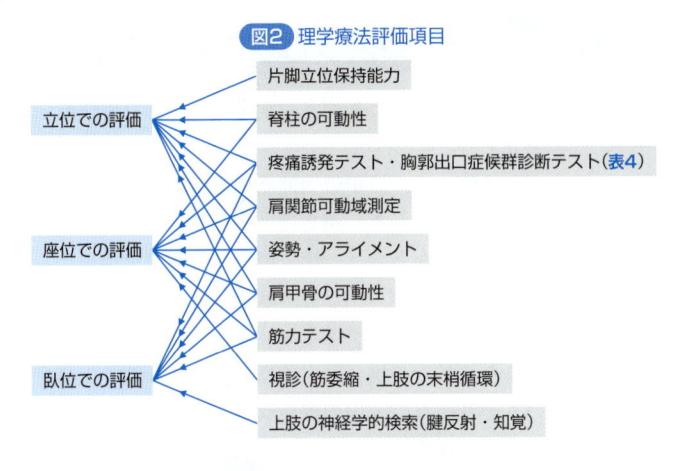

立位での評価
座位での評価
臥位での評価

- 片脚立位保持能力
- 脊柱の可動性
- 疼痛誘発テスト・胸郭出口症候群診断テスト(表4)
- 肩関節可動域測定
- 姿勢・アライメント
- 肩甲骨の可動性
- 筋力テスト
- 視診(筋委縮・上肢の末梢循環)
- 上肢の神経学的検索(腱反射・知覚)

**表4** 胸郭出口症候群診断テスト

| A. 神経圧迫テスト | |
|---|---|
| 1. 腕神経叢圧迫テスト(Morleyテスト) | 鎖骨窩上で斜角筋三角を圧迫し,腕神経叢の圧痛・放散痛の有無を判定する。放散痛のあるものを陽性とする。 |
| B. 鎖骨下動脈圧迫徴候 | |
| 1. Wrightテスト | 座位で両上肢を外転させると,90°前後で橈骨動脈の拍動が消失するものを陽性とする。 |
| 2. Adsonテスト | 座位で両手を膝に置き,深呼吸で息を止め,頸椎を過伸展し,患側へ回旋したときに,橈骨動脈の拍動が変化(減弱もしくは消失)すると陽性とする。 |
| 3. Allenテスト | 一側上肢を肩外転90°・肘屈曲90°で拍動を確認し,そのまま頭部を反対側に強制回旋したとき,橈骨動脈の拍動が減弱あるいは消失するものを陽性とする。 |
| 4. 肋鎖圧迫テスト(Edenテスト) | 座位で両肩を後下方に引いたとき,橈骨動脈の拍動が消失するものを陽性とする。 |
| 5. Attentionテスト | 立位で顎を引き,「気をつけ」の姿勢で両上肢を後方に引いたとき,橈骨動脈の拍動が消失するものを陽性とする。 |
| 6. 3分間挙上負荷テスト(Roosテスト) | 座位で両上肢を肩外転90°・肘屈曲90°に保持したまま手指を握ったり開いたりする動作を3分間継続する。健常者は遂行可能だが,本症患者は早期に疲労や疼痛が誘発される。 |
| 7. Halstedテスト | 検者は患者の後方に立って上肢を後方に引き,患者の頭を一側に傾けながら反対側の橈骨動脈の拍動が消失するものを陽性とする。 |

### スーパーバイザーの目

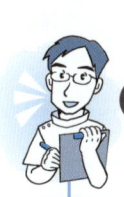

安静位で翼状肩甲様のアライメントを示している症例は多く見受けられるが,実際に運動したときに肩甲骨が胸郭上で固定することができるかが重要である。また,姿勢評価は観察のみになってしまう実習生が多い。他の機能検査(可動域や筋力など)と結びつけながら,なぜその姿勢をとるのか原因を考えると治療プログラムを立案するのが楽である。

## 4th Step 理学療法プログラムの立案

理学療法評価に基づき，病態に合わせた理学療法プログラムを立てる。

基本的には，肩甲帯周囲筋の筋活動を姿勢保持から解放することが目標となる。例えば，座位で肩甲帯周囲筋の過剰な活動が認められたときは，座位姿勢保持能力を獲得するために臥位で体幹筋にアプローチし，臥位で肩甲帯周囲筋の参加がなくても体幹筋の筋活動が得られた時点で座位での運動を選択する。

また，多くの場合外来診療で行われるので，発症に関係しているそれぞれの要因の機能改善と，治療によって改善した機能の維持を目的にホームエクササイズを指導する。

## 5th Step 理学療法

胸郭出口症候群の症例は比較的長期にわたり症状が持続し，転医を繰り返しているために不安感の強い症例が多い。まず患者の不安感を取り除くように努め，患者との良好な関係を作ることが大切である。また，十分な説明やアドバイス，治療による症状の軽減により治療意欲を引き出し，自己管理させることが重要になる。

理学療法として，筋スパズムの軽減，不良姿勢の改善，肩甲胸郭関節の機能改善に対する運動療法が中心となるが，筋スパズムの軽減のみでは対症療法となってしまう。症状を軽減する動作や予防的な体操療法などを検討するために，「2nd step 問診」「3rd step 理学療法評価」で得た情報を活用し，患者個々の病態に合わせ，身体各部からの影響を考慮した治療を選択する必要がある。

機能維持および自己管理目的にホームエクササイズ（図3）を指導することは有用であるが，単に形を模倣して回数をこなすだけではなく，目的に合致した運動が正確にできているかを確認することが重要である。

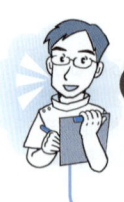

### スーパーバイザーの目

疼痛除去目的で温熱療法，頸部〜肩甲背部症状を緩和する目的で頸椎牽引を実施する施設もあるが，特に頸椎牽引については牽引型の症例では症状を増悪する場合も多いため，物理療法を選択する場合は病態を考慮する必要がある。

図3 ホームエクササイズの一例

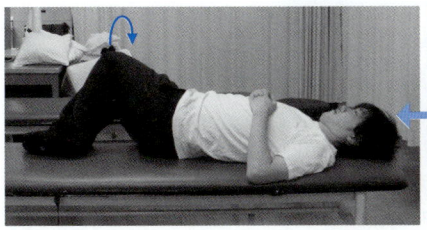

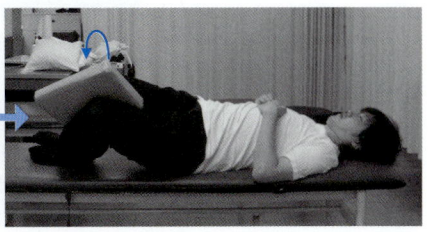

臥位でのエクササイズ
座位での動作・運動時に肩甲帯の過度な収縮が認められるときに選択。

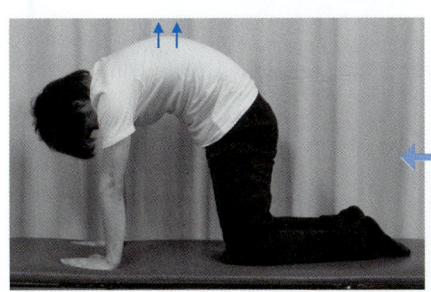

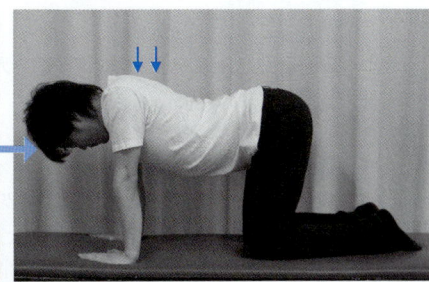

上肢荷重位でのエクササイズ
荷重した肢位にすることで認識困難な肩甲骨の運動を視覚的に確認する。

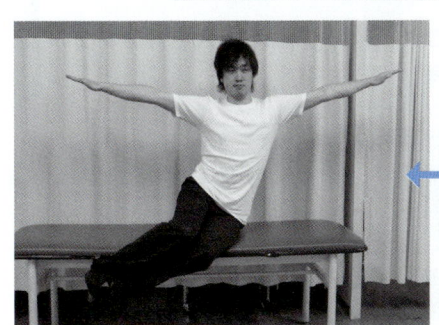

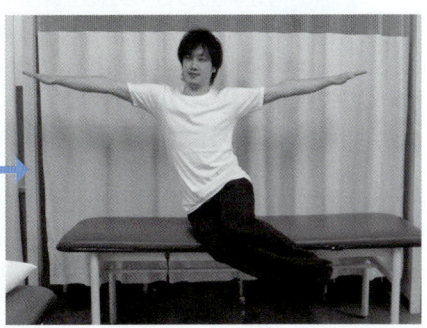

座位・立位でのエクササイズ
臥位での動作・運動時に肩甲帯の過度な収縮が認められなくなったときに選択。

## 6th Step 再評価および考察

　施行した理学療法の効果および「2nd Step」で確認した「患者の主訴」が改善されたかを評価する。改善していた場合は次の動作難度の治療プログラムに進む。改善していなかった場合，その原因をプログラム立案段階に戻って考察する。
　胸郭出口症候群の症例はホームエクササイズが中心になるため，指導したホームエクササイズが正確にできていたかを確認する。

# Case Study

## ケース概要
症例A，20歳代前半，女性。立位での頭上での動作およびドライヤー使用時に右手のしびれ・脱力感があり来院。母親が多発性筋炎にて神経内科で経過観察中であり，検査の結果，神経学的問題は否定され，胸郭出口症候群と診断された。整形外科に転科し，理学療法を開始した。

## 理学療法の流れ

### 1st Step 医師からの指示箋
頸椎疾患はないことを確認。Wrightテスト，Allenテストともに陰性。

### 2nd Step 問診
夕方のほうが症状が強い。

### 3rd Step 理学療法評価
なで肩で，お腹を突き出したような姿勢。肩甲骨外転位で内転動作が不十分。肩関節挙上角度は正常だが，肩甲骨の上方移動が不十分であり，挙上動作では体幹の正中位保持ができない。肩甲帯周囲筋の筋力は4レベルだが，体幹固定すると正常になる。

### 4th Step 理学療法プログラムの立案
体幹固定筋の機能低下により，上肢運動時に肩甲骨の運動を十分にできないため，体幹筋の機能改善後，肩甲骨の機能改善を目指す。

### 5th Step 理学療法
訓練室では体幹(胸郭)のストレッチ，肩甲骨の上方回旋運動改善を中心に実施した。自主トレとして，四つ這い位での肩甲骨の運動を，体幹筋と肩甲骨を意識させて実施した。

### 6th Step 再評価および考察
訓練開始2週後より頭上動作での脱力感が軽減したため，四つ這い位での運動から座位での側方リーチ動作に変更して指導。腹筋を意識すると上肢動作でのしびれ・脱力感がないことは自覚できた。

## 症例報告のポイント
胸郭出口症候群の症例は不良姿勢を呈することが多いが，特に動作・作業時の姿勢を再現することで症状発生状況を確認し，しびれや脱力感が改善する姿勢も検索しておく必要があり，その変化についても記載する。

多くの場合，肩甲骨の可動性低下が症状発生に関与しているが，それは姿勢保持機能にかかわる体幹・下肢機能の影響を受けるので，体幹・下肢機能の評価結果から肩甲骨の可動性および姿勢に与える影響について，どのような流れで評価し，考察したかを詳細に説明する必要がある。

〈尾﨑尚代〉

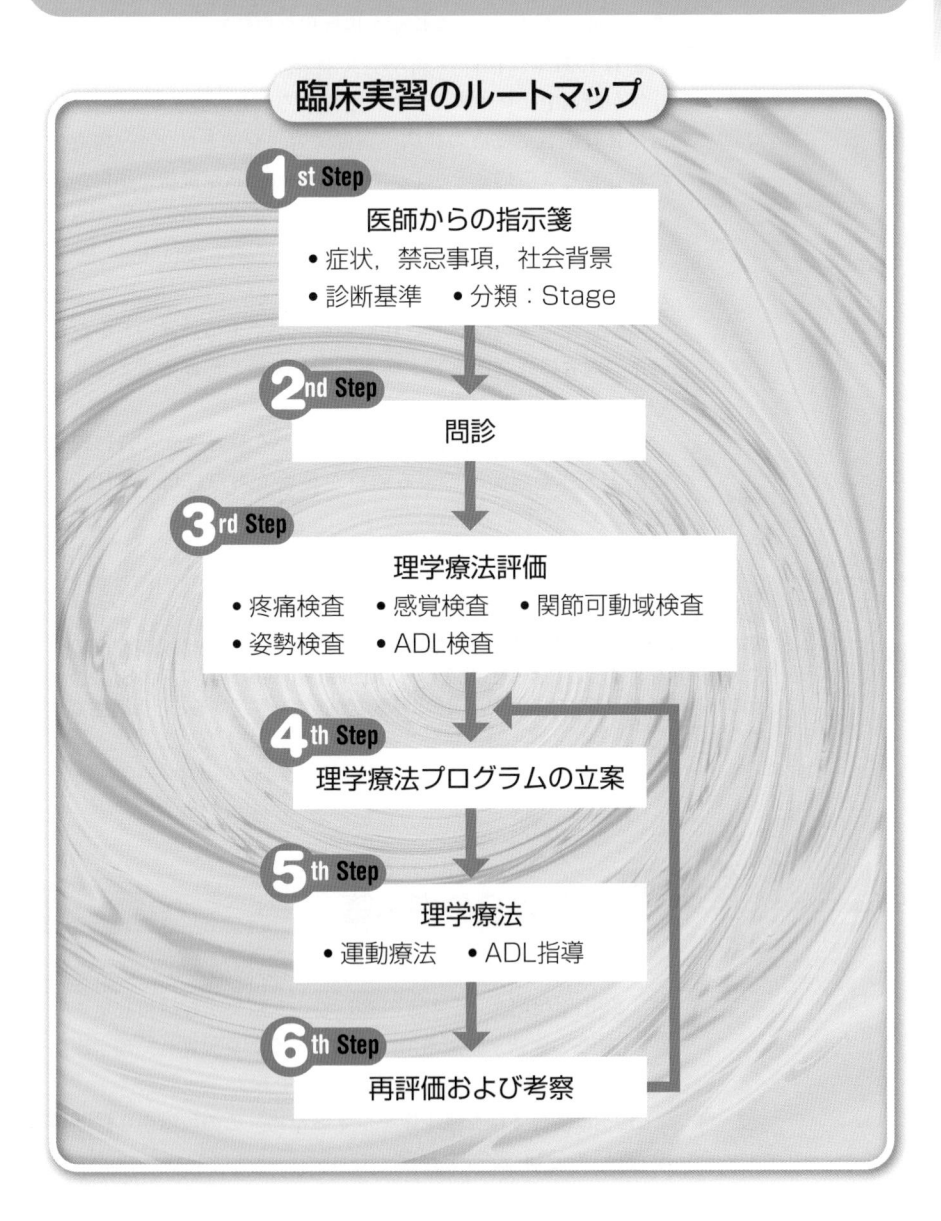

# II 臨床実習実技編／骨関節障害領域

## 複合性局所疼痛症候群（CRPS）

### 臨床実習のルートマップ

**1st Step** 医師からの指示箋
- 症状，禁忌事項，社会背景
- 診断基準　• 分類：Stage

**2nd Step** 問診

**3rd Step** 理学療法評価
- 疼痛検査　• 感覚検査　• 関節可動域検査
- 姿勢検査　• ADL検査

**4th Step** 理学療法プログラムの立案

**5th Step** 理学療法
- 運動療法　• ADL指導

**6th Step** 再評価および考察

## Introduction 複合性局所疼痛症候群とは

複合性局所疼痛症候群（CRPS：complex regional pain syndrome）は，外傷などより引き起こされる感覚系，運動系，自律系の病的変化によって発症する慢性疼痛症候群である．CRPSの名称は1994年に国際疼痛学会で提唱され，**complex**は臨床症状が経過中にダイナミックに変化すること，つまり炎症症状，自律神経症状，皮膚の症状，運動障害，ジストロフィー様変化が複合し起こる病態を示し，**regional**は症状が最初に損傷が起こった部位を超え，より広い分布を示すような領域に起こることを意味しており，この症候群の特徴である（Stanton-Hicks, 1995）．

病態メカニズムは解明されていないが，末梢神経系と中枢神経系の両者に異常が生じ，病的な相互関係を形成するとされている（Jänig, 2003）．

CRPSの治療では学際的アプローチが有益とされ，特に理学療法士・作業療法士による治療が重要である（Stanton-Hicks, 2002）．

> **診療のヒント**
>
> **痛み体験**
> 痛みの知覚は，感覚－識別的側面，感情－情動的側面，認知－評価的側面の3つの側面を有することが知られている（Melzack, 1999；仙波, 2008）．患者の痛み体験を理解するうえで，この3要素の関連性を整理することは有益である．

## 1st Step 医師からの指示箋

理学療法の指示箋に対応して，主科の医師，リハビリテーション担当の医師，看護師，そして，カルテから情報収集を行う．CRPSの症状，禁忌事項，社会背景などを整理し，理学療法の指示の目的および目標を医師に確認する．

CRPSは多種多様な臨床像を呈するため，この段階から**診断基準**（表1）や**分類**（表2）を整理しておく．

**表1　CRPS診断基準（国際疼痛学会，1994）**

### CRPS type I
①侵害性事象（組織の損傷や身体の部位を動かさない時期）があること
②予想される通常の損傷治癒と比べ不釣り合いな症状を呈すること（激しい痛みの出現と持続，痛覚過敏あるいはアロディニア）
③侵害性事象後の経過中に疼痛部位に浮腫，皮膚血流の変化，あるいは発汗機能異常のいずれかがあること
④上記の症状や機能異常が他の理由で説明できないこと
※②〜④は必ず満たすこと

### CRPS type II
①神経損傷後の慢性的な痛み，アロディニア，痛覚過敏があること
②原疾患に対して不均衡な持続痛，アロディニア，痛覚過敏を呈すること
③上記の症状や機能異常が他の理由で説明できないこと
※上記のすべてを満たすこと

**表2　CRPS分類**

### Stage分類（Bonica，1990）
第Ⅰ期：急性期，症状は傷害部位に限局する。疼痛，腫脹，皮膚温上昇，発汗過多を示す。
第Ⅱ期：栄養障害期，発症から3〜6カ月，症状は拡大を示す。疼痛増強，皮膚温低下，栄養障害が出現する。
第Ⅲ期：萎縮期，疼痛軽減する。皮膚温低下は継続，萎縮性変化が目立つ。
※この分類に否定的な意見もある（Bruehl，2002）。

## 2nd Step　問診

自覚症状の確認のために問診を行う（白井，2010）。

- CRPSの場合，疼痛が主訴である。疼痛とADL制限の関係を整理し，ADLにおける目標を共有する。
- 各問診項目について，自覚症状の「あり・なし」および**陽性身体領域**の問診を行う。
- 感覚項目：自発痛，誘発痛[*1]，感覚鈍麻
- 運動項目：運動感覚異常，運動・身体イメージ異常
- 姿勢項目：姿勢の歪み，姿勢維持障害，筋過緊張

### 用語アラカルト

**[*1] 誘発痛**
痛覚過敏とアロディニアに分けられる。痛覚過敏は痛み刺激に対する感受性が亢進した状態。アロディニアは通常，痛みを感じない刺激によって生じる痛み。閾値の低下，刺激と反応の様式が異なる（日本ペインクリニック学会，2010）。機械刺激，温熱・寒冷刺激，深部刺激などが引き金となる（Jänig，2003）。運動療法の大きな阻害因子となる。

## 3rd Step 理学療法評価

他覚所見の確認のために検査を行う(白井，2010)。

- CRPSでは，しばしば罹患肢を越えて**症状拡大**が起こる。そのため，各検査項目について，全身の検査を行う。
- 疼痛検査：視覚アナログスケールを使用し，現在・動作時・1日平均・1週間平均の疼痛強度を評価する。
- 感覚検査：ブラッシング検査を行い，機械的アロディニア，感覚鈍麻を評価する。
- 運動検査：自動関節可動域検査，運動パターンを評価する。
- 姿勢検査：基本姿勢のアライメント(鉛直性，対称性)，姿勢修正時の誘発痛を評価する。
- ADL検査：**疼痛生活障害尺度**(有村，1997)を使用し，ADLでの苦痛を評価する。

**痛みの心理的な影響**
痛みが慢性的になれば，心理的な影響を受ける。この評価として，外来患者用不安抑うつテスト(Zigmond, 1983；北村, 1993；東, 1996)は活用しやすい。この結果を他職種で共有することが重要である。

## 4th Step 理学療法プログラムの立案

**基本動作獲得**を目標に，理学療法プログラムを立案する。この立案には，問診および検査結果を統合し，**仮説**を立てる作業が必要となる。問題点の関連性・優先順位(仮説)を整理し，機能障害の軽い部位から運動を開始する。

## 5th Step 理学療法

図1に，膝関節を初発部位とする下肢CRPSの運動療法場面を示した(白井，2010)。下肢に対する体幹の分節的運動 → 足部の副運動 → 膝関節の分離運動 → 立位バランスの促通へと進めていく。

**ADL指導**は，基本動作において，痛みを増強する姿勢や運動パターンを患者自身に認識させることが重要である。

**図1** 下肢CRPSの運動療法場面

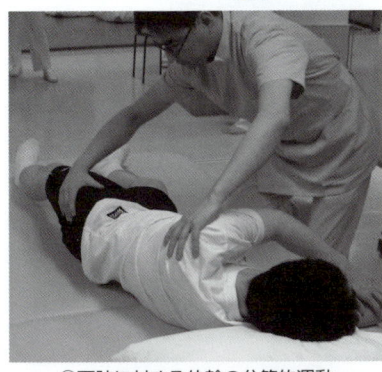

①下肢に対する体幹の分節的運動

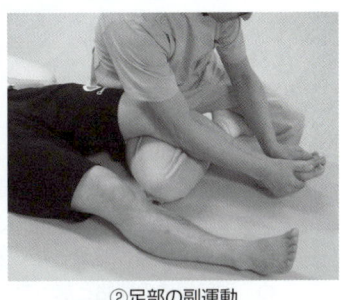

②足部の副運動

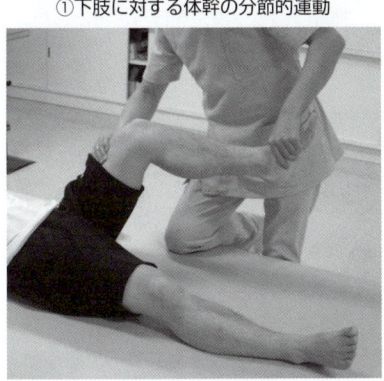

③膝関節の分離運動

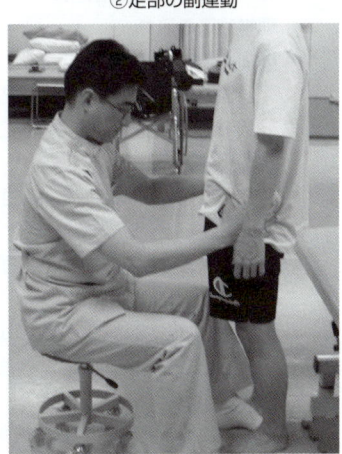

④立体バランスの促通

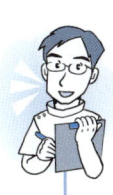

### スーパーバイザーの目

CRPSは外傷などの後，通常の治癒過程とは異なり，痛みが遷延し不釣り合いに強いことを特徴とする。このことは患者にとって，受け入れがたい現実となる。医療不信に陥る場合もあり，病状の説明には慎重を期する。主治医からの説明内容を事前に確認し，不用意な発言を避ける。

## 6th Step 再評価および考察

　運動療法中や直後に，**疼痛悪化**がみられていなくても，その数時間後や夜間に悪化することも多い。その場合は，主治医と相談し運動療法後の**疼痛緩和療法**を検討する。
　考察は，運動療法により改善が得られた内容について，なぜ効果が得られたかを医学的に深める。

# Case Study

## ケース概要
　症例A，20歳代後半，女性。交通外傷により左膝を損傷，近医を受診し打撲と診断された。その後1カ月間，膝関節の激しい疼痛，熱感，腫脹が続き，**ペインクリニック**を受診，CRPSと診断された。神経ブロック療法を受け，安静時痛，熱感，腫脹が軽減した。左膝関節可動域制限，歩行障害が残存しているため，理学療法の開始となった。

## 理学療法の流れ

### 1st Step 医師からの指示箋
　目標は歩行の獲得。理学療法後に神経ブロック療法を行うこととした。医師に左膝関節運動を愛護的に行うことを確認した。

### 2nd Step 問診
　立位での左膝関節荷重痛が主訴であった。痛みは腰背部に広がっていた。

### 3rd Step 理学療法評価
　機能障害は左下肢および下部体幹に認められ，立位での活動や歩行に影響していた。

### 4th Step 理学療法プログラムの立案
　仮説として問題の重さを，腰椎＜股関節＜足部＜膝関節とした。

### 5th Step 理学療法
　下肢に対する体幹の分節的運動 → 足部の副運動 → 膝関節の分離運動 → 立位バランスの促通へと進めた。

### 6th Step 再評価および考察
　歩行能力の改善が得られた。成功した要因は，機能障害の軽い部位から段階付けて運動療法を進めたこと，運動療法後に神経ブロック療法を行い，治療後の疼痛悪化を防ぐことができたことが考えられた。

## 症例報告のポイント
　全身の機能障害と能力低下の関係を整理し，理学療法の整合性を明確にする。**学際的アプローチ**の観点から医師，看護師，作業療法士との連携も記載する。

※本内容は，痛みの理学療法学研究会において検討された成果を含んでいます。

〈白井　誠〉

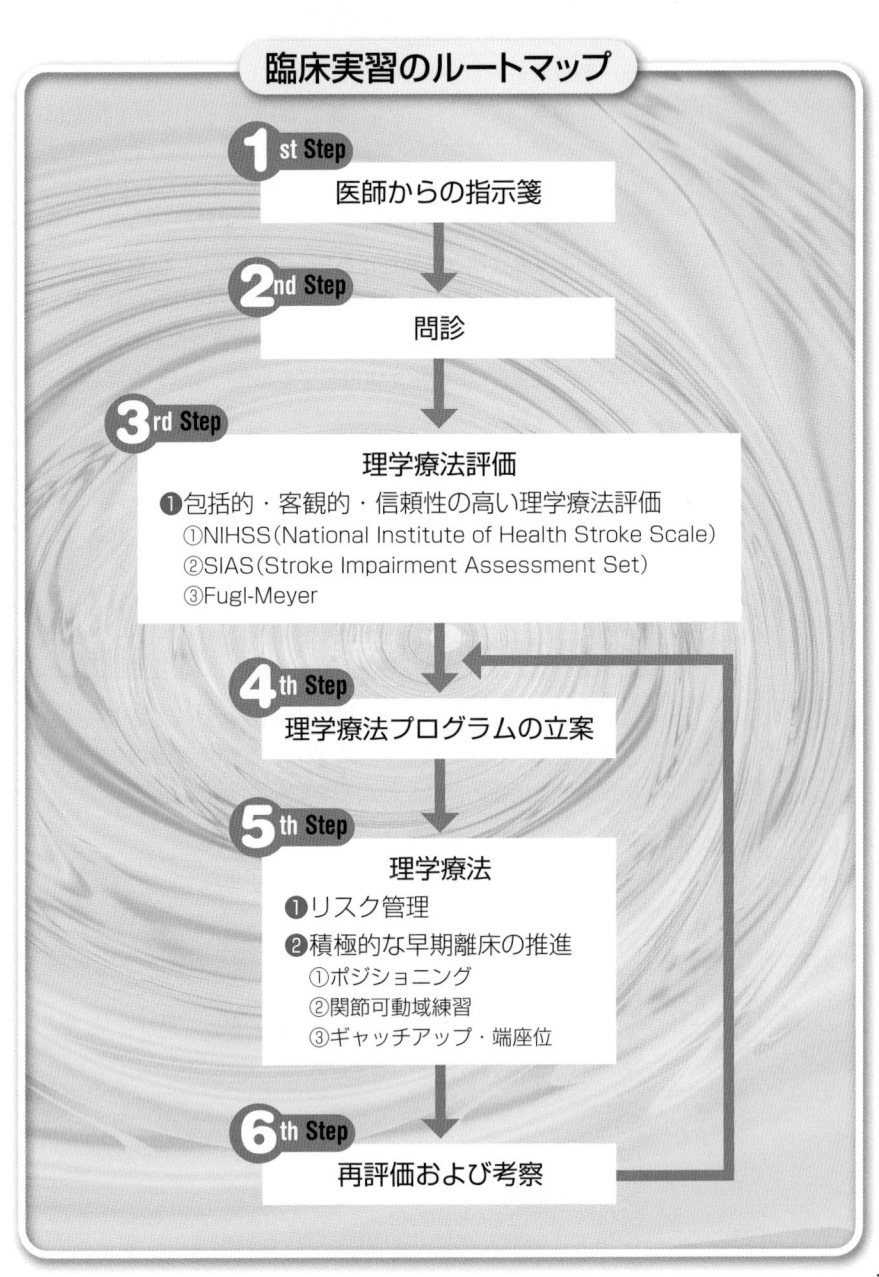

# II 臨床実習実技編／中枢神経障害領域

## 脳卒中—急性期

### 臨床実習のルートマップ

**1st Step** 医師からの指示箋

**2nd Step** 問診

**3rd Step** 理学療法評価
❶包括的・客観的・信頼性の高い理学療法評価
　①NIHSS（National Institute of Health Stroke Scale）
　②SIAS（Stroke Impairment Assessment Set）
　③Fugl-Meyer

**4th Step** 理学療法プログラムの立案

**5th Step** 理学療法
❶リスク管理
❷積極的な早期離床の推進
　①ポジショニング
　②関節可動域練習
　③ギャッチアップ・端座位

**6th Step** 再評価および考察

## Introduction 脳卒中―急性期とは

　脳卒中は脳の急激な循環障害による意識障害と運動麻痺により身体機能の障害を生じさせ，ADLやQOLの低下を引き起こす。1990年に米国のNINDS(National of Neurological Disorders and Stroke)は脳卒中を4種類の病型(脳梗塞・脳出血・くも膜下出血・動静脈奇形による頭蓋内出血)に分類した(NINDS-Ⅲ)。病型別の頻度は，脳梗塞78%・脳出血15.5%・くも膜下出血6.5%であり，頻度の高い脳梗塞はその臨床カテゴリにより，①アテローム血栓性，②心原性塞栓症，③ラクナ梗塞，④その他の4種類に分類される。

　いわゆる**急性期とは発症から2〜4週**をさし，脳血流循環の不安定な時期である。しかし，発症後1週以内のリハビリテーション(以下リハ)の早期開始は，機能的予後を良好なものにする。そのため，近年では**stroke unit**[*1]での積極的なリハを実施する施設が増えている。

### 用語アラカルト

**\*1　stroke unit(SU)**
多職種で構成する脳卒中専門チームが急性期からリハを含めた治療を一貫して行う病棟。

## 1st Step　医師からの指示箋

　医師からの指示箋(リハ処方箋)が出されたら，臨床症状やリスクも含め全体像を把握するために，医師や看護師などの関連職種からも積極的に医学的情報を収集する(表1)。

**表1　リハに必要な医学的情報**

①問診(主訴，現病歴，既往歴，生活習慣，家族歴など)
②内科的診察所見
　・バイタルサイン(意識，血圧，脈拍，体温，呼吸)
　・基礎疾患などリハ実施上のリスクや禁忌事項の確認
③神経学的所見および各種検査所見(スケールなど)
④頭部画像所見(CT，MRI，MRAなど)
⑤内科的(血栓溶解療法[*2])および外科的治療所見
⑥投薬内容

### 用語アラカルト

**\*2　血栓溶解療法**
2005年に認可された組織型プラスミノゲンアクチベータ(t-PA)による発症後3時間以内の脳梗塞に対する治療法である。NIHSSの点数(表2)が治療の適応基準の1つである。

**図1** 医師からの指示箋（リハ処方箋）（記載例）

| | |
|---|---|
| 患者ID：＊＊＊＊ | 患者氏名：＊＊＊＊ |

主訴　　　　：右半身の痺れ，歩行障害
現病歴　　　：○月○日帰宅中に右下肢のしびれと歩きにくさが出現
既往歴　　　：なし
身体所見　　：身長145cm，体重50kg，血圧172/91mmHg，脈拍82bpm
神経学的所見：NIHSS 5，意識クリア，Barré徴候（＋），Babinski（＋），運動障害・感覚障害・歩行障害（＋），Romberg徴候（＋）
頭部CT・MRI：左内包〜放線冠に低吸収領域（＋）。左視床膝状体動脈に沿う梗塞像であり，病巣の直径は1.5cm未満でラクナ梗塞
リハ依頼目的：麻痺は比較的軽度ですが，バランス障害あり転倒の危険があります。実用的な歩行の獲得が目標です。

*臨床実習実技編／中枢神経障害領域*

## 2nd Step　問診

急性期では意識障害や体力低下などによる疲労への配慮から十分な問診が行えないことがある。「1st Step 医師からの指示箋」での情報を把握したうえで，**本人だけでなく家族にも問診を行い，治療への参加を促す**。一般的な問診内容を以下に示す。

①主訴　　　　　　　　：本人・家族の訴え，要望，希望など
②個人的・社会的情報：仕事，趣味，家族構成，住環境など

問診も理学療法評価の一部としてとらえ，全身状態の確認だけでなく会話能力や姿勢の変化や反応も注意深く観察する。

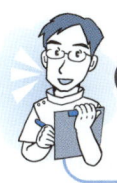

### スーパーバイザーの目

相手への配慮と思いやりのある問診により，有益な情報の収集と信頼関係（ラポール）を構築することが重要である。

## 3rd Step　理学療法評価

急性期の理学療法評価は全身状態が不安定であるため，十分な時間をかけた評価は行いづらく，実習生にとっては不安や戸惑いを感じることも多い。したがって，評価は簡便かつ客観的で信頼性の高いもの（**表2**）が実施されるべきであり[1]，得られた

情報から全体像(障害像)を把握し問題点を明確にする。

表2 脳卒中-急性期における包括的総合評価

| | |
|---|---|
| NIHSS | 意識, 瞳孔反射, 注視, 視野, 顔面神経, 上肢運動, 下肢運動, 足底反射, 失調, 感覚, 無視, 構音, 失語症を0点から2〜4点で評価する。 |
| SIAS | 麻痺側運動機能, 筋緊張, 感覚, 関節可動域, 疼痛, 体幹機能, 高次脳機能, 非麻痺側機能からなる機能障害の総合評価 |
| Fugl-Meyer | 上肢運動機能66点, 下肢運動機能34点, バランス14点, 感覚24点, 関節可動域・疼痛88点からなる脳卒中の総合評価 |

(脳卒中合同ガイドライン委員会:脳卒中治療ガイドライン, 協和企画, 2009.より引用)

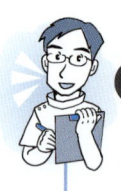

### スーパーバイザーの目

実習生の評価は, 単なる検査測定で終わりがち。結果から何がわかるのかを考えることが欠かせない。全身状態が良好であれば, 随意性, 筋緊張, バランス能力, 基本動作, ADL評価などICFに基づいた詳細な評価を実施する。

## 4th Step 理学療法プログラムの立案

「1st〜3rd Step」の情報をもとに全体像をとらえ, 予後を予測し明確な目標を設定する。プログラムの一般的な原則は, 廃用症候群の予防と早期離床であり, 1週間単位を目安に立案する(図2)。

図2 脳卒中-急性期における理学療法プログラム(例)

**目標**:発症後2週でリハ室に出療する。

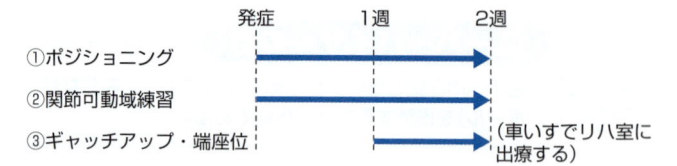

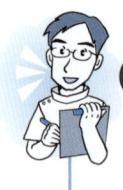

|  | 発症 | 1週 | 2週 |
|---|---|---|---|
| ①ポジショニング | →→→→→→→→→ | | |
| ②関節可動域練習 | →→→→→→→→→ | | |
| ③ギャッチアップ・端座位 | | →→→→→ | (車いすでリハ室に出療する) |

### スーパーバイザーの目

臨床場面では, 呼吸や血圧管理など生命機能への対応が優先的に考慮される場合もあれば, 早期からの積極的な神経生理学的アプローチやADL練習(起居動作練習・歩行練習)が必要な場合もあるため, 全体像をしっかりとらえたうえで立案する。

# 5th Step 理学療法

発症後早期からの積極的なリハは，機能的予後を良好なものにする。そのため，急性期では**徹底したリスク管理**（表3）を行いながら，「4th Step 理学療法プログラムの立案」で立案したプログラムを実施しなければならない。表4に急性期における一般的なプログラムを示す。

### 表3 リスク管理-離床の開始および中止基準

| 基準 | 内容・方法 |
|---|---|
| 離床開始 | ①意識障害が軽度（JCS1桁以下）であり，入院後24時間神経症状の増悪がなく，運動禁忌の心疾患のない場合に開始する[2]。<br>※顔色や自覚症状（めまい・悪心・気分不良など）を含めた全身状態を確認する。 |
| 中止基準 | ①意識や反応が鈍くなったとき[3]<br>②収縮期血圧の20mmHg以上の低下[4,5]<br>※自覚症状が出現した際には，他覚所見と合わせて総合判断する[6]。 |

### 表4 急性期における一般的プログラム

| プログラム | 内容・方法 | 禁忌・備考 |
|---|---|---|
| ①ポジショニング（図3①） | 枕やクッションなどで良肢位（機能的肢位）を保持する。 | 体位交換を2時間ごとに行い，褥創を予防する。 |
| ②関節可動域練習（四肢・体幹）（図3②） | 関節を包むように把持し，他動的・愛護的に行う。 | 筋緊張が低下している場合は，牽引ではなく圧縮する。 |
| ③ギャッチアップ・端座位（図3③） | 30°・45°・60°・90°の順に行い，各段階が20分可能になれば角度を上げる[4]。 | 開始前・直後・2・5・10・15・20分後のバイタルサインを確認する[4]。 |

> **診療のヒント**
> この時期の関節可動域練習は，他動的・愛護的に行うことが原則であるが，全身状態が良好であれば，より積極的な治療が必要であり，神経生理学的アプローチなども有効に用いる。

> **スーパーバイザーの目**
> - 急性期における麻痺側への積極的な治療介入は，機能的予後を良好なものにできるという点で，非常に有効かつ重要であることを忘れてはいけない。
> - 急変が生じた場合は，迷わずスーパーバイザーへ報告する。

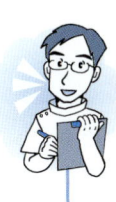

**図3** 急性期における一般的プログラム（右片麻痺例）

①ポジショニング

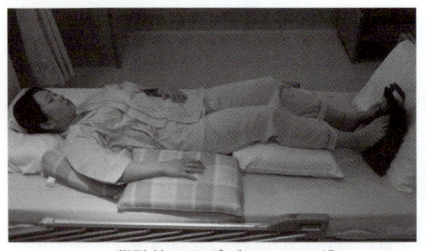

a. 背臥位でのポジショニング 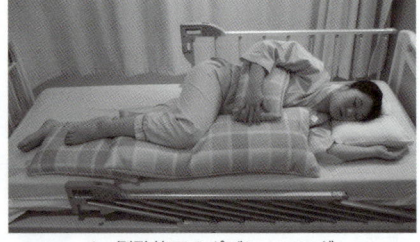　　　　b. 側臥位でのポジショニング

背臥位(a)だけでなく側臥位(b)でも，枕やクッションなどでポジショニングを行い，良肢位(機能的肢位)を保持する。その際には，肩関節の亜脱臼を予防するために肩甲帯全体を支持したり，足関節の尖足を予防するために砂嚢などで背屈位に保持することが重要である。

②関節可動域練習（足関節）と神経生理学的アプローチ（肩関節）

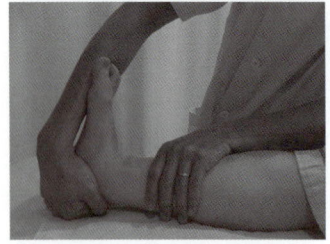

a. 関節可動域練習（足関節）　　　b. 神経生理学的アプローチ（肩関節）

関節を包むように把持し，他動的・愛護的に行う。

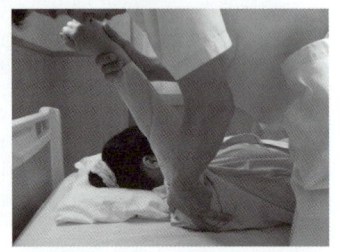

麻痺の改善・随意性や支持性の向上を目的に，関節の圧縮など神経生理学的アプローチにより運動機能の促通を図る。

③ギャッチアップ

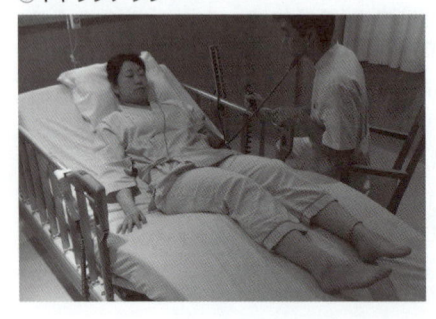

起立性低血圧に注意しながら，ギャッチアップ30°を実施している様子。実施中は，患者の反応を注意深く観察する。

## 6th Step 再評価および考察

　　　今まで行った理学療法を振り返り，「患者の希望を満たすことができたか？」「プログラムは適切であったか？」を考察する。そのうえで，プログラムの継続・変更・追加を検証し，その後の回復期や維持期も含めた理学療法に結び付ける。

## Case Study

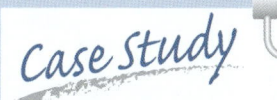

### ケース概要
症例A，60歳代前半，女性。〇年〇月〇日に歩行障害の出現にて当院を受診し，MRIにて延髄左内側の梗塞巣を認め入院となる。

### 理学療法の流れ

**1st Step** 医師からの指示箋

意識清明で麻痺の増悪もないが，血圧が不安定である。

**2nd Step** 問診

以前のように普通に歩けるようになりたい。

**3rd Step** 理学療法評価

NIHSS 5，BRS Ⅰ，起居動作は起立性低血圧のため不可。

**4th Step** 理学療法プログラムの立案

全体像を把握した後，目標を"発症後2週で端座位保持を獲得する"とし，リスク管理下で神経筋再教育を行いながらの関節可動域練習と起居動作練習を行う。

**5th Step** 理学療法

プログラムを積極的に行った結果，NIHSS 3，BRS Ⅱとなり，起立性低血圧も消失し，早期離床が可能になった。そこで，目標を"歩行の獲得"とし，プログラムもより積極的な内容に修正した。その結果，バランス能力に課題を残しつつも介助による四点杖歩行が可能となり，リハ専門病院への転院となった。

**6th Step** 再評価および考察

発症後早期からリハを開始できたことで，全身状態や機能障害の改善も予想以上に良好であり，目標をさらに高く設定でき，円滑に回復期へ移行することができた。

### 症例報告のポイント
症例報告の一般的な原則は，症例紹介や理学療法の経過と問題点の正確な伝達にある。急性期ではそれらに加え，リスク管理をしながら廃用症候群の予防や早期離床を目指して何を行ったかについて報告することが重要である。

■参考文献
1）脳卒中合同ガイドライン委員会：脳卒中治療ガイドライン，協和企画，2009．
2）原　寛美：脳卒中急性期における訓練内容と開始時期－全身管理の要点．MB Med Reha, 1: 9-14, 2001.
3）近藤克則：急性期リハビリテーションの安全管理．総合リハ，23: 1051-1057, 1995.
4）今井　保・尾谷寛隆・山口武典：急性期脳血管障害の理学療法．PTジャーナル，24(5): 300-305, 1990.
5）山口武典 監，今井　保・峰松一夫 編：DVDで学ぶ脳血管障害の理学療法テクニック－病巣病型別アプローチがわかる動画73，p.35-42, 南江堂, 2010.
6）近藤克則, 大井通正：脳卒中リハビリテーション 早期リハからケアマネジメントまで 第2版, p.63-67, 医歯薬出版, 2006.

〈石黒幸治〉

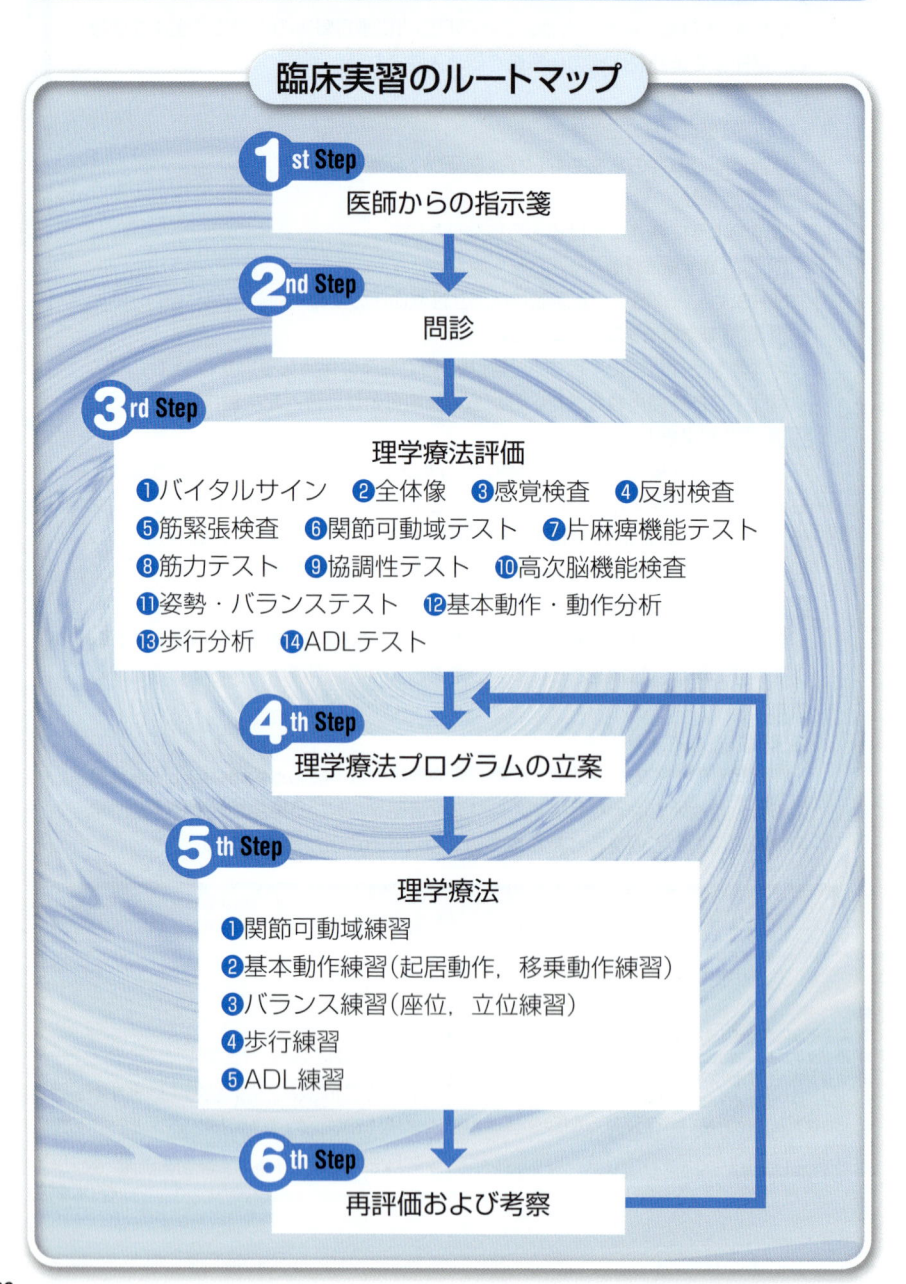

# II 臨床実習実技編／中枢神経障害領域

# 脳卒中―回復期

## 臨床実習のルートマップ

**1st Step**
医師からの指示箋

**2nd Step**
問診

**3rd Step**
理学療法評価
① バイタルサイン ② 全体像 ③ 感覚検査 ④ 反射検査
⑤ 筋緊張検査 ⑥ 関節可動域テスト ⑦ 片麻痺機能テスト
⑧ 筋力テスト ⑨ 協調性テスト ⑩ 高次脳機能検査
⑪ 姿勢・バランステスト ⑫ 基本動作・動作分析
⑬ 歩行分析 ⑭ ADLテスト

**4th Step**
理学療法プログラムの立案

**5th Step**
理学療法
① 関節可動域練習
② 基本動作練習（起居動作，移乗動作練習）
③ バランス練習（座位，立位練習）
④ 歩行練習
⑤ ADL練習

**6th Step**
再評価および考察

## Introduction 脳卒中―回復期とは

　脳血管障害は，頭蓋内で脳が灌流する血管あるいは血行動態の病的変化によって，虚血あるいは出血をきたし脳に影響を及ぼす疾患の総称である。特に急激に発症する脳の神経徴候を主体とした症候群を脳卒中という。大別して出血と梗塞がある。頭蓋内出血は脳内出血，くも膜下出血，その他の出血に分けられる。脳梗塞は脳血栓と脳塞栓に分けられる。その他24時間以内に神経症状が消失する一過性虚血発作は，脳梗塞の前駆症状として有名である[1]。

　回復期リハビリテーションは，リハビリテーションチームによる集中的かつ包括的なリハビリテーションである。急性期リハビリテーションに引き続いて，さらに積極的なリハビリテーションを行うことにより，その効果が期待できる患者に対して，セルフケア，移動，コミュニケーションなど，**能力の最大限の回復**および**早期の社会復帰**を目指す[2]。

## 1st Step 医師からの指示箋

　指示箋(処方箋)の内容を確認し，医師，看護師，カルテなどから情報収集を行う。

> ①診断名および障害名
> ②現病歴，既往歴
> ③**画像所見**：CT・MRI所見
> ※**脳機能局在から病巣を理解することが重要**であり，脳病巣の局所徴候の理解は予想される症状と今後の回復の可能性を考えるうえでも重要となる。

## 2nd Step 問診

表1 問診の内容

| | |
|---|---|
| ①主訴，ニーズ | リハビリテーション治療および目標の立案に重要な項目である。 |
| ②生活歴，病前の生活・ADL状況 | 患者は病前の生活の延長線上に目標を置き，その状態に回復することを望むのが自然である。より具体的な治療計画・目標設定を行うためにも，今後の生活を具体的にシミュレーションすること，「**その人らしさ**」を把握することが重要となる。 |
| ③社会的背景 | 職業，患者家族の状況，キーパーソンの有無と今後の受け入れ状況，患者を取り囲む環境をより詳細に把握すること。 |

### ◎他部門情報

他職種より専門的な情報を収集する。

**表2** 他部門情報

| 医師 | 患者の術式，リスク管理，予後に関する情報 |
|---|---|
| 看護師 | 患者の病棟生活・しているADLの状況 |
| 作業療法士 | 患者のパーソナリティ，高次脳機能，精神機能，ADL能力などの評価と治療プログラムおよび目標 |
| 言語聴覚士 | 高次脳機能，言語機能，摂食・嚥下機能などの評価と治療プログラムおよび目標 |

## 3rd Step 理学療法評価

**表3** 理学療法評価

| バイタルサイン | 回復期において再発予防は重要である。特に高血圧，心疾患を合併している患者も多く，リスク管理は重要であり血圧，脈拍の測定は必須。評価・治療時，治療前後の測定が必要。 |
|---|---|
| 全体像 | 患者の身体機能面のみならず精神機能面や性格，意欲など患者の特徴・全体的な印象を把握する。 |
| 感覚検査 | 表在，深部感覚を検査。脳卒中患者の障害側では感覚低下をきたすことが多く，**感覚異常**も筋緊張同様日常生活動作に影響を与える。 |
| 反射検査 | 表在，深部反射，病的反射検査を総合して錐体路障害の有無を判断する。表在反射の消失と病的反射の出現は錐体路障害を示唆する。複数の検査結果と左右差により病的意義をつける。 |
| 筋緊張検査 | 静止時，動作時，他動運動により評価する。**筋緊張異常**は姿勢，動作に大きな影響を与える。脳卒中患者のプログラムの立案上重要な評価項目の1つである。 |
| 関節可動域テスト | 関節可動域制限により姿勢および動作は大きな影響を受ける。可動域制限の原因は各種検査結果を統合して考えること。 |
| 片麻痺機能テスト | Brunnstrom stageは段階的な障害の程度を把握するのみならず，運動を詳細に観察し随意運動を評価することが重要である。 |
| 筋力テスト | 脳卒中患者は共同運動の出現により正確な評価は困難であるが，分離運動が可能なレベルでは参考となる。非麻痺側の筋力は信頼性も高い。 |
| 協調性テスト | 不随意運動失調症状の有無を確認。協調運動障害を評価する。 |
| 高次脳機能検査 | 失語，失行，失認などの**高次脳機能障害**は日常生活動作に大きな影響を与え，能力回復の阻害因子となることが多い。 |

（次頁へ続く）

| | |
|---|---|
| 姿勢・バランステスト | 静的アライメントとして頭部，肩甲帯脊柱，体幹，骨盤帯の姿勢を評価する。立ち直り反応，**バランス反応**の評価も動作，歩行能力との関連性も高く重要である。 |
| 基本動作・動作分析 | 起居動作の自立度と動作の特徴とその原因を評価結果と統合解釈する。 |
| 歩行分析 | 歩行形態と自立度を評価。正常歩行から逸脱している部分を抽出，評価結果を統合して原因を追究する。 |
| ADLテスト | Barthel indexを活用。日常生活動作を実際に行ってもらい，食事，移動，整容　排泄，更衣，歩行能力などを評価。また病棟での「しているADL」を確認する。 |

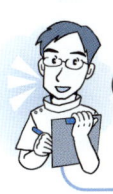

### スーパーバイザーの目

評価を行う際はそれぞれの検査・テストの関連性を考慮して順序を決めて実施しなければならない。

**表4** 評価法の内容要約

| | |
|---|---|
| Brunnstrom stage | 中枢神経麻痺の運動パターンによる評価法。上肢，手指，下肢それぞれをStage 1：完全麻痺からStage 6：分離運動可能までの6段階に評価する。 |
| Stroke Impairment Assessment Set(SIAS) | 麻痺側運動機能，筋緊張，感覚，関節可動域，疼痛，体幹機能，高次脳機能，非麻痺側機能からなる機能障害の総合評価。 |
| 脳卒中重症度スケール (JSS) | 意識，言語，無視，視野，眼球運動，瞳孔，顔面麻痺，足底反射，感覚，運動の得点を統計的に算出された重みづけにより合計する評価法。 |
| Functional Independence Measure (FIM) | 世界的に普及しているADL評価法。18項目それぞれを1点（全介助）から7点（自立）に採点し，合計点も算出する。13個の運動項目と5個の認知項目を分けて扱うこともある。 |
| Barthel index | ADLの10項目を2〜4段階で採点し100点が完全自立となる（英国では20点満点）。各項目の自立の点数が異なることで項目の経験的な重みづけになっている。 |

(脳卒中合同ガイドライン委員会：脳卒中治療ガイドライン，協和企画，2009. より引用)

リハビリテーション主体の時期にはSIASまたはJSSで機能障害の全般をとらえ，動作パターンをとらえやすいBrunnstrom stageも併用するとよい。ADL評価では，練習のもたらす改善を細かくとらえやすいFIMまたは簡便なBarthel indexを選ぶ[2]。

## 4th Step 理学療法プログラムの立案

回復期の患者は全身状態も安定しており，麻痺の回復などの身体機能面の回復が期待できる時期である。

**適正なプログラム**を設定するとともに練習で改善された能力を日常生活場面でも活用できるよう**活動水準の維持**を図ることが重要である。

## 5th Step 理学療法

治療においては理学療法評価に基づき患者個々の**認知機能，運動学習能力に応じた課題を設定**し，基本動作能力の再獲得とそのスキルの改善を短期目標とする。特に起居動作や移乗動作はその自立度と方法をリハスタッフのみならず看護師，作業療法士，介護職と共有し，安全な日常での生活と治療的な運動や練習とに整合性をもたせる必要がある[3]。

このように**病棟生活**とリハビリテーション治療を結びつけることが動作能力向上と定着につながる。

また長期目標としては移動能力の向上と具体的な移動手段の確立を掲げることが重要である。回復期の脳卒中患者において移動能力の回復は患者のニーズも高く，ADLの自立度向上につながる重要な能力である(図1)。個々の患者の**今後の生活**を見据えたゴール設定が理学療法を進めるうえで必要となる。

理学療法ではこれらの介入を通じて精神・認知機能面の賦活に働きかけ，転倒を含めたリスクの回避や病態の理解を踏まえて，**自己管理能力を獲得**できるように働きかける[3]。

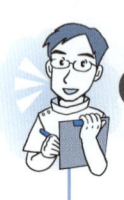

### スーパーバイザーの目

患者の理解度は個々で異なる。理解が得られる説明ができるか否かで，評価結果・治療の成果は影響を受ける。患者の理解と協力なくしては正確な評価結果と良好な治療成果は得られない。

表5 治療内容

| | |
|---|---|
| 関節可動域練習（他動・自動介助，自動運動） | 正常な関節運動を理解したうえで麻痺側の筋緊張，協調性に注意しながら行う。関節可動域の改善，筋緊張の調整，随意性向上を促通する効果も期待できる。肩手症候群や異所性骨化などの合併症には注意が必要である。 |
| 基本動作練習（起居・移乗動作練習） | 寝返り，起き上がり，端座位，立ち上がり，立位，移乗動作の一連の動作を練習。動作分析と治療を並行して行い，適切な動作方法，介助方法を検討することでADL動作能力向上につながる。 |
| バランス練習 | 座位，立位・抗重力位にてさまざまな条件下で課題を設定。姿勢保持能力と安定性向上を図る。 |
| 歩行練習応用歩行練習（階段昇降，屋外歩行） | 患者の能力に応じた歩行練習の施行および杖，装具など補装具使用の検討を行う。抗重力筋活動，体力，歩行能力向上，ADL自立度向上を図る。 |

図1 病棟廊下歩行練習

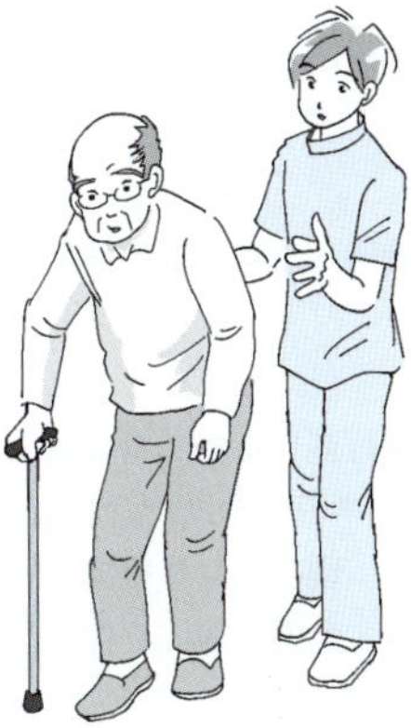

歩行能力向上はADL能力の向上につながる。改善された能力を日常生活場面で活用できるよう病棟歩行練習を施行する。

## 6th Step 再評価および考察

　再評価では評価結果から立案，施行した理学療法を振り返り，症例の障害・事象の原因を医学的根拠に基づいて追究するとともに，治療結果を統合的に解釈し**治療効果**を考察する。

　脳卒中患者は身体機能および能力の完全回復は困難な場合が多く，身体機能面と生活機能の維持が重要である。そのためには**退院後の在宅生活**を具体的に想定し必要に応じて，環境調整と自主練習指導を含めた自己管理能力の獲得に向けた指導も必要となる。

# Case Study

## ケース概要
症例A，80歳代，男性．脳梗塞．右片麻痺．
BRS上肢Ⅳ～Ⅴ，手指Ⅴ～Ⅵ，下肢Ⅱレベル．表在・深部感覚鈍麻あり．起居動作・軽介助．座位・見守り．立位・立ち上がり一部介助．歩行・4点杖使用・重介助．ADL：食事・整容セッティング自立．更衣・軽介助．排泄・2人介助．

## 理学療法の流れ

### 1st Step 医師からの指示箋
高血圧の既往あるも現在安定，積極的なリハビリ可能．

### 2nd Step 問診
情緒不安定，病識，注意機能(集中，維持)低下認める．

### 3rd Step 理学療法評価
右半身重度麻痺，感覚障害，身体認識低下により起居・居・移乗動作は中等度介助を要し，排泄動作は2人介助．

### 4th Step 理学療法プログラムの立案
自宅退院を長期目標．歩行は自立困難にて車いすレベルでの基本動作および日常生活動作介助量軽減に向け介入開始．

### 5th Step 理学療法
身体認識，随意性向上練習，体幹機能，立位，歩行練習．長下肢装具作成．車いす駆動練習施行．

### 6th Step 再評価および考察
徐々に立位・立ち上がり動作介助量軽減したが，身体認識低下や注意障害によりADLへの汎化が難しく，軽介助～中等度介助と介助量に変動が認められた．退院後は家族の介護負担が懸念され，現在の身体機能維持・能力維持のためには活動量を確保していく必要があり，介護保険にて住宅改修，デイケアサービス，ヘルパー利用整備し自宅退院となる．

## 症例報告のポイント
症例の特徴的な障害像にポイントを絞り報告する．障害像に即した評価項目の選択と各種評価結果を統合しその原因を解釈することが重要．退院後の生活を具体的に想定した目標設定と理学療法計画立案の関連性を報告．理学療法経過の中で効果的であった練習内容についても検証したい．

〈小笠原尚和〉

■参考文献
1) 才藤栄一：現代リハビリテーション医学(千野直一 編)，p.333，金原出版，2002．
2) 脳卒中合同ガイドライン委員会：脳卒中治療ガイドライン2009，協和企画，2009．
3) 内山 靖：脳卒中の病態評価と解釈による理学療法士のゴール設定－急性期から回復期，理学療法ジャーナル，44: 115-121, 2010．

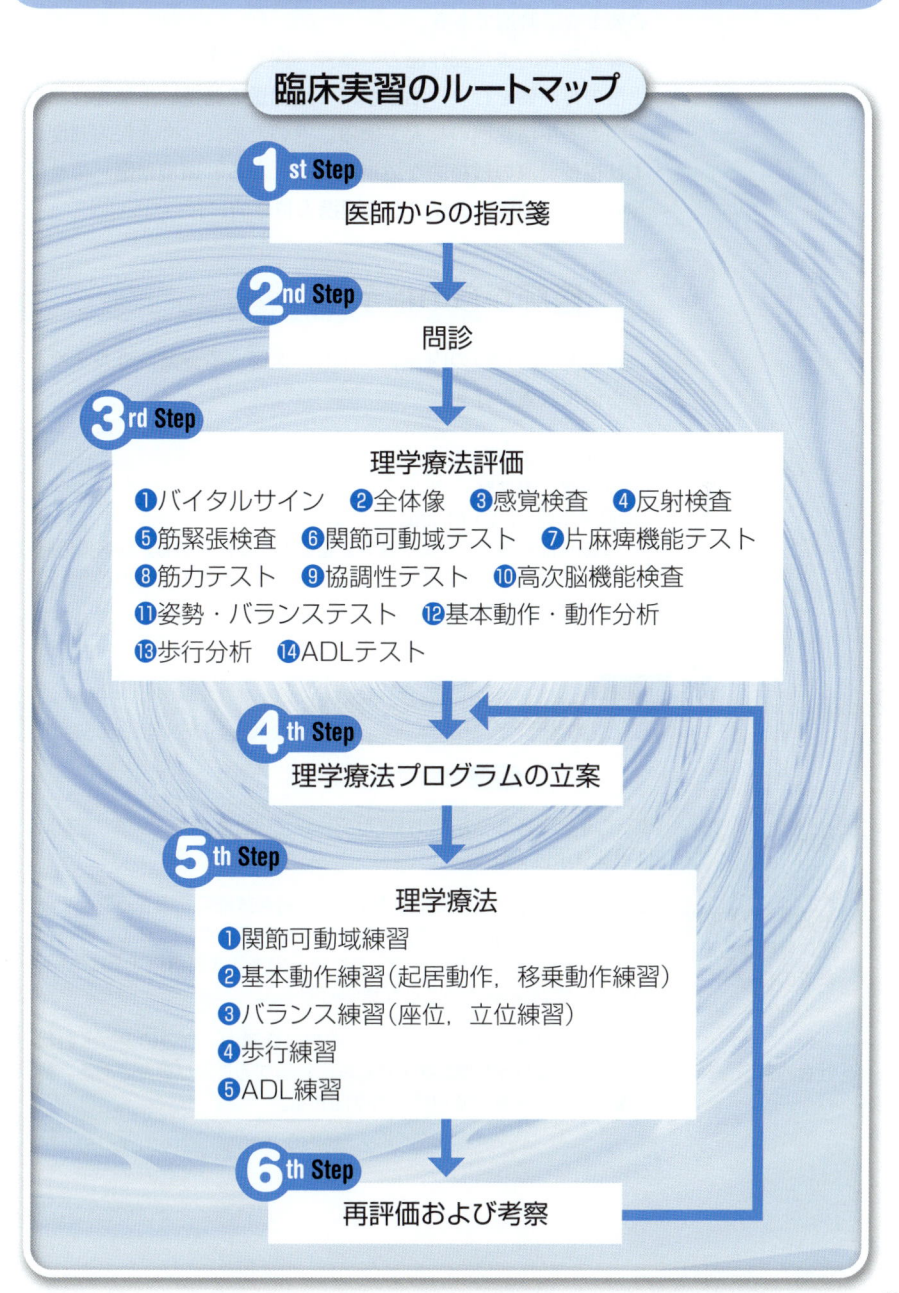

# II 臨床実習実技編／中枢神経障害領域

## 脳卒中—維持期

### 臨床実習のルートマップ

**1st Step**
医師からの指示箋

**2nd Step**
問診

**3rd Step**
理学療法評価
① バイタルサイン ② 全体像 ③ 感覚検査 ④ 反射検査
⑤ 筋緊張検査 ⑥ 関節可動域テスト ⑦ 片麻痺機能テスト
⑧ 筋力テスト ⑨ 協調性テスト ⑩ 高次脳機能検査
⑪ 姿勢・バランステスト ⑫ 基本動作・動作分析
⑬ 歩行分析 ⑭ ADLテスト

**4th Step**
理学療法プログラムの立案

**5th Step**
理学療法
① 関節可動域練習
② 基本動作練習（起居動作，移乗動作練習）
③ バランス練習（座位，立位練習）
④ 歩行練習
⑤ ADL練習

**6th Step**
再評価および考察

## Introduction 脳卒中―維持期とは

維持期の脳卒中は発症からの経過も長く生活機能の維持中心の評価・治療プログラムの立案・リハビリテーションの施行が必要となる時期である。

身体機能および動作能力の維持・向上を主目標として，日常生活の再評価を行い，**活動水準・活動量の維持**，生活遂行能力の向上と生活範囲の拡大を図る。そのためには介護保険制度および福祉資源の積極的な活用も有効となる。**環境整備**，福祉用具の活用と**地域スタッフとの連携**も積極的に行いたい。

## 1st Step 医師からの指示箋

指示箋（処方箋）の内容を確認し，医師，看護師，カルテなどから情報収集を行う。

①診断名および障害名
②現病歴，既往歴
③画像所見：CT・MRI所見
※脳機能局在から病巣を理解することが重要である。脳病巣の局所徴候の理解は予想される症状と今後の回復の可能性を考えるうえでも重要である。

## 2nd Step 問診

表1 問診の内容

| | |
|---|---|
| ①主訴，ニーズ | 現状の生活を行ううえでリハビリテーション治療および目標の立案には重要な項目である。 |
| ②生活歴，病前の生活，発症からこれまでの経過 | 維持期の患者は経過も長く発症からの経過を詳細に聴取することで今後の生活を具体的にシュミレーションすることが可能となる。患者のこれまでの生活を尊重しつつ，これからの生活を再構築するには「その人らしさ」を把握することが重要である。 |
| ③社会的背景 | 患者家族の状況，キーパーソンの有無と介護力，今後の受け入れ状況，患者を取り囲む環境をより詳細に把握することが重要である。要介護度，介護保険の使用状況も確認する。 |

## ◎他部門情報

他職種より専門的な情報を収集する。

**表2 他部門情報**

| 医師 | リスク管理，予後に関する情報を収集する。 |
|---|---|
| 看護師 | 病棟生活・しているADL |
| 作業療法士 | 患者のパーソナリティ，高次脳機能，精神機能，ADL能力などの評価と治療プログラムおよび目標。 |
| 言語聴覚士 | 高次脳機能，言語機能，摂食・嚥下機能などの評価と治療プログラムおよび目標。 |

# 3rd Step 理学療法評価

**表3 理学療法評価**

| | |
|---|---|
| バイタルサイン | 維持期においても再発予防は重要である。そのためにもリスク管理は重要であり特に高血圧，心疾患を合併している患者も多く，血圧，脈拍の測定は必須。治療前後に測定は実施する。 |
| 全体像 | 患者の特徴。全体的な印象を把握する。 |
| 感覚検査 | 表在，深部感覚を検査。脳卒中患者の障害側では感覚低下をきたすことが多く，感覚異常も筋緊張同様日常生活動作に影響を与える。 |
| 反射検査 | 表在，深部反射，病的反射検査を総合して錐体路障害の有無を判断する。 |
| 筋緊張検査 | 静止時，動作時，他動運動により評価する。筋緊張異常は姿勢，動作に大きな影響を与える。脳卒中患者のプログラムの立案上重要な評価項目の1つである。 |
| 関節可動域テスト | 維持期の患者では**拘縮**に伴う可動域制限を有していることが多く，姿勢および動作は大きな影響を受ける。可動域制限の原因は各種検査結果を統合して考えること。 |
| 片麻痺機能テスト | Brunnstrom stageは段階的な障害の程度を把握するのみならず，運動を詳細に観察し随意運動を評価することが重要である。 |
| 筋力テスト | 維持期の脳卒中患者は**廃用による全身的な筋力低下**もあり，特に非麻痺側の筋力は動作能力にも影響を与えるため評価しておきたい。 |
| 協調性テスト | 不随意運動失調症状の有無を確認。協調運動障害を評価する。 |
| 高次脳機能検査 | 失語，失行，失認など高次脳機能障害は維持期の患者でも残存していることも多く，比較的長い経過のなかで改善することもあり，詳細な評価は必要である。 |

（次頁へ続く）

(前頁より続く)

| | |
|---|---|
| 姿勢・バランステスト | 維持期の患者は長い経過の中で**アライメント**が崩れ，固定されることも多くバランスにも大きな影響を与える。頭部，肩甲帯脊柱，体幹，骨盤帯の姿勢を評価する。立ち直り反応，バランス反応の評価も動作，歩行能力との関連性も高く重要である。 |
| 基本動作・動作分析 | 起居動作の自立度と動作の特徴とその原因を評価結果と統合解釈する。 |
| 歩行分析 | 歩行形態と自立度を評価。正常歩行から逸脱している部分を抽出，評価結果を統合して原因を追究する。 |
| ADLテスト | Barthel indexを活用。日常生活動作能力の維持，向上を目的として，現状能力を把握する意義は大きい。食事，移動，整容，排泄，更衣，歩行能力などを評価。 |

## 4th Step 理学療法プログラムの立案

　急性期，回復期に比べ，維持期のリハビリテーションの主な目的は，**獲得した機能をできるだけ長期に維持**することである。脳卒中患者は，運動障害に起因する四肢の拘縮，筋力低下，体力低下，廃用性変化をきたしやすいことから，維持期においても，**リハビリテーションの機会**を設けることが望ましい。そのために，個人個人の障害，活動性に沿って，ホームプログラム，地域，在宅を主体とした訪問リハビリテーション，通所リハビリテーション，外来リハビリテーションなどの適応も考慮する[1]。

　回復期リハビリテーション終了後の慢性期脳卒中患者に対して，筋力，体力，歩行能力などを維持・向上させることが勧められる。そのために，訪問リハビリテーションや外来リハビリテーション，**地域リハビリテーション**についての適応を考慮する。維持期リハビリテーションは，回復期リハビリテーションにより獲得した能力をできるだけ長期に維持するために実施される[1]。

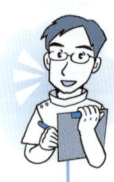

### スーパーバイザーの目

- 維持期の患者の機能維持には身体機能面のみならず生活環境のなかに介入・解決すべき問題点が存在する場合も多い。実際に生活場面を評価する姿勢が重要である。
- 精神機能面にもしっかりと着目し，患者の不安を傾聴し共感する姿勢や意欲を引き出す努力など患者との信頼関係を築くことで，より具体的なプログラム立案が可能になる。

## 5th Step 理学療法

表4 理学療法

| 治療名 | 方法 | 効果 | 禁忌 |
|---|---|---|---|
| 関節可動域練習 | 正常な関節運動を理解したうえで麻痺側の筋緊張，協調性に注意しながら行う。 | 関節可動域の維持，改善。関節拘縮の予防。 | 肩手症候群や異所性骨化などの合併症には注意が必要である。 |
| 基本動作練習<br>起居動作<br>移乗動作練習 | 起き上がりから立ち上がり，移乗動作の一連の動作を確認。 | 動作能力の維持と動作分析による動作方法の指導。 | |
| 歩行練習<br>応用歩行練習（階段昇降，屋外歩行） | 患者の能力に応じた歩行練習の施行。下肢装具，歩行補助用具の選択。 | 抗重力筋活動，体力，歩行能力維持・向上，ADL自立度維持・向上。 | |

## 6th Step 再評価および考察

　再評価では評価結果から立案，施行した理学療法を振り返り，治療結果を総合的に解釈し治療結果を考察する。

　維持期の脳卒中患者は獲得した機能維持が主な目的となるが患者の変化に応じたプログラムの変更が必要となることも多い。治療と評価は一体であり，個々の患者に即した理学療法の施行がADL維持・向上につながる。また，長い経過のなかで**QOL向上**が図られるためには，患者のニーズをとらえ環境調整，社会資源の有効活用が重要となる。

## Case Study

### ケース概要
症例A，80歳代，男性。脳内出血。左片麻痺。発症から6年経過。在宅にて妻と2人暮らし。要介護度3。

初期評価BRS上肢Ⅲ，手指Ⅲ，下肢Ⅲレベル。感覚鈍麻あり。起居動作・軽介助。座位・自立。立位・立ち上がり軽介助。歩行・4点杖使用・軽介助。ADL：食事・整容セッティング自立。更衣・軽介助。排泄・ポータブルトイレ自立。

### 理学療法の流れ

#### 1st Step 医師からの指示箋
発症から経過も長く，機能・能力維持を目標に処方。

#### 2nd Step 問診
妻も高齢にて介護負担が大きい状況。本人の能力低下もあり，歩行困難な状態となっている。

#### 3rd Step 理学療法評価
左半身重度麻痺，感覚障害，身体認識低下により起居・移乗動作は見守りから軽介助を要す。排泄動作は自立。

#### 4th Step 理学療法プログラムの立案
起居，歩行動作能力維持が主目標。しかし歩行は自立が困難にて車いすが実用的な状況。妻の介護力，在宅環境を考慮した歩行手段の検討が必要。

#### 5th Step 理学療法
外来理学療法・作業療法を週2回の頻度で継続。理学療法では随意性向上練習，体幹機能，立位，歩行練習。車いす駆動練習施行。ケアプランの変更を検討。ヘルパー介入頻度の増加，デイケアサービスの利用開始。

#### 6th Step 再評価および考察
活動機会の増加により，基本動作能力の維持が図られ，妻の介護負担は軽減した。今後も現在の身体機能維持・能力維持のためには活動量を確保していく必要がある。

### 症例報告のポイント
症例の特徴的な障害像にポイントを絞り報告する。在宅で生活しており，現状の生活の中の問題点を整理し，改善へ向けての対応策を具体的に示す。外来リハビリテーションと地域との連携の効果を伝える。

■参考文献
1) 脳卒中合同ガイドライン委員会：脳卒中治療ガイドライン2009, 協和企画, 2009.

〈小笠原尚和〉

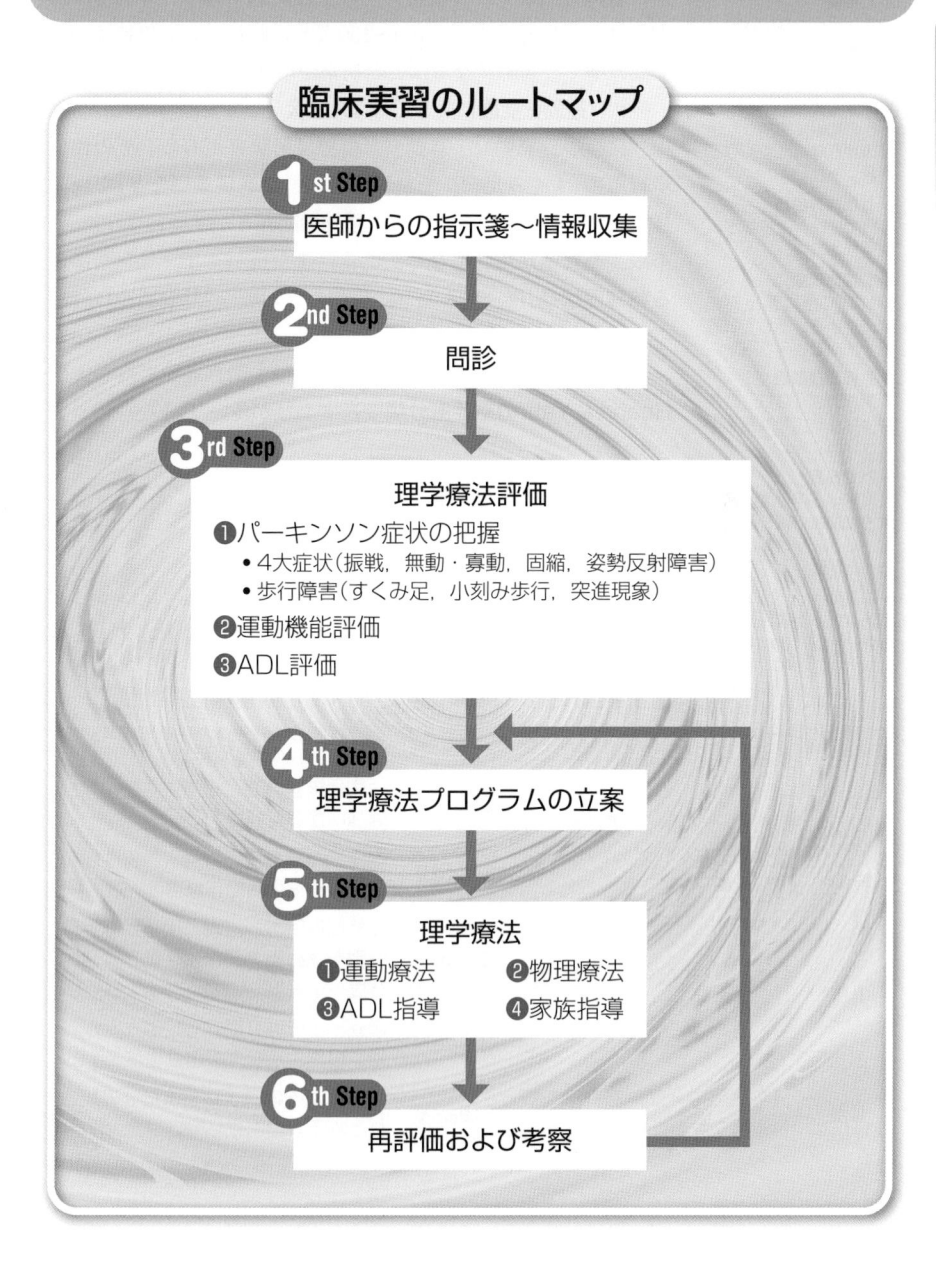

# II 臨床実習実技編／中枢神経障害領域

# パーキンソン病

## 臨床実習のルートマップ

**1st Step**
医師からの指示箋〜情報収集

↓

**2nd Step**
問診

↓

**3rd Step**
理学療法評価
1. パーキンソン症状の把握
   - 4大症状（振戦，無動・寡動，固縮，姿勢反射障害）
   - 歩行障害（すくみ足，小刻み歩行，突進現象）
2. 運動機能評価
3. ADL評価

↓

**4th Step**
理学療法プログラムの立案

↓

**5th Step**
理学療法
1. 運動療法
2. 物理療法
3. ADL指導
4. 家族指導

↓

**6th Step**
再評価および考察

## Introduction パーキンソン病とは

パーキンソン病は発症原因が不明で，中脳黒質のドパミン神経細胞の変性を主とした進行性の変性疾患である．有病率は国内では人口10万人当たり100〜150人といわれ，発症年齢は50〜65歳に多く，高齢になるほど発病率が増加する．

症状は**運動機能面**に関しては**4大症状**として安静時振戦，筋固縮（筋強剛），無動[*1]・寡動[*2]，姿勢反射障害がある．その他に歩行障害（すくみ足[*3]，小刻み歩行[*4]，突進現象[*5]など）や仮面様顔貌[*6]，小字症などがある．**精神機能面**としては抑うつ傾向，不眠，不安感，焦燥感などがある．また抗パーキンソン薬による**精神症状**（幻視，せん妄[*7]，妄想[*8]，幻聴など）も認められることがある．

パーキンソン病の進行や障害の程度は生活機能障害度および**Hoehn & Yahrの重症度分類**で表すことが多い（表1）．

### 用語アラカルト

*1 **無動**
動きが起こせない状態．

*2 **寡動**
動きが少ない状態．

*3 **すくみ足**
歩行の開始にあたって足が床から離れにくくなる現象．

*4 **小刻み歩行**
歩行中に徐々に歩幅が小さくなる現象．

*5 **突進現象**
歩行時に急に停止できず，止まろうとしても前方へ進んでしまう現象．

*6 **仮面様顔貌**
表情が少なくなり，瞬きが少なく一点を凝視するような顔つき．

*7 **せん妄**
軽度ないし中等度の意識混濁に加え，精神運動興奮，幻覚，妄想などが加わった状態．

*8 **妄想**
病的な誤った判断または観念．

**表1** 生活機能障害度およびHoehn & Yahrの重症度分類

| 生活機能障害度 | | Hoehn & Yahrの重症度分類 | |
|---|---|---|---|
| Ⅰ度 | 日常生活，通院にほとんど介助を要さない | Stage Ⅰ | 一側性障害のみ，日常生活動作障害はないかごく軽度 |
| | | Stage Ⅱ | 両側性の障害，姿勢反応障害は伴わない．日常生活動作障害は軽度 |
| Ⅱ度 | 日常生活，通院に部分的に介助を要する | Stage Ⅲ | 姿勢反射障害が出現，明らかな歩行障害を認める．日常生活動作障害は軽度〜中等度 |
| | | Stage Ⅳ | 起立・歩行は介助なしになんとか可能．日常生活動作障害は重度 |
| Ⅲ度 | 日常生活に全面的な介助を要し，起立や歩行不能 | Stage Ⅴ | 介助による車いす移動または寝たきりとなる．日常生活動作は全介助 |

（網本 和ほか編：理学療法チェックリスト，p.168, 三輪書店, 2003. より改変引用）

症状は一側上肢または下肢から出現し，病気の進行とともに対側そして全身に及ぶ。進行の速さは個人差がある。高齢者では脱水，栄養障害，悪性症候群[*9]に陥りやすい。生命予後は合併症に左右され，誤嚥性肺炎[*10]や感染症が直接死因につながることが多い。

#### 用語アラカルト

**[*9] 悪性症候群**
精神神経用薬(主に抗精神病薬)により引き起こされる副作用。症状は高熱・発汗，意識障害，錐体外路症状，自律神経症状などがみられる。

**[*10] 誤嚥性肺炎**
誤嚥(液体または固体を飲み込むときに気管に入ること)を契機として発症する肺炎。

## 1st Step 医師からの指示箋～情報収集

医師からの指示箋を受けたら情報収集を行う。情報収集は評価や治療を実施する前に，診療録(カルテ)や必要に応じて医師や看護師などから聴取する。主な情報収集項目は**表2**の通り。特に現病歴(発症日，進行経過)や服薬内容については，パーキンソン病の進行や日内変動[*11]を理解するために必要なので把握しておく。

情報収集はリスク管理や目標設定などのために重要である。

#### 用語アラカルト

**[*11] 日内変動**
症状や障害の程度が1日のなかで変動すること。

**[*12] wearing-off現象**
抗パーキンソン病薬を長期にわたって服用することによって効果の持続時間が徐々に短縮し，症状の日内変動が出現する現象。すり減り現象ともいう。

**[*13] on-off現象**
抗パーキンソン病薬の効いている時間(on)と効かなくなる時間(off)が比較的急速に交代して起こり，これを1日に何回も繰り返す現象。

**表2 情報収集項目**

- 氏名　・年齢　・身長　・体重
- 現病歴(発症日，進行経過，wearing-off現象[*12]やon-off現象[*13]の有無 など)
- 合併症　・既往歴　・服薬内容
- 治療方針　・X線，CT所見
- 精神症状(幻視，せん妄，妄想，幻聴など)の有無
- 生化学的検査　・血液検査
- 家屋環境　・家族構成　・キーパーソン　・要介護度 など

## 2nd Step 問診

情報収集を終えたら評価を行う。評価に際してはまず問診から進める。問診の主な内容は**表3**の通り。

**表3** 問診の内容

- 主訴　　　　　　：現状で困っていること，今後の生活をどうしたいかなど
- 自覚症状の有無　：体の動かしにくさや歩きにくさ，1日のなかで動きやすい時間とそうでない時間など
- 家族や生活状況　：家族構成，家屋環境，生活様式，1日の生活リズムなど
- 社会的背景　　　：職業，教育歴，家庭や家族のなかにおける役割など
- 生活上の行動範囲や移動方法
- 個人について　　：性格，趣味，嗜好，病前の生活リズム，関心の方向性など

## 3rd Step　理学療法評価

問診の後に理学療法評価を行う。評価に際しては，疲労には十分配慮する。主な評価項目は**表4**の通りである。

実際には寝返りや起き上がり動作での体幹回旋や，立ち上がり動作での前方への重心移動，また歩行では自発的にリズムを作れないことなどがよくみられる。

**表4** 主な評価項目

- バイタルサイン(血圧，脈拍，SpO$_2$など)
- 関節可動域　　・筋力　　・呼吸機能
- パーキンソン症状(振戦，筋緊張，無動・寡動，姿勢反射，仮面様顔貌など)
- 自律神経症状(脂顔，過剰発汗，便秘，排尿障害，起立性低血圧の有無と程度)
- 姿勢　・基本動作　・移乗動作　・精神症状の有無
- 歩行：歩容，歩行パターン(すくみ足，小刻み歩行，突進現象など)，階段昇降などでの逆説動作[*14]
- ADL動作

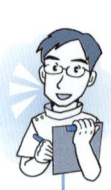

### 用語アラカルト

*14 逆説動作
床に目印となるようなものが何もないところでは足が出にくく歩きにくいが，床に線や模様があったり階段では足が出やすくなる状態。

### スーパーバイザーの目

- 指示を理解していても，疾患の影響で身体を動かすことが難しい場合があるため，その際は動作を決して急かしてはいけない。
- wearing-off現象やon-off現象などによる動作能力の日内変動があるため，最大能力と最小能力の両方を把握する。

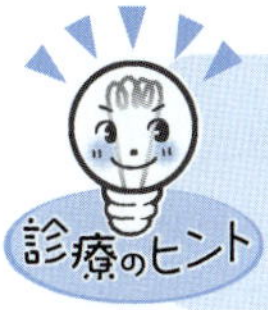

> **診療のヒント**
> パーキンソン病における関節可動域制限や筋力低下は，固縮や無動によって運動量が減少したときや，姿勢が変化していく過程で起こる二次的障害であることを理解しておく。

## 4th Step 理学療法プログラムの立案

評価結果から問題点を抽出し，ゴール設定をして理学療法プログラムを立案する。図1にその例を示す。基本方針は，身体機能をできるだけ長くよい状態に維持し，二次的障害を予防しつつADLを保つことにある。二次的障害をすでに有する場合は，病状の進行とは別に改善を図るための適切なプログラムを立案する。

**図1** 病状の進行と理学療法でのゴールとプログラム

**初期（Hoehn & Yahrの重症度分類Ⅰ～Ⅱ）**
- ゴール　　　　：仕事や家事などの社会生活の継続，ADL・歩行を中心とした動作能力の維持
- 主なプログラム：運動療法，ホームエクササイズ指導

↓

**中期（Hoehn & Yahrの重症度分類Ⅲ～Ⅳ）**
- ゴール　　　　：ADLの介助量軽減を図る，二次的障害（廃用症候群など）の予防
- 主なプログラム：運動療法，物理療法，基本動作・ADL指導

↓

**後期（Hoehn & Yahrの重症度分類Ⅴ）**
- ゴール　　　　：合併症（拘縮や褥瘡など）の予防，介護負担の軽減，患者や家族のQOL向上
- 主なプログラム：呼吸理学療法，関節可動域運動，ベッド上ポジショニング，介助方法指導

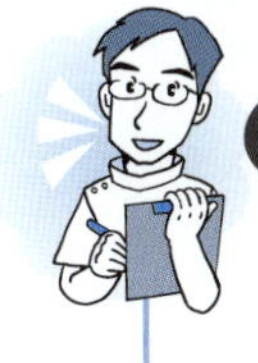

> **スーパーバイザーの目**
> Hoehn & Yahrの重症度分類からプログラムを安易に結び付けない。あくまでも担当した症例に対して行った評価結果を統合し，ゴールを設定した後に必要なプログラムを立案する。

## 5th Step 理学療法

　パーキンソン病に対するアプローチは，疾患による複雑な障害構造を有しながらいかに生活に支障が少なく，あるいは機能障害をもちながら二次的障害を予防しつつ，いかに質の高い生活が行えるかを念頭に置き実施する。

　関節可動域運動ではパーキンソン病で制限が生じやすい頸部・体幹の屈曲・伸展と回旋を重点的に行い，基本動作練習においてもそれらの動きが含まれる起居動作(寝返り，起き上がり〜四つ這いなど)を行う。歩行練習では逆説動作を利用して床に線を引いたり目印を置くなどの工夫や，歩き出しのリズムを自発的に起こすことが困難なためメトロノームや掛け声に合わせて足を出す練習などを含めて行う。その他に関しては**表5**の通りである。

**表5** パーキンソン病に対する理学療法アプローチ

| 治療名 | 内容・注意事項 |
|---|---|
| 関節可動域運動 | 拘縮や変形を起こさないよう，特に頸部・体幹の屈曲・伸展，回旋や股関節・膝関節の伸展，足関節の背屈は重点的に行う。 |
| 呼吸理学療法 | 呼吸器感染症の合併症は死因のなかでも重要な位置を占める。発症早期より呼吸機能を維持することを意識しておく。<br>胸郭可動性の維持や呼吸・発声練習，頸部・体幹・肩関節の関節可動域運動などを行う。 |
| 筋力強化 | 頸部・体幹を中心に回旋運動や抗重力筋の活動を高めることを特に意識して行う。 |
| 物理療法 | 全身のリラクセーション・固縮筋に対し温熱療法などを行う。実施の際には必ず禁忌事項を確認してから行う。 |
| 基本動作練習または指導 | 発症初期から床上動作(寝返り，起き上がり，四つ這い，膝立ち)を行う。体軸内回旋が困難になりやすいため，動作のなかで誘導する。<br>また立ち上がりでは後方重心となりやすいので，重心を十分に前方に移動させることを促す。 |
| ADL練習または指導 | 食事場面では振戦などがある場合，食器の工夫や動作方法の検討を行う。排泄場面ではトイレ内の狭い空間での動作が困難になることがあるため，動作を評価し指導・練習を行う。 |
| 歩行練習 | 逆説動作や歩き出しのきっかけに外部刺激を利用する。歩行開始，回旋，歩行停止，上肢の振り，ストライド長に着目して練習を行う。 |
| 家族指導 | 発症初期には表情が乏しい，声が小さいなどコミュニケーション面での不都合が生じやすいため周囲の理解が必要である。<br>病状の進行とともに，介助方法や臥床時のポジショニングなどを指導する。 |

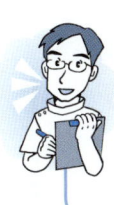

### スーパーバイザーの目

- アプローチでは過用症候群[*15]に注意する。
- 心理的なサポートは重要だが，抑うつ状態や不安感などの精神症状を有する患者には励まし過ぎない。

#### 用語アラカルト

*15 **過用症候群**
必要以上に使い過ぎることによって症状が悪くなること。

#### 診療のヒント

筋緊張が亢進している症例では，物理療法（温熱療法）を併用し温熱効果を利用することも有用と考えられる。

## 6th Step 再評価および考察

再評価では初期評価時に行った項目および追加した項目について評価を行う。当初自分が問題点としてあげアプローチを行った点について改善が図られたか，また自分の行ったプログラムに効果があったかを考察する。合わせて病状の進行についても情報収集を行い，症例の今後のアプローチの変更や生活について検討を行う。

## Case Study

### ケース概要

症例A，70歳代，女性。ご主人と2人暮らし。約2年前に「最近歩きづらくなった」という訴えで受診，パーキンソン病と診断された。半年前から入院し，現在の移動手段は転倒の危険性が高いため車いすを使用している。

### 理学療法の流れ

**1st Step 医師からの指示箋～情報収集**

Hoehn & Yahrの重症度分類：Stage Ⅲ
服薬：抗パーキンソン病薬（wearing-off現象あり）

（次頁へ続く）

**2nd Step** 問診
主訴　　：歩くときに足がだんだん出なくなる。
ホープ：（多少の介助があっても）家に帰りたい

**3rd Step** 理学療法評価
筋緊張　　：体幹・両下肢固縮様の亢進
関節可動域：両膝関節伸展-10°
筋力　　　：MMT両下肢・体幹4
姿勢　　　：座位…円背，骨盤後傾位（図2）
　　　　　　立位…円背，骨盤後傾位，両股・膝関節軽度屈曲位（図3）

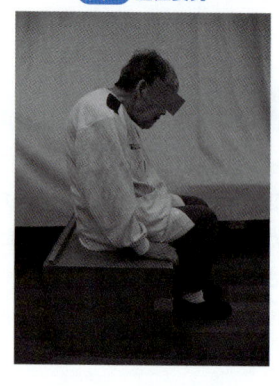

**図2** 座位姿勢　　**図3** 立位姿勢

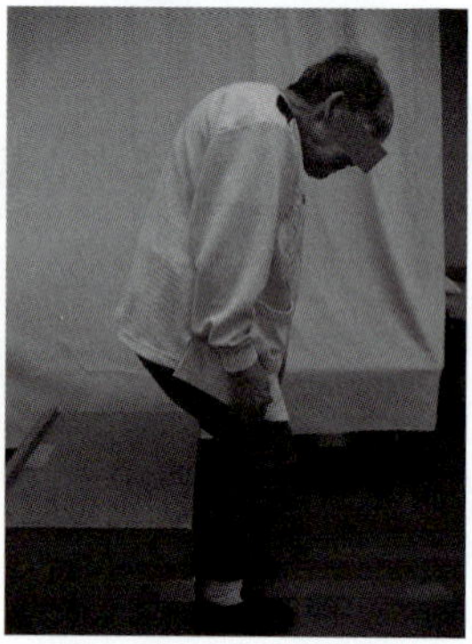

基本動作：(off時)寝返り，起き上がり…軽介助，体幹～骨盤が一塊で回旋に介助が必要
　　　　　立ち上がり…軽介助，体幹前傾不十分で離殿が困難
　　　　　(on時)すべての動作ゆっくりながらも自立で可能
歩行　　：屋内杖なしで見守りレベル。軽度前傾姿勢，歩幅はだんだん小さくなる（小刻み歩行）。
ADL　　：Barthel index…90点（トイレ動作で下衣の上げが不十分で介助が必要）

**4th Step** 理学療法プログラムの立案
　プログラムの目標は，ADLの介助量軽減と屋内移動の安定性向上を図ること。

**5th Step** 理学療法
　動作を阻害している両下肢・体幹の筋緊張亢進に対して物理療法（温熱療法）を実施。その後回旋運動を中心に持続伸張を行い，抗重力筋を意識した筋力強化運動を行う。
　動きやすい状況を作った後で基本動作・歩行練習を行う。基本動作ではまず部
（次頁へ続く）

分的に回旋運動を練習し，一連の動作を分節的な回旋が起きるように促していく。歩行練習では症例がリズムを整えやすい方法を選択し行う。リズムがずれてしまったら一度止まってから再度歩き始める。

### 6th Step 再評価および考察

　持続伸張や筋力強化，物理療法によって体幹の筋緊張亢進が抑えられ，off時でも寝返り・起き上がりがゆっくりながらも自力で可能となった。歩行では小刻み歩行が現れにくくなり，屋内移動の安定性が向上した。

### 症例報告のポイント

　パーキンソン病は進行性の疾患であるため，報告の際にはまず症例の進行がどの程度であるかをわかりやすく記載する。そして一般的な情報に加え，問診で聴取した症例の主訴やホープからニーズを設定する。また評価結果からなぜその現象が起きるのかを分析することが重要である。その現象が起こる理由を整理して，それに対してアプローチする。そしてアプローチした結果どうなったか，という一連の流れがわかるように記載する。

■参考・引用文献
1) 平井俊策, 江藤文夫 編：神経疾患のリハビリテーション, p.97-112, 南山堂, 1997.
2) 嶋田智明 編：理学療法評価－そのクリニカルアプローチ, p.218-229, メディカルプレス, 1997.
3) 難病情報センターホームページ：http://www.nanbyou.or.jp/sikkan/089.htm
4) 石川　齊, 武富由雄 編：図解理学療法技術ガイド第3版, p.763-768, 文光堂, 2007.
5) 網本　和 ほか編：理学療法チェックリスト, p.167-173, 三輪書店. 2003
6) 細田多穂, 柳澤　健 編：理学療法ハンドブック改定第3版第3巻疾患別・理学療法プログラム, p.38-41, 協同医書出版社, 2000.
7) 柳澤　健 編：理学療法ゴールド・マスター・テキスト5 中枢神経系理学療法, p.88-110, メジカルビュー社, 2010.

〈青木賢宏〉

# II 臨床実習実技編／中枢神経障害領域

# 頭部外傷

## 臨床実習のルートマップ

### 1st Step
医師からの指示箋

### 2nd Step
問診および初期観察

### 3rd Step
理学療法評価
- 意識障害(JCS/GCS)　● 高次脳機能障害の評価(行動観察)
- 運動機能回復検査(Brunnstrom stage)
- 関節可動域測定(ROM-T/軟部組織の状態)
- 筋緊張異常の検査(病的反射/腱反射/筋緊張の種類/分布/Ashworthの痙縮スケール)
- 感覚検査(表在知覚/深部感覚/異常感覚)
- 姿勢・動作分析(異常性/自立度/バランス反応など)
- ADL評価(Barthel index/FIM/FAM)
- その他の機能評価
  協調性検査/嚥下評価/呼吸機能評価/体力測定など

### 4th Step
他部門との情報収集・交換
- 看護師，作業療法士，言語聴覚士，臨床心理士，ソーシャルワーカーなど

### 5th Step
理学療法プログラムの立案(方針)

### 6th Step
理学療法
- 身体機能障害への介入(運動療法，装具療法など)
- 高次脳機能障害への対応(接し方の工夫，activityの提供など)

### 7th Step
再評価および考察

## Introduction 頭部外傷とは

　頭部外傷とは頭部になんらかの外力が働き損傷を受けた状態であり、頭に瘤を作っただけのものから意識障害や重度の機能障害を呈したものまで広範囲である。特に脳に損傷が及んだ場合を脳外傷（TBI：traumatic brain injury）としている。TBIには**局所性損傷**（硬膜外血腫、硬膜下血腫、脳挫傷、脳内血腫）や**びまん性損傷**（脳振盪、瀰漫性軸索損傷）があり、さらに脳組織以外の身体や臓器にも損傷を合併する。その臨床像は重度な身体機能障害の者から、身体機能障害はなく高次脳機能障害のみの者まで多彩である。ここでいう高次脳機能障害とは、脳卒中のような巣症状ではなく脳が広範囲に損傷を受けた結果起こる注意障害、記憶障害、遂行機能障害、社会的行動障害のことである。

　急性期では救命処置や外傷の修復が第一対応であり、安静度の高いこの時期はROM制限や褥瘡など二次的合併症を防ぐことが主体となる。意識障害から回復する過程で一時的にみられる脱抑制的な興奮状態を呈する**通過症候群**があり、対応に苦慮することがある。時間の経過で治まることが多く、慌てず見守る姿勢が必要である。安静度の改善により積極的リハビリテーションが開始されるが、脳卒中に比較して若年層が多く、機能改善が数年にも及ぶ症例もあり、長期的な支援が求められている。

　わが国における脳外傷の疫学的調査は、単独あるいは複数の病院からの報告がほとんどでまとまった報告はなく、これから注目される疾患でもある。

## 1st Step 医師からの指示箋

　指示箋が出されたら、担当医や看護師およびカルテより以下の項目で可能な範囲の情報を得る。合併症を伴うことが多いので禁忌事項の確認と高次脳機能障害に関する情報を得ることは、理学療法評価やプログラム立案が円滑に遂行するうえで重要である。また施設間連絡票がある場合は前施設の状況や経過もわかり有益である。

臨床実習実技編／中枢神経障害領域

> **表1** 初期情報収集

①一般事項（年齢，性別，身長，体重など）
②禁忌事項
③受傷歴（受傷日，受傷機転，手術歴，脳損傷のタイプ，合併症，意識障害の程度，麻痺や高次脳機能障害の有無）
④画像所見：X線像，CT所見，MRI所見
⑤投薬状況
⑥排尿，排便管理

## 2nd Step 問診および初期観察

　主な問診は以下の項目で行うが，症例は**意識障害**や**高次脳機能障害**を合併しており，本人から情報を得ることができないことが多い。その場合はその家族に話しを聞くとよい。退院後の在宅生活を具体的に考えるうえで重要な情報が得られる。本人および家族との信頼関係の形成にも留意することが大切である。初期観察は重要で，患者自身は急激な環境変化に対応できずに不穏なことがある。まず理学療法士や環境に慣れるよう配慮しゆっくりと穏やかに接することが大切になる。

> **表2** 問診内容

- 主訴/ホープ/ニーズ（本人あるいは家族）
- 障害の理解
- 生活歴や職業
- 受傷前の性格
- 住環境の状況

## 3rd Step 理学療法評価

　運動機能障害の評価は**脳卒中症例に準じている**。意識障害や高次脳機能障害，失調症，骨折などの合併症を有していることが多く，重複障害を考慮した評価を展開する必要がある。

　意識障害は運動遂行の前提条件であり，まず初めに確認すべき項目である。急性期においては，脳外傷の重症度は意識障害の程度と持続時間で分類されている（**表3**）。

> **診療のヒント**
> - 動作分析では四肢の運動性を保障する体幹や股関節の安定性・分離性に着目することが大切。
> - 社会復帰において最終的に高次脳機能障害が問題となることが多い。

表3 脳外傷の重症度分類

| | GCS | JCS | 意識障害の時間 |
|---|---|---|---|
| 軽度 | 13〜15 | 3以下 | 30分以下 |
| 中等度 | 9〜12 | 10〜30 | 30分〜6時間未満 |
| 重度 | 3〜8 | 100以上 | 6時間以上 |

GCS：Glasgow Coma Scale　　JCS：Japan Coma Scale

　運動機能に関しては骨折の影響により関節拘縮や痛みを伴うことがあるため，まず軟部組織の状態や関節可動域を調べ，筋緊張異常との関連も踏まえて柔軟性を確認することが大切である．次に随意性や麻痺の程度，筋緊張，感覚障害などを念頭において姿勢および動作パターンを分析し（**動作分析**），機能的障害の仮説を立てる．検査測定や介入により仮説の検証を行う．

　TBIの高次脳機能障害（特に社会的行動障害）をとらえるには**行動観察**が重要であり，どのような刺激や環境でどのような反応を示したかをエピソードとして記録する．臨床心理士が行う神経心理学的検査は補助的な検査であり，各スタッフによる行動観察と合わせて総合的に障害像を把握することが重要になる．

## 4th Step 他部門との情報収集・交換

　TBIに関わるリハビリ関連部門は多く，各スタッフから現状機能や目標，介入内容などの情報を収集し，共通認識をもって対応するチームアプローチが重要になる．特に**高次脳機能障害**については一場面からでは評価できず多角的に観察する必要があり，チームで情報を共有する必要がある．医師や臨床心理士が行う神経心理学検査（**表4**）は基本情報として把握しておく．

表4 一般的な神経心理学検査の一例

| スクリーニング | 全般評価 | 機能別評価 | | |
|---|---|---|---|---|
| | | | 聴覚的 | 視覚的 |
| MMSE<br>HDS-R | WAIS-R | 注意 | PASAT | TMT |
| | | 記憶 | 三宅式記銘力検査<br>WMS理論記憶 | Benton<br>視覚記銘検査 |
| | | 思考・遂行機能 | 語の流暢性 | 慶應式WCST |

## 5th Step 理学療法プログラムの立案（方針）

理学療法評価や情報収集からリハビリテーションチームで退院後の行先を検討し，必要な支援を考える．例えば，「在宅生活の可能性はないのか？」「介護者はいるのか？」「利用できる福祉サービスはあるのか？」など大まかな方針を確認する．次に運動機能障害の側面から改善すべき点を考える．特に起居動作や移動，移乗動作について目標を立て，機能改善に必要なプログラムを立案する．家族や住環境への配慮も必要であり，介助法指導や退院後の住環境調整なども検討する．高次脳機能障害に対しては，どのような対応や環境が望ましいのかを検討する．

## 6th Step 理学療法

骨折や多臓器損傷などによる安静度が改善したら，積極的な座位・立位活動へ展開し意識障害の改善に努める．意識の改善に伴い**高次脳機能障害が顕在化**するため，注意深く言動や行動の観察を行う必要がある．なるべく快刺激の提供に留意しながら理学療法の介入（**表5**）を試みていく．TBIは**重複障害**のことが多く，多様な介入が求められるため優先順位を決め，効果的な介入を心掛ける．

動作介入では運動機能の根幹である中枢部（体幹や骨盤帯）の抗重力活動や分離運動を促すことが重要である（**図1, 2**）．

表5 TBIの介入法

| | 介入法 | 内容 | 目的・効果 | 禁忌 |
|---|---|---|---|---|
| 運動療法 | モビライゼーション | ROM-Ex<br>軟部組織のストレッチ<br>関節モビライゼーション | 関節や筋などの軟部組織の柔軟性の確保 | 急性期の炎症<br>骨折部位 |
| | リラクセーション | ポジショニング<br>身体を軽く揺するように動かす | 筋緊張を緩め，各関節の過剰な連結を取り除く | |
| | ファシリテーション | 抗重力姿勢や自発活動筋への直接的な徒手刺激など | 低筋緊張や随意性の低下した筋を促通する | 急性期の炎症<br>骨折部位 |

（次頁へ続く）

| | 介入法 | 内容 | 目的・効果 | 禁忌 |
|---|---|---|---|---|
| 運動療法 | **基本動作・ADL介入** | 正常な姿勢や運動パターンおよび協調性やバランス反応を誘導 | 正常な姿勢筋緊張や運動学習を促す | アンダーソン・土肥の基準に順守 |
| | 耐久力増強 | 運動量の確保 | 体力・持久力改善 | |
| 装具療法 | | 下肢装具・補助具作成 | 痙縮制御<br>支持性向上 | |
| | | 車いす作成 | 移動方法の確保<br>座位姿勢の調整 | |
| 物理療法 | | ホットパック | 痛みの緩和<br>筋の循環改善 | 感覚障害 |
| | | TENS<br>FES | 痛みの緩和<br>筋収縮の促進 | 心臓ペースメーカーなど |
| その他 | 高次脳機能障害への対応 | activity課題の提示<br>接し方や環境を工夫 | モチベーションを高める<br>落ちついて過ごせる | |
| | 家族への介助指導 | 移乗介助法へ技術指導<br>福祉機器の導入 | 在宅生活への準備<br>介助量の軽減 | |
| | 住環境調整 | 家屋調整や改造のアドバイス | | |

臨床実習実技編／中枢神経障害領域

**図1** 端座位にてストレッチポールを利用しての体幹・骨盤の分離運動（骨盤前後左右傾斜運動）の誘導

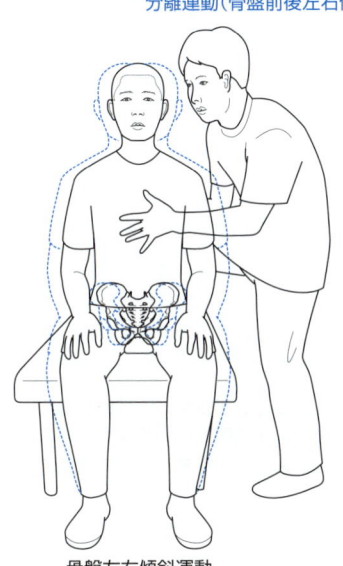

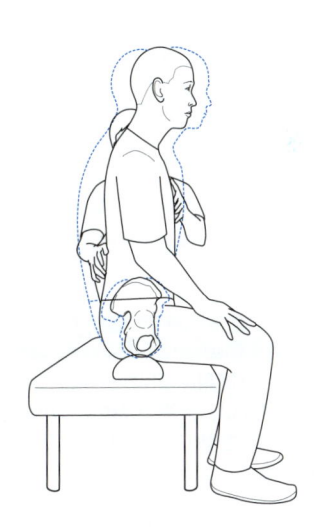

骨盤左右傾斜運動　　　　　骨盤前後運動

図2 非麻痺側(右)を台に乗せた麻痺側(左)片脚立位にて，麻痺側股関節周囲筋の促通，姿勢コントロールの誘導

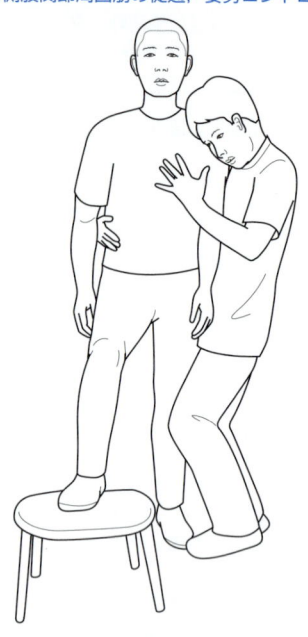

## 7th Step 再評価および考察

　変化点について再評価する。特に動作能力については仮説・検証作業を繰り返すことで問題点の優先順位を確認し，主要な問題点について考察する。問題点の整理ができたら施行した理学療法を振り返り，「2nd Step 問診および初期観察」で確認したニーズと「5th Step 理学療法プログラムの立案(方針)」で設定した目標に少しでも近づけたかを考察する。不足している点や改善すべき点についても考察し，「5th Step」に戻ってプログラムを再立案する。高次脳機能障害については観察から得た良好な情報や難渋した情報を考察し，他部門に伝えることが必要になる。

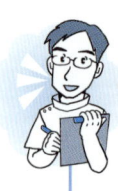

### スーパーバイザーの目

実習生は評価測定項目から問題点を機械的にあげることが多く，並列的なものになりやすい。疾患の特徴をつかむだけではなく，症例個人の特徴をつかむことを望む。各動作に共通した主たる問題点が何であるのかを考え，介入する必要がある。

# Case Study

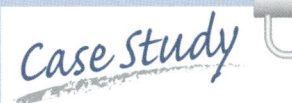

## ケース概要
症例A，60歳代，男性。酔って転倒し倒れているところを通行人に発見，救急病院に搬送される。左急性硬膜下血腫，両側前頭葉挫傷と診断された。受傷6カ月後に当院入院。

## 理学療法の流れ

### 1st Step　医師からの指示箋
障害名　：右片麻痺，失語症，高次脳機能障害(自発性低下，MMSE　4/30)。
画像所見：両前頭葉挫傷と両側脳室の高度拡大，脳萎縮顕著(Rt＜Lt)。
手術歴　：緊急開頭血腫除去術，減圧開頭術施行，右中肺野膿瘍が合併したため4カ月後に自骨による頭蓋形成術施行。40歳代より糖尿病，高血圧症の既往歴があるが，投薬にてコントロール良好。リスクは入院前にてんかん発作，低血圧発作の既往あり。前院では4カ月以上の臥床期間があった。

### 2nd Step　問診および初期観察
家族への問診：妻との2人暮らしで日中に1人で留守番をする必要がある。自宅玄関までに段差が数カ所あり，トイレ・浴室には車いすで入れない状況。ホープは歩行とトイレ動作の自立。

### 3rd Step　理学療法評価
JCSは，Ⅰ桁であるが刺激がないと閉眼することがあった。安全確認が不十分であり右半側空間無視・注意障害の症状がある。性格は温厚で協力的。Brunnstrom stageⅡ-Ⅲ-Ⅲ。表在感覚軽度鈍麻。両膝関節伸展制限軽度(－15°/－20°)。下部体幹および麻痺側股関節周囲筋が低筋緊張，両側下肢屈筋群および麻痺側上肢伸展筋群に筋緊張亢進が認められた。諸動作およびADLは非麻痺側での遂行で一部介助～全介助レベルであった。FIM 31/126点(身体項目20/91点，認知項目11/35点)。

### 4th Step　他部門との情報収集・交換
中等度の失語症と自発性の低下，安全確認などの判断能力の低下が確認できた。

### 5th Step　理学療法プログラムの立案
重度の麻痺に加え，非麻痺側にも能力低下が認められたため，車いすやポータブルトイレへ移乗介助量軽減，ズボンの着脱時に立位保持ができることを4週後の目標とした。膝関節ROM-Ex，起居動作へのプログラムを立案した。

### 6th Step　理学療法
まず覚醒レベルと身体機能レベルを上げるために右LLB(ダイヤルロック式)＋左杖により積極的な立位や歩行を行った。膝関節ROM-Exは立位動作のなかで自動介助的に行った。安全配慮への注意を促すと同時に姿勢筋緊張を整えながら諸

(次頁へ続く)

動作への介入を行い，正常動作の再学習を促した。

**7th Step 再評価および考察**

FIM 45/126点（身体項目30/91点，認知項目15/35点）。傾眠傾向は改善し，移乗動作・立位保持は軽介助〜要監視で可能になり，病棟でもポータブルトイレでの排便を開始した。膝伸展制限や非麻痺側の身体能力には改善の余地が残っており，立ち上がり動作の安定や移乗動作の自立を目標にプログラムを継続する必要があった。

### 症例報告のポイント

- 疾患特性は押さえつつ**症例個人の特徴**をまとめることが重要である。症例報告のサブタイトルにその要点が現れる。例：脳外傷により右片麻痺・高次脳機能障害・非麻痺側の能力低下を呈し，移乗・立位保持が困難であった症例について。
- 考察では何が生活上の問題であるのか，それを解決するために必要な身体能力・機能は何であるのかを整理し，**主要な問題点**をまとめることが必要である。
- また経過や介入効果についての考察も必要である。
- 動作分析の表記は，各動作の異常性を個条書きでよいので簡潔にまとめ，原因・解釈を添えるとよい。

〈藤縄光留〉

# II 臨床実習実技編／中枢神経障害領域

## 脊髄損傷

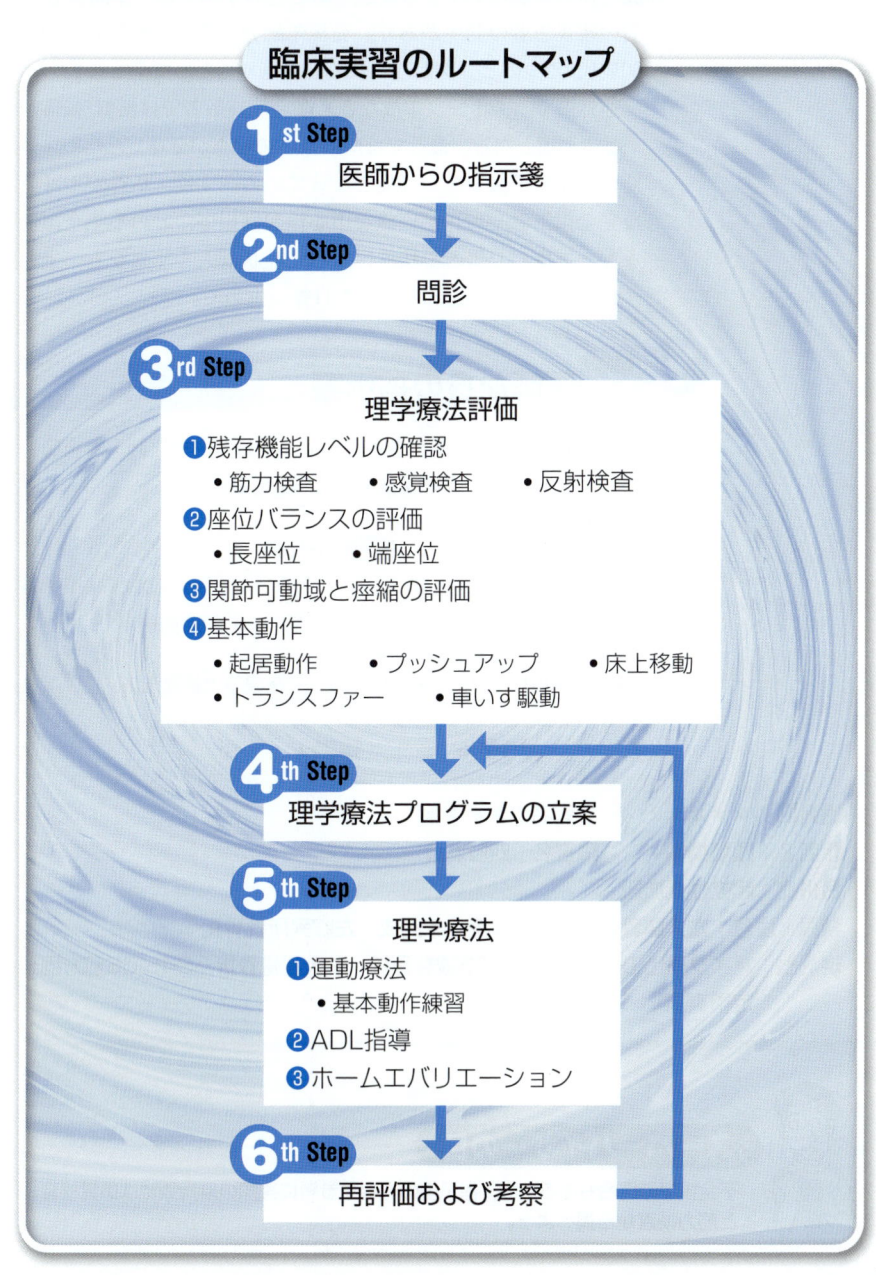

### 臨床実習のルートマップ

**1st Step**
医師からの指示箋

**2nd Step**
問診

**3rd Step**
理学療法評価
1. 残存機能レベルの確認
   - 筋力検査　・感覚検査　・反射検査
2. 座位バランスの評価
   - 長座位　・端座位
3. 関節可動域と痙縮の評価
4. 基本動作
   - 起居動作　・プッシュアップ　・床上移動
   - トランスファー　・車いす駆動

**4th Step**
理学療法プログラムの立案

**5th Step**
理学療法
1. 運動療法
   - 基本動作練習
2. ADL指導
3. ホームエバリエーション

**6th Step**
再評価および考察

## Introduction 脊髄損傷とは

脊髄損傷とは，交通事故や転倒などによる外傷や，腫瘍や血行障害などによる非外傷性の原因により，脊髄に障害が生じ四肢・体幹に麻痺を生じる疾患である。わが国では，年間約5,000名の新規患者の発生があり，発症年齢分布では，若年者と50～60歳代の2つのピークがみられる。受傷原因として最も多いのは交通外傷で，スポーツ事故なども多い。高齢者では転倒・転落が一番の原因となる。最近ではMRIなどの検査が発達したため，早期に診断や予後予測が可能となっている。立位・歩行が不可能な完全損傷者や歩行が可能な中心性頸髄損傷などの不完全損傷など，損傷した場所や状態によって症状は大きく異なる。患者が自立した生活を送れることを目標に進める。

## 1st Step 医師からの指示箋

理学療法の指示箋が出されたら，まずは担当の医師・看護師・ケースワーカーに情報収集をする（**表1, 2**）。

### 表1 情報収集

- 病歴・受傷歴，生活歴
- 画像所見　● 合併症・二次的障害　● 脊髄損傷レベル
- 術式　● 固定部位　● 禁忌
- バイタルサイン　● 病棟ADL　● 食事と排泄方法

### 表2 指示箋の記載例

患者ID：＊＊＊＊　　患者名：＊＊＊＊
診断名：頸髄損傷　　障害名：四肢麻痺
合併症：起立性低血圧
禁忌・注意：左大腿骨骨折術後，骨癒合未完成，左膝異所性骨化
現病歴：バイク同士の事故で受傷，C5破裂骨折，左大腿骨骨折，C4～C6前方固定術実施

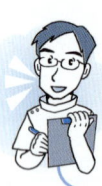

### スーパーバイザーの目

不全損傷の場合もあるため，指示箋の内容を参考に実際の麻痺領域は感覚検査と筋力検査から調べよう。

## 2nd Step 問診

**表3 問診の内容**

- 主訴：最も困っていること
- 排泄方法と肢位 ・麻痺の痛みやしびれ
- 趣味 ・将来への不安 ・経済状況 ・社会的役割
- 住環境 ・家族構成 ・職業 ・自己管理能力 ・体重

## 3rd Step 理学療法評価

脊髄損傷者は起立性低血圧や自律神経過反射などのリスクがあるためバイタルサインを確認する。

評価は身体の残存機能レベルを把握するため，関節可動域検査（ROM-T）・徒手筋力検査（MMT）・感覚検査・反射検査を行う。ROMでは四肢の関節だけでなく，頸部・上部体幹・下部体幹といった脊椎の部分的な可動性や肩甲骨の動き（retraction/protraction）を評価する。MMTでは体幹に麻痺がある場合の検査肢位の選定や体幹の固定に注意し，個々の筋の筋力をチェックする。

座位バランスは**ストーク・マンデビル方式**を使用し（表4），ADLに必要となる長座位と端座位について評価を行う。痙縮は安静時だけでなく，動作時の変化を観察しどのようにADLを阻害するかを評価する。

**移動動作**の基本である寝返り・起き上がり・プッシュアップ能力については，可能・不可能だけでなくどのような方法で行っているか運動学的分析を行い，動作の獲得に必要な条件を把握する。獲得を進めていく床上移動・トランスファー・車いす駆動も可能であれば行う。可能な限り時間や高さなど計量的に行う必要がある。

**表4 座位バランスグレード**

| Normal | 正常 | 正常な安定した座位可能。体を押しても立ち直り正常。 |
|---|---|---|
| Good | 優 | ある程度，体を押しても座位保持可能。体幹の回旋可能。 |
| Fair | 良 | 上肢を前方挙上しても座位保持可能。体の押しに不安定。 |
| Poor | 可 | 座位保持可能。上肢前方挙上不能。体の押しに抵抗不能。 |
| Trace | 不可 | 安定した座位不能。ごく短時間のみ可能。 |
| Zero | なし | まったく座位不能。 |

（水上昌文：回復期（離床期）の理学療法. リハビリテーション医学講座第12巻脊髄損傷－包括的リハビリテーション（初山泰弘, 二瓶隆一 編）, p.151, 医歯薬出版, 1996. より改変引用）

**図1** 脊髄損傷の神経学的分類とASIA基準

| 運動 標的筋群 | |
|---|---|
| C2 | |
| C3 | |
| C4 | |
| C5 | 肘屈筋群 |
| C6 | 手背屈筋群 |
| C7 | 肘伸筋群 |
| C8 | 指屈筋群(第3指遠位指節間関節) |
| T1 | 指外転(小指) |
| T2〜L1 | |
| L2 | 股屈筋群 |
| L3 | 膝伸筋群 |
| L4 | 足背屈筋群 |
| L5 | 長趾伸筋群 |
| S1 | 足底屈筋群 |
| S2〜S4-5 | |

0=完全麻痺
1=収縮触知あるいは観察
2=重力を除いての自動運動
3=重力に抗しての自動運動
4=抵抗に抗しての自動運動
5=最大抵抗に抗しての自動運動
NT=検査不能

肛門随意的収縮(可/否)
総計 □+□=□ 運動スコア
(最大)(50)(50)(100)

触覚 右左　痛覚 右左

0=脱出
1=鈍麻
2=正常
NT=検査不能

感覚 標的感覚点

・:標的感覚点

肛門感覚(いずれか一方でも…)(有/無)
総計 □+□+□+□=□ 痛覚スコア(最大:112)
(最大)(56)(56)(56)(56) □ 触覚スコア(最大:112)

| 神経学的レベル | 右 左 | 完全麻痺/不全麻痺 | 部分的機能残存帯 (完全麻痺の場合のみ) | 右 左 |
|---|---|---|---|---|
| 正常機能をもつ最も下位の髄節 | 感覚 □□ 運動 □□ | 不全麻痺: 最下位仙髄の感覚・運動機能の残存 | 神経支配の髄節部分 | 感覚 □□ 運動 □□ |

A=完全麻痺:S4-5仙髄節の運動・感覚機能の欠如
B=不全麻痺:運動機能の欠如。感覚は損傷レベルからS4-5仙髄節にかけ残存している
C=不全麻痺:運動機能は損傷レベル以下で機能残存。Key musclesの大多数は筋力3未満である
D=不全麻痺:運動機能は損傷レベル以下で機能残存。Key musclesの大多数は筋力3かそれ以上である
E=正常　:感覚機能は正常。反射の異常はあってもよい

臨床症候群
□脊髄中心
□ブラウン-セカール
□前脊髄
□脊髄円錐
□馬尾

(米本恭三 監:最新リハビリテーション医学, p.203, 医歯薬出版, 1999. より引用)

**表5** 理学療法評価

| | | |
|---|---|---|
| 座位バランスの評価 | ISMG | MMTと同様に6段階に分類したもの |
| 障害の程度 | ASIA scoring system | 神経学的評価であり,運動機能スコアと知覚機能スコアに分け,数量的に評価する。障害の程度やパターンを表すのに有用であり不全麻痺が分けられる |
| 障害の程度 | Frankel scale | 運動,知覚,反射の症状により脊髄神経を分類 |
| 障害の程度 | Zancolliの分類 | 上肢の麻痺分類で頸髄損傷者の損傷パターンと麻痺高位が分かる |
| ADL評価 | FIM | 身の回り動作,尿便管理,移乗動作,移動動作,意思伝達,社会的認知の領域について全介助から完全自立まで7段階に評価する |
| ADL評価 | Barthel index | 身の回り動作9項目,移動動作6項目について自立,介助,全介助の3段階に評価する。総合得点は100点 |

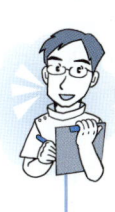

### スーパーバイザーの目

対麻痺の移動獲得の鍵となる関節や筋は，いわゆる正常の関節可動域や筋力では不十分である。ADLを獲得するためには関節可動域や筋力についてはどこまで必要なのか，またそれ以外にどんな条件が必要なのかを考える。また，個々に麻痺の状況や身体条件が異なることを考慮する。

## 4th Step 理学療法プログラムの立案

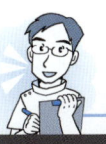

評価をもとに機能回復の予測と機能代償への転換，合併症の発生予防と治療を基本にプログラムを立てる。

最初に，残存機能レベルによって将来獲得できるADLを予想し，マイナス因子を考慮してゴールを設定する。年齢や性別，不全麻痺や骨折の合併などによってゴールや到達期間が異なる。

急性期では早期離床を目指して起居動作や車いす移動など院内のADLに直結する部分から徐々に自立できるようにプログラム設定を行う。すでに褥瘡や異所性仮骨などのマイナス因子がある場合は治療し，新たなマイナス因子を増やさないようにするためのプログラムが重要である。

### スーパーバイザーの目

障害が残存することが多いため，心理面には十分に配慮し，予後については安易な発言を避ける。

## 5th Step 理学療法

残存機能を強化し，代償的使用をコントロールする目的で理学療法を実施する。

◎筋力強化

残存筋とブリッジマッスル（麻痺部分をつないでいる筋）を強化する。ブリッジマッスルは麻痺部分をコントロールし，麻痺筋の機能代償を促進することで動作の獲得や自立生活につなげる。方法は，鉄アレイや重錘，セラバンドを使用し自主トレーニングができるようにするほかに，固有受容性神経筋促通法（PNF）など実際の運動に近い動きでの徒手抵抗運動，また主に上肢を使用して移動を行うためには閉鎖運動連鎖（CKC）での筋力強化を行うことが重要である。頸髄損傷者の肘のロッキング練習は開放運動連鎖（OKC）とCKCの両方が必要であり，背臥位・腹臥位両方でのon elbow・on handなど体位を変え，方法を変えながら行う。

◎ROM-Ex

脊柱や肩甲骨の動きの向上。SLRや体幹伸展などを他動的に

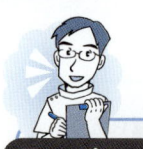

> **スーパーバイザーの目**
>
> 自動介助運動として起居動作や床上動作を行い，その中で必要な筋力と必要関節可動域を獲得していくことが望ましい。

行う他に，足関節のストレッチや上体そらしなどの自主トレーニングを指導する。

◎起居動作

麻痺の部分を含めた身体の使い方やボディイメージを再学習することが重要であるため，ブリッジマッスルの利用やリンクモデルを考慮した運動を行う。寝返り・起き上がり・四つ這い・床上移動など体位変換を通して麻痺域の下肢・骨盤をコントロールすることが可能となる。

◎座位バランス

長座位・端座位で上肢を動かしたり，メディシンボールを使用したりして重心を動かすことでバランス能力を獲得させる。

◎プッシュアップ訓練

プッシュアップ台やロール，スライドシートを使用し，段階を経て抵抗を与える。骨盤の引き上げと制御を行う練習を行う。C6B2より上位損傷の場合，肩甲骨のprotractionが主のプッシュアップになるため，肩甲骨が効率良く使える姿勢に注意する（図2）。

**図2** プッシュアップ動作の違い

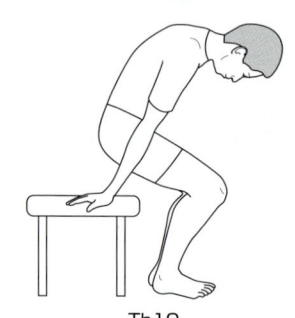

Th10
上腕三頭筋が使用できると体幹の前傾が可能となりダイナミックなプッシュアップができる

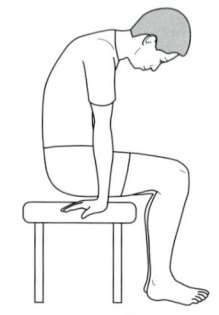

C6B2
胸郭が引き上げると，僧帽筋や広背筋により，骨盤が引き上げられる

◎トランスファー

床上移動・前後方トランスファー，側方トランスファー，床から20cm台へのトランスファー，40cm台または車いすへのトランスファーへと進めてゆく。頭部，上肢・下肢，殿部などの位置や重心の移動タイミングなど，動きを運動学的に分けて指導する。自力で不可能な場合は，環境整備やホイスト使用でベッド車いす間の自立を目指す。

◎車いす操作訓練

スロープ車椅子駆動，砂利や段差など不整地走行，ターンやクランクなど操作訓練，キャスター上げを行う。最終的には屋

外走行の耐久性向上を目指す。

◎立位・歩行訓練

　装具立位は精神的効果と新たなボディイメージの獲得に効果が大きいため，胸髄損傷完全麻痺でも部分的に導入することが望ましい。歩行訓練はトライすることに意味は大きいものの最終的には実用歩行が可能か見極めが必要。

◎ADL

　長座位・車いす座位で動作を獲得する頸髄損傷者は食事や整容も自助具が必要となる。

　更衣・導尿肢位，入浴動作が重要となり，車いす間のトランスファーや車いす・自動車間などでも可能なかぎり行う。

◎車いす作成

　長時間使用するため体にとって安楽なもの，体の一部として動くよう遊びのないシートサイズであること，ブレーキレバー長さや位置，車輪径などのパーツのサイズやとりつけ位置には細心の注意をはらい，操作性に優れたものが求められる。褥瘡予防クッションは必要。

◎家屋改造

　出入り口・浴室・トイレ・居室について導線を確保する。基本的に座面の高さでのADLができるようにする。

**診療のヒント**

- 社会的役割を踏まえ自動車運転や移動手段を確認する。
- 急性期ではギャッチアップによる血圧の訓練や，肺炎などの呼吸障害に対応して呼吸訓練，体位変換や拘縮予防し除圧など褥瘡対策を行う。深部静脈血栓症への対応も必要。

**表6　禁忌事項**

- 損傷部位の保護
- 痙縮の変化
- 精神的
- 自律神経障害
- 異所性骨化
- 褥瘡
- 失禁
- 転倒

## 6th Step　再評価および考察

　脊髄損傷レベル別ADL自立度に達しない場合，その原因となっている要因について考察し，改善・向上できるか否かを見極め，補装具の使用や方法の変更などADL自立向けて方針を変更していく。また，入院中や退院後において二次的障害の発生や身体条件について循環障害や不良座位姿勢に注意しマイナス因子を生じさせないよう自己管理を指導することを忘れない。

# Case Study

### ケース概要
症例A，40歳代後半，男性，工事作業中に5mの高さから転落し受傷。救急車にて病院に搬送され，右橈骨遠位端骨折，T9圧迫骨折と診断された。

### 理学療法の流れ

**1st Step　医師からの指示箋**
骨癒合未完成。合併症は右股関節異所性骨化。

**2nd Step　問診**
自己導尿練習中のため時間管理にて病棟ベッドにて排尿を行っている。右手関節の可動域制限と痛みがありプッシュアップ不可。

**3rd Step　理学療法評価**
TH9完全損傷。

**4th Step　理学療法プログラムの立案**
ROMと上肢の筋力増強を開始。右手関節に固定装具を使用してプッシュアップ練習や座位バランス訓練を継続して行う。

**5th Step　理学療法**
腹臥位から四つ這い位になり，前後の重心移動や骨盤を左右に動かす練習を行う。右手関節の装具を外してのプッシュアップが可能になり，側方トランスファー練習を行う。

**6th Step　再評価および考察**
20cm台からの車椅子のトランスファーなど床からのトランスファーや自動車へのトランスファーを開始。車いす操作はスロープや5cm段差を行って耐久性を向上させた。

### 症例報告のポイント
目標とする移動・移乗動作について，動作に必要な要素と評価結果を照らし合わせ，できない原因を考察する。例えば上肢筋力やプッシュアップ能力は充分であるが側方トランスファーができない場合，側方トランスファーを運動学的に分析し，身体の使い方や麻痺部分のコントロールはどうかと要素を分けて考える。動作をただ繰り返すのではなく，獲得するために足りない条件やポイントについて指摘し，それに対応したプログラムの作成が必要である。

■参考文献
1) 神奈川リハビリテーション病院脊髄損傷マニュアル編集委員会：脊髄損傷マニュアル—リハビリテーション・マネージメント，医学書院，1996．
2) 岩崎　洋：脊髄損傷理学療法マニュアル，文光堂，2006．
3) 奥田邦晴，岩崎　洋，武田　功：脊髄損傷の理学療法(PTマニュアル)，医歯薬出版，2006．
4) 二瓶隆一，木村哲彦，牛山武久，陶山哲夫：頸髄損傷のリハビリテーション，協同医書出版社，2006．
5) 兵庫県総合リハビリテーションセンター：日本理学療法士協会第376回現職者講習会 脊髄損傷の理学療法の実際 資料，1998．

〈信太奈美〉

# Ⅱ 臨床実習実技編／中枢神経障害領域

# 脊髄小脳変性症

## 臨床実習のルートマップ

**1st Step**
医師からの指示箋と情報収集
- カルテ・他部門からの情報収集
- 病型や経過・病名や予後の告知状況を確認

**2nd Step**
問診
- 主訴
- 家屋環境・家族状況などの社会的背景

**3rd Step**
理学療法評価
- 厚生省特定疾患運動失調調査研究班の重症度分類
- 運動失調・平衡機能の評価
- 移動能力・ADL能力の評価(安全性・実用性)

**4th Step**
理学療法プログラムの立案
- 安全な動作方法の獲得・廃用症候群の予防
- 障害の重症度・症状進行の予後・残存能力を検討

**5th Step**
理学療法
- 運動療法(運動失調改善・筋力増強など)
- 動作指導
- ホームプログラム・介助方法の指導

**6th Step**
再評価および考察
- 動作獲得状況の再評価

## Introduction 脊髄小脳変性症とは

脊髄小脳変性症（SCD：spinocerebellar degeneration）とは，運動失調を主症状とする進行性神経変性疾患の総称である．SCDには，孤発性（約70％）と遺伝性（約30％）があり，障害部位や遺伝型などにより病型分類される（例：OPCA（オリーブ橋小脳萎縮症））．わが国での発症率は5～10人/10万人である．また，SCDは難病特定疾患として認定され，介護保険における特定疾患でもある．

臨床症状は，主症状である運動失調に加え，病型によってはパーキンソニズム・自律神経障害などさまざまな症状を呈し，緩徐進行性の経過をたどる．

確定診断にはCTやMRIなどの画像が用いられ，主に小脳や脳幹の萎縮を認める．現在のところ根治的な治療は確立されておらず，身体能力やADL・QOL維持・向上のためのリハビリテーションは重要な役割を担っている．

## 1st Step 医師からの指示箋と情報収集

リハビリテーションの指示が出たら，カルテおよび医師・看護師から情報を収集する．また，作業療法士（OT）や言語聴覚士（ST），医療ソーシャルワーカー（MSW）など多くのスタッフが介入するため，他部門からの情報を十分に収集することで患者を総合的にとらえられるように心掛ける（表1）．

カルテからは，病型分類，発症からの経過，家族歴などを確認し，症状の特徴や進行度，予後などを把握する．また，本症は進行性の疾患であるため，病名や予後の告知には細心の注意が払われており，医師からの病状説明の内容やそのときの状況などは十分に確認しておく．心理状態などについては，他職種間で情報交換をする必要がある．

**表1** 他部門からの情報収集

| | |
|---|---|
| カルテ | 病型分類，発症からの経過，医師からの病状説明の内容など |
| 医師 | カルテでは不十分な情報，告知時の詳細状況，治療方針など |
| 看護師 | ADL状況，心理状況など |
| OT | 巧緻動作・作業の状況，自助具の活用など |
| ST | 嚥下・言語機能の障害の程度など |
| MSW | 社会資源の活用など |

## 2nd Step 問診

問診では，主訴および家屋環境や家族状況などの**社会的背景**を確認する．困難な事項や改善したい動作などの主訴に加え，**疾患の理解の程度**や**リハビリに対する積極性**も確認しておくことが重要になる．また，症状の進行に伴い家族のサポートや家屋環境も重要になるため，**生活状況**などについても情報収集しておく．さらに，会話や表情から心理状態なども把握しておくとよい．

## 3rd Step 理学療法評価

障害の大枠を把握するには，厚生省特定疾患運動失調調査研究班の重症度分類（1992）などがある．移動能力を中心とした下肢機能障害に加え，上肢機能障害や会話障害も含めて重症度が分類されている．

理学療法では，下肢・体幹機能障害による移動能力障害を対象とすることが多い．しかし，SCDは全身的な症状を呈する疾患であり，運動機能や歩行・移動能力以外にも全身的な評価を行う必要がある（**表2**）．また，症状は進行性なので継続的に評価を行う．

心身機能・身体構造レベルにおいては，関節可動域や筋力などの基本的な理学療法評価に加え，運動失調や平衡機能の評価を行う．失調症状は，一般的な評価だけでなく身体のどの部分に問題があるのか，動作における不安定要素を詳細に評価することが重要になる．また，嚥下機能・呼吸機能・自律神経機能を評価することで，全身状態の把握やリスク管理を行う．特に，自律神経障害による**起立性低血圧には注意が必要**である．活動レベルでは，さまざまな動作の可・不可やその方法，スピードなどから動作の安全性・実用性を評価し，日常生活における改善点や環境整備などの必要性を考慮する．歩行に関しては，主に歩隔の拡大（wide base）や歩行速度，歩調の不規則性，二重支持期の延長などを評価する．参加レベルでは，家屋環境や家族の状況などに加え，社会資源の活用など，家族や看護師・MSWなどからの情報が重要になる．

**表2** 理学療法評価項目

| 分類 | | | 評価項目 |
|---|---|---|---|
| 心身機能・身体構造 | 運動機能 | 関節可動域 | 四肢・体幹の関節可動域 |
| | | 筋力 | 四肢・体幹の筋力 |
| | | 平衡機能 | 座位や立位などにおける安定性 |
| | | 協調性 | 四肢・体幹の運動失調 |
| | | 持久力 | 動作時の耐久性 |
| | 嚥下機能 | | 嚥下造影検査など |
| | 構音機能 | | 口腔期間の評価,発話明瞭度 |
| | 呼吸機能 | | 肺機能検査,胸郭可動性の評価 |
| | 自律神経機能 | 起立性低血圧や心拍変動,排泄機能など | 血圧,心拍数など |
| 活動 | 歩行能力 | | 歩隔,歩行速度・歩調の不規則性など |
| | 起居動作能力 | 背臥位〜起座 | 動作の可・不可やその方法,スピードなどから動作の安全性・実用性を評価 |
| | 移動能力 | 車いす操作やいざりなど | |
| | ADL能力 | 食事・整容・排泄など | |
| 参加 | 家屋・家族環境 | | 家屋の状況や介助者となる家族の人数や年齢など |
| | 社会福祉資源の活用 | | 公的補助(福祉機器や介護員)の導入状況 |

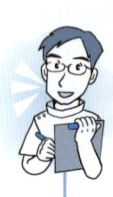

### スーパーバイザーの目

実習生は,SCDの病態の全体像を把握せず,運動失調などの身体機能の一部のみを評価してしまうことが多い。嚥下機能やコミュニケーション能力,自律神経症状などの機能に加えて,食事や排泄などのADLを全般的に評価することが重要である。

## 4th Step 理学療法ゴールとプログラムの立案

　理学療法評価に基づき,重症度に応じた理学療法目標とプログラムを立案する。

　臨床的には,安全な動作方法の獲得と廃用症候群の予防が理学療法の主な目標となる。その際,現在の身体状況からみた障害の重症度,病型や経過などから症状の進行の予測,理学療法によって引き出せる残存能力,さらに患者や家族のホープやニ

ーズを考慮したうえで，総合的に患者像をとらえて，患者個々に応じた目標やプログラムを設定する。

**図1** 理学療法目標とプログラムの立案

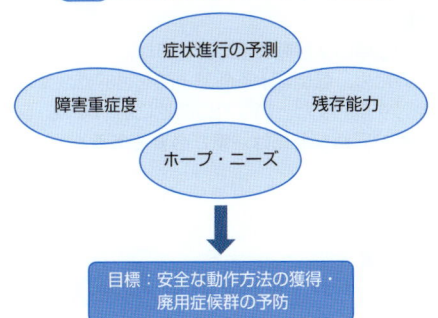

症状進行の予測
障害重症度
残存能力
ホープ・ニーズ

↓

目標：安全な動作方法の獲得・廃用症候群の予防

障害の重症度や症状の進行具合，残存能力の程度やホープ・ニーズなどの情報から目標を立案する。

> **診療のヒント**
>
> SCDは進行性疾患であるが，動作の安全な方法や簡易な方法を知らない場合や，廃用症候群を合併している場合などは，理学療法介入により機能・能力の改善が見込めることも多い。評価結果を，
>
> ①改善（廃用症候群など理学療法により改善が見込めるもの）
> ②維持（筋力トレーニングや動作練習により能力維持が可能なもの）
> ③対策検討（症状の進行に備えて行う環境設定など）
>
> と分類するとプログラムを立案する際に整理しやすい。

## 5th Step 理学療法

　理学療法の対象となる障害の中心は運動失調である。運動失調に対しては，①末梢からの入力を増大させることで失調症状を軽減させる**重錘負荷法**，②求心性の固有感覚入力の増大により失調症状を軽減させる**弾性緊縛帯法**，③大脳皮質の覚醒レベルの上昇により症状を改善させる**固有受容性神経筋促通法（PNF）**などの治療法があげられる。これら運動失調に対する治療と，④関節可動域，⑤筋力の維持・向上，⑥バランス練習などの基本的な運動療法，⑦安全で実用的な動作方法を獲得するための動作練習を行う。臨床的には移動能力の確保が重要となるため，移動動作を中心に反復練習を行う。
　さらに，在宅療養に向けては，⑧家屋環境の調整や家族への

動作介助方法の指導，⑨機能・能力を維持するためのホームプログラムの指導なども行う．

> **リスク管理**
> 歩行可能期から車いす移動時期においては，バランス障害による転倒のリスクが高い．そのため，転倒による外傷予防を目的に，サポーターの着用や環境整備などを検討する．また，いずれの時期においても，自律神経障害による起立性低血圧や脈拍異常などには注意が必要である．

## 6th Step 再評価および考察

指導した動作方法の安全性や実用性が確保できているかを再評価する．合わせて，症状の進行度合いも評価する．動作遂行が困難，または安全性や実用性が欠如している場合には，動作方法の変更や難易度の設定を調整する．また，安全性が確保できていたとしても，症状の進行に伴い将来的に動作の遂行困難が予測される場合は，症状の進行度に応じて，今後の動作方法についても考慮しておく必要がある．

## Case Study

### ケース概要

症例A，50歳代，女性．1年前にふらつきを主訴に来院し，オリーブ橋小脳萎縮症（OPCA）と診断された．その後自宅療養していたが，最近，転倒を繰り返し，身体機能の評価のため入院となった．現在，下肢に運動失調を認め，歩行は可能だが，ふらつきが強く不安定である．自宅では夫と2人暮らしで，洋式の生活であるが，手すりなどは設置していない．

2週間の入院理学療法により，筋力の改善とロフストランド杖を使用して安定した歩行を獲得し，自宅退院となった．

### 理学療法の流れ

#### 1st Step 医師からの指示箋と情報収集

病型とその特徴を確認（OPCA→小脳性運動失調が前景に現れ，経過とともにパーキンソニズムや自律神経障害が出現）し，予後を把握（OPCA→SCDの中でも症状の進行が早く，生命予後は発症から5〜10年程度とされる）する．

（次頁へ続く）

また，本人に告知されている病状説明の内容について確認する。

### 2nd Step 問診
主訴は，「転倒が怖い」とのことであった。
家族は夫と2人であり，家屋環境は，洋式の生活であるが，手すりなどの設置はされていない。

### 3rd Step 理学療法評価
重症度分類は，厚生省特定疾患運動失調調査研究班の重症度分類でⅡ度（軽度）の障害度である。運動失調・移動能力については，下肢に失調症状，歩行の不安定性を認め，転倒のリスクがあり，安全性に問題がある。

### 4th Step 理学療法プログラムの立案
障害は比較的軽度であるが，転倒を繰り返しているため，杖などの歩行補助具を検討し，歩行動作の安全性を向上させることを目標とした。また，歩行に対する恐怖心から活動量の低下が予測されるため，廃用症候群の予防にも努める。

### 5th Step 理学療法
運動失調の改善および筋力増強を目的に，PNFを用いた筋力トレーニングを行った。また，自宅退院後も継続できるような自主トレーニング方法も合わせて指導した。歩行の安定性向上に対しては，杖や歩行器を使用して繰り返し歩行練習を行った。杖は，安定性を考慮して，ロフストランド杖を選択した。症状進行に伴い杖歩行が不安定になることを予測し，歩行器歩行の練習や移乗動作の練習なども行った。さらに，夫に歩行時の介助方法を指導した。

### 6th Step 再評価および考察
ロフストランド杖を使用することで安定した歩行を獲得し，自宅退院となった。在宅生活に際し，自宅トイレや風呂などに手すりの設置を提案した。

#### 症例報告のポイント
**①目標・プログラム立案の流れ**
「1st～3rd Step」の情報や評価結果から，ゴールやプログラムを立案した経緯を示す。特に症状の進行を予測して，検討した内容などを記載する。

**②治療や指導内容の工夫**
実際に行った介入と工夫した点を示す（本例では，将来の病状進行を予測したうえで，歩行補助具を検討した点など）。また，在宅へ向けて指導した内容などについても記載する。

〈三森由香子〉

# II 臨床実習実技編／神経内科領域

# 多発性筋炎・重症筋無力症

## 臨床実習のルートマップ

**1st Step　医師からの指示箋（情報収集）**
- 病型分類や重症度分類
- 合併症の確認
- 各種検査所見（血液・画像など）

**2nd Step　問診**
- 症状の経過
- 全身状態・易疲労性

**3rd Step　理学療法評価**
- 全身状態の評価（筋痛・易疲労性）
- 筋力評価（四肢近位筋・頸部など）
　　（最大筋力・筋持久力）
- 基本動作評価（起居・移動動作）｝・動作パターン
- ADL評価　　　　　　　　　　　　・繰り返しの耐久性
- 環境調査

**4th Step　理学療法プログラムの立案**
- 急性期：廃用症候群の予防
- 安定期：筋力維持（増強），ADL能力の向上（代償的ADL指導）

**5th Step　理学療法**
〈急性期・体調不良時〉
- 他動的関節可動域（ROM）運動
- 呼吸理学療法

〈安定期〉
- 温熱療法
- 自動運動
- 筋力維持増強運動
- 基本動作練習
- ADL指導・生活環境調整

**6th Step　再評価および考察**

## Introduction 多発性筋炎とは

多発性筋炎は**筋疾患**，重症筋無力症は**神経筋接合部疾患**に分類される。両疾患の症状や経過には共通点が多い。その共通点として，①特に四肢近位筋の筋力低下・呼吸障害・嚥下障害をきたし，ADL(特に起居・移動動作)に障害をもたらす，②易疲労性・脱力感が顕著で不用意な筋力増強運動によって過用症候群(過用性筋力低下)を引き起こしやすい，③感染・疲労・ストレスなどによって症状が悪化する，④比較的急速に発症し，適切な治療で改善するが継続的な治療が必要(図1)，などがあげられる。したがって，理学療法の実施やリスク管理においても共通点が多い。しかしながら，両疾患の病態や症状の詳細は異なるため，区別して理解する必要がある。

### 図1 発症の仕方と時間経過

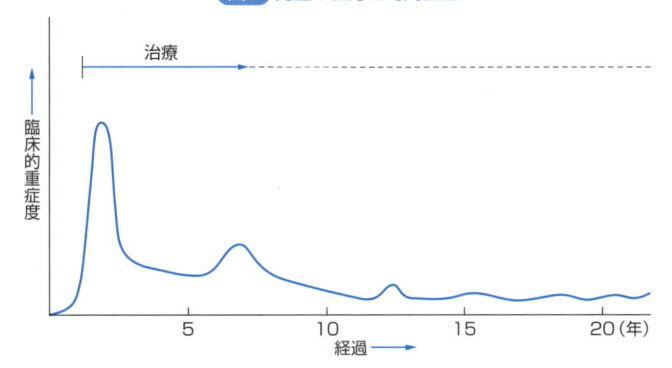

比較的急速に発症し，適切な治療で改善するが，治療はずっと継続する必要があることが多く，ときに増悪をみる。

(落合慈之 監:脳神経疾患ビジュアルブック，学研メディカル秀潤社，2009．より引用)

## 多発性筋炎とは

多発性筋炎(PM:polymyositis)は，筋細胞の炎症性の筋原性変化(ミオパチー)による**四肢近位筋の筋力低下**を主症状とする自己免疫疾患である。皮膚症状を伴う場合は皮膚筋炎(DM:dermatomyositis)という。有病率は人口10万人当たり5〜8人といわれる。好発年齢は5〜14歳と45〜64歳にピークがあり，男女比は1:1.5〜2と女性に多い。

主な症状は，①全身症状:発熱，全身倦怠感，**易疲労性**，体重減少など，②筋症状:四肢近位筋・頸部筋・咽頭筋の**左右対称性の筋力低下**，**筋痛**(自発痛，把握痛)，進行すると筋萎縮著

**用語アラカルト**

*1 レイノー現象
血流障害により四肢遠位部が蒼白，チアノーゼ，発赤の変化を示す現象。

明，③皮膚症状：ヘリオトープ疹（上眼瞼部を中心とした紫紅色の浮腫性紅斑），レイノー現象*1，④肺病変：間質性肺炎（5～30%），⑤心病変：進行例では心筋炎・不整脈・心不全，⑥その他：**悪性腫瘍の合併**（10～20%）である。

多発性筋炎の治療は，主にステロイド薬による症状の軽快であるが，医療スタッフと連携をとり，病状の進行状況に合わせた理学療法を実施する。

## 重症筋無力症とは

重症筋無力症（MS：myasthenia gravis）は，神経筋接合部のアセチルコリン受容体（AchR）に対する自己抗体（抗AchR抗体）により神経伝達物質が障害されて易疲労性や筋力低下を主症状とする自己免疫疾患である。自己免疫応答のトリガーとして胸腺異常が指摘されている。有病率は人口10万人に対して5.1人と推定される。好発年齢は女性で20～30歳，男性で50～60歳にピークがあり，男女比は1：2と女性に多い。

主な症状は，①全身症状：**易疲労性**，筋脱力，**日内変動**，**日差変動**，②筋症状：顔面筋・頸部筋・**四肢近位筋の筋力低下**，③眼症：状眼瞼下垂，複視が初発症状，④球症状：構音障害，嚥下障害，⑤その他：筋脱力の急激な増悪による急性呼吸不全（筋無力性クリーゼ）である。

重症筋無力症の治療は，外科的免疫抑制療法（胸腺摘出術，放射線療法），内科的免疫抑制療法（副腎皮質ステロイド，免疫抑制薬），対症療法（抗コリンエステラーゼ薬，γ-グロブリン大量投与など）があげられる。

# 1st Step 医師からの指示箋（情報収集）

理学療法の指示箋が出されたら，医師またはカルテより以下の項目について情報を収集する。両疾患ともに病状に合わせた理学療法の実施が重要であるため，病状を把握するための病歴や病型（重症度），各種検査所見（特に多発性筋炎）の情報収集を怠ってはならない。また，看護師やカルテから病棟における**日々の生活状況**や訴えを収集すると**体調の変化**（経過）が把握できる（**表1，2**）。

#### 表1 多発性筋炎に関する情報収集

① 病歴(膠原病*2・悪性腫瘍・心筋炎などの合併症含む),生活歴
② 多発性筋炎の病型分類
  (1) ウォルトン,アダムスの分類
    Ⅰ型：多発性筋炎(急性,亜急性,慢性)
    Ⅱ型：皮膚筋炎
    Ⅲ型：膠原病に伴う多発性筋炎または皮膚筋炎
    Ⅳ型：悪性腫瘍に伴う多発性筋炎または皮膚筋炎
  (2) ボーハンとペーター(Bohan & Peter)の病型分類
    GroupⅠ：原発性特発性多発性筋炎
    GroupⅡ：原発性特発性皮膚筋炎
    GroupⅢ：悪性腫瘍に伴う皮膚筋炎
    GroupⅣ：小児多発性筋炎/皮膚筋炎
    GroupⅤ：他の膠原病に伴う多発性筋炎/皮膚筋炎(重複症候群)
③ 血液検査所見：C反応性タンパク(CRP：C-reactive protein)*3,血清クレアチンキナーゼ(CK)*4など
④ 画像所見　　：胸部X線画像,胸部CT像(間質性肺炎の有無)
⑤ 心電図所見　：心不全,不整脈
⑥ その他　　　：筋電図所見,筋生検所見

---

**用語アラカルト**

*2 膠原病
結合組織(筋・腱など)の線維蛋白を膠原といい,この膠原線維に病変が生じたものを膠原病という。

*3 CRP
炎症や組織障害の有無やその程度を知る指標。基準値は0.2mg/dl以下(ラテックス凝集比濁法)。

*4 血清CK
筋炎の活動性を知る指標。血清CKをCPKともいう。基準値は男性：60〜250IU/l,女性：50〜190IU/l。

---

#### 表2 重症筋無力症に関する情報収集

① 病歴(胸腺異常の合併症の確認),生活歴
② 重症筋無力症の重症度分類(Ossermanの病型分類)
  (1) 小児型：重症筋無力症の母親から生まれた新生児で,一過性の筋無力症状を示す
    若年型：小児から思春期に発症し,多くは眼筋型で予後良好
  (2) 成人型
    Ⅰ型(眼筋型)：複視,眼瞼下垂のみ呈する
    Ⅱ型(全身型)：外眼筋・頸部・四肢の筋脱力を呈するが呼吸筋は侵されない
        A：軽症の全身型
        B：中等度の全身型,球症状を呈する
    Ⅲ型(急性劇症型)：全身型で急激に発症し呼吸筋麻痺を呈する
    Ⅳ型(晩期重症型)：全身型の長期経過中に呼吸筋麻痺を呈する
    Ⅴ型(筋萎縮合併型)：全身型の経過中に筋萎縮を伴うもの
③ 嚥下造影検査所見

---

## 2nd Step　問診

両疾患ともに,日常生活における指導が重要となる。したがって,以下の項目については詳しく問診する必要がある(表3)。

**表3** 問診内容

① 主訴：最も困っていること
② 生活状況：職業(学校)，家庭・地域での役割(活動状況)，趣味，1日の過ごし方など
③ 症状の変化：これまでの症状の経過。日内変動・日差変動(特に重症筋無力症)
④ 住環境・地域環境：労力を要する住環境(階段など)，通勤・通学経路，生活圏内環境など
⑤ 易疲労性，全身状態(疲労を感じる活動内容など)，**筋痛の程度**など
⑥ ストレスが発生しそうな事柄

## 3rd Step 理学療法評価

　両疾患とも易疲労性で**過用症候群**(**過用性筋力低下**)のリスクがあるため，評価実施前にはその日の全身状態の確認(カルテや問診)，実施中には疲労・倦怠感・脱力感・筋痛などの確認を怠ってはならない。易疲労性に対しては，評価は数回に分けて実施することや，測定姿勢の変更もできる限り最小限にすることなどの配慮が必要である。前もって臥位・座位・立位でできる評価項目を整理しておくとよい。全評価が終了するのに数日を必要とすることがある。

　また，動作分析を行う場合には，何回も同じ動作を要求してしまうことがないように，ビデオに録画することも1つの方法である(患者の了承を得ること)。

**表4** 理学療法評価項目

① **筋痛**：筋痛の有無，痛みの種類(把握痛・圧痛・自発痛)，部位(肩・頸部・上肢・下肢)，痛みの程度。
② **四肢周径**：筋萎縮の程度を評価(特に四肢近位筋)。
③ **関節可動域検査**：廃用による拘縮の有無。
④ **筋力検査**：徒手筋力検査(MMT)では，四肢近位部・頸筋・顔面筋を中心として実施する。代償運動に注意が必要。握力測定。10RM。筋持久力も評価する。
⑤ **呼吸機能評価**：呼吸困難の有無，呼吸パターン，呼吸数，胸郭拡張テスト，肺活量。
⑥ **疲労評価**：頭部挙上時間計測，反復握力測定など。理学療法実施中の疲労度の評価には主観的疲労感，Borg scaleが利用できる。
⑦ **基本動作評価**(**動作分析**)：床からの起立動作(登坂性起立)，階段昇降，歩行など抗重力動作の可否や動作遂行パターンおよび繰り返し遂行の耐久性(疲労度)など。

(次頁へ続く)

⑧**ADL評価**：起居・移動動作の可否。上肢挙上運動が関与する動作（食事・整容・更衣動作）の評価（肩甲帯周囲筋の筋力低下による）。各項目の疲労度も評価する。
⑨**社会参加の評価**：環境面の評価（家屋・職場（学校）・地域環境）や活動状況の評価。

　再評価時（6th Step）には，筋力（最大筋力・筋持久力）と基本動作・ADL動作の評価（動作パターン・繰り返しの耐久性）について改善したか否かが主要な論点となるため，これらの評価はしっかり行っておこう。

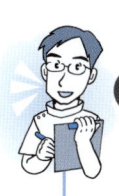

### スーパーバイザーの目

実習生ができる限り姿勢変化を最小限にするような検査・測定順序を考えて行っているかをスーパーバイザーは見ている。前もって座位での検査項目，臥位での検査項目を決めて，シミュレーションしておこう。また，検査・測定に夢中になりすぎて，疲労のサインを見逃してしまいがちなので，1つの検査・測定が終了したら，常に患者の表情や疲労感の確認ができる心の余裕をもとう。そのためには，疲労感の確認も含めた検査・測定のシミュレーションも行っておくとよい。「確認なんかすぐできる。それよりも検査・測定を間違わないようにしないと！」という考えは，心に余裕がない証拠である。

## 4th Step 理学療法プログラムの立案

　両疾患ともに筋力維持（増強）運動とADL能力の向上を目標とした理学療法が中心となる。基本的に炎症症状が強い急性期（多発性筋炎）や患者の体調が不良なとき（特に重症筋無力症）は安静・休息が必要となるが，病状（炎症症状，疲労感）が比較的安定（改善）してきたら，他動的関節可動域（ROM）運動や呼吸練習から開始し，できる限り**廃用症候群の予防**に努める。その後，体調（疲労度など）に十分に注意しながら，自動運動，起居・移動動作練習，ADL指導とプログラムを進めていく。理学療法プログラムを進める際，1週間程度の単位で疲労度を確認しながら1つずつ運動内容を増加させるなど，**ゆっくり段階的に進めていく**（焦らないこと）。ただし，翌日に疲労が持ち越された場合や体調不良を訴えた場合は，プログラム内容を変更するなど，早急で柔軟な対処が必要である。

**図2** 理学療法プログラムの例

| 病期 | 運動療法 |
|---|---|
| 急性期<br>(炎症症状増悪，体調不良時など) | 主な目的：廃用症候群の予防<br>理学療法：<br>● 他動的関節可動域運動<br>● 呼吸理学療法 |
| 安定期<br>(炎症症状安定，体調良好時) | 主な目的：筋力維持(増強)<br>　　　　　ADL能力の向上<br>理学療法：<br>● 自動運動<br>● 筋力維持(増強)運動<br>● 基本動作練習<br>● ADL指導(代償的方法を含む)<br>● 生活指導(疲労，ストレス軽減)<br>● 生活環境調整 |

体調不良時にはプログラム内容を切り替える

## 5th Step 理学療法

**診療のヒント**

**体調チェックのポイント**
血圧，脈拍，体温，顔色，疲労感，食欲など

　両疾患の理学療法における**リスク管理**は特に重要である。過用症候群(過用性筋力低下)のリスクがあるため，その日に実施したプログラム内容(運動項目・回数・頻度など)と疲労度(Borg scaleなど)，実施時間を記録しておく必要がある。これは，翌日の理学療法内容の決定や，体調の良・不良によるプログラム内容の変更に役立てることができる。また，特に重症筋無力症では，**日内変動**(午後より午前のほうが体調がよい)などに配慮した治療時間の設定が必要となる。両疾患ともステロイド治療が行われているため感染症予防に配慮し，治療前後の手洗いを励行することを怠ってはならない。

　主な理学療法内容を**表5**に示した。筋力維持(増強)運動による著明な効果は期待しにくいとされている。具体的な筋力維持(増強)運動方法としては，特定の筋に対する重錘負荷よりは，起居・移動動作練習を行うなかで筋力維持(増強)を図るほうが効果的とされる。運動方法(負荷量・回数・頻度・時間)は**低負荷**で休憩を取り入れた**頻回**かつ**短時間**の運動とする。

　ADL指導では，代償的な動作方法の指導や**環境調整**(福祉用具含む)によって症状を増悪させない生活指導が必要となる。そのためには，一つ一つのADL動作時の疲労・倦怠感・脱力感・筋痛の有無や程度を確認・記録しておくことである。また，職場での身体的活動内容についての指導もADL指導と同様に行う。

**表5** 理学療法内容

| 理学療法項目 | 具体的方法および留意事項・注意事項（＊） |
|---|---|
| 他動的関節可動域（ROM）運動 | ・四肢・体幹・胸郭（肋間筋のストレッチ）<br>＊最大可動範囲で行うことが大切であるが，過度に行ってはならない。<br>＊胸郭のROM運動は自然呼吸に合わせて行う。 |
| 呼吸理学療法 | ・体位排痰<br>・上部胸郭へのマッサージ（呼吸を楽にする）<br>＊呼吸筋に対する筋力増強運動は訓練過多（overwork）をきたし，呼吸筋の筋力低下を生じさせる恐れがあるため行わない。 |
| 温熱療法 | ・ホットパック（筋痛に対する効果）<br>＊適用には注意を要する。各種症状（皮膚・悪性腫瘍・炎症など）を確認し，医師と相談して実施する。温熱療法の禁忌事項を確認。 |
| 自動運動 | ・四肢ROM運動に準じた自動運動（ベッド上）<br>＊上肢だけまたは下肢だけの自動運動で疲労してしまわないように，四肢の全関節運動が行える回数を設定する。 |
| 筋力維持増強運動 | ・下肢伸展位交互挙上（SLR）運動，ブリッジ運動など<br>・自転車エルゴメーター（持久力）<br>＊筋力増強のみを目指した積極的な筋力増強運動は行わない。<br>＊負荷量・回数・頻度・時間を考慮（記録）する。いずれも少なく設定し，翌日の疲労度を確認しながら変更する。<br>＊検査データ・疲労感などの確認。 |
| 基本動作練習<br>（筋力維持増強運動の代替） | ・座位保持・立位保持など<br>・寝返り・起き上がり・立ち上がり歩行など<br>＊座位や立位練習は早期に実施するべきだが，無理はさせない。<br>＊課題動作の練習回数を記録する。 |
| ADL指導・生活環境調整 | ・上肢挙上運動が関与する動作（食事・整容・更衣動作）練習<br>・ADLが楽に行えるような生活環境調整（福祉用具の使用）。<br>＊各動作で区切らず，一連の行為として行わせることも大切（例：ベッドから起き上がって，タンスまで移動して，タンスから衣類を出して，着るなど）<br>＊残存筋を使用した代償的なADL指導<br>＊外泊練習を実施する場合，炎症症状を増悪させる恐れがある。 |
| 職場・学校での活動指導 | ・職場・学校での活動内容についてのシミュレーション練習。 |
| 生活指導 | ・疲労，精神的ストレス，感染症を防止するような生活指導。 |

＊重症筋無力症では，呼吸困難（クリーゼ）を訴えたら直ちに運動を中止する。

## 6th Step 再評価および考察

　再評価では,「1st Step 医師からの指示箋」における各種検査所見(血液・画像など)の変化と「3rd Step 理学療法評価」における筋力や基本動作およびADL動作の改善度について主に評価する。筋力については,最大筋力のみならず**筋持久力**の改善度について評価する。筋持久力については,初期評価時と同じ重さの重錘を使用して回数の変化を評価すると改善度がわかりやすい。基本動作やADL動作については,疲労の少ない**動作パターン**が獲得できたか,繰り返し行った場合の**耐久性**の変化を評価しておくことが大切である。再評価も数回に分けて実施する必要があるので,レポート作成・報告会資料作成の1週間以上前から評価を開始するべきと考える。

　体調に日内変動や日差変動があるため(特に重症筋無力症),再評価時に体調が不良だった場合には,再評価結果が初期評価結果と比較して変化していない(または低下している)ということもある。したがって,日々の理学療法実施時に**こまめに評価**し,**変化の経過**がわかるようにしておくと考察に利用できる。

## Case Study

### ケースの概要

〈多発性筋炎〉

　症例A,50歳代,女性。10年ほど前に多発性筋炎との診断を受け,これまでに5回の再発入院を繰り返している。今回,また再発して入院となった。ステロイド治療開始し,筋の炎症症状は軽減してきており,理学療法の指示箋が出された。

### 理学療法の流れ

**1st Step 医師からの指示箋(情報収集)**

　合併症がないことを確認。ウォルトン,アダムスの分類Ⅰ型(亜急性)。血液検査所見(CK,CPK)確認。病棟での生活状況について情報収集。

**2nd Step 問診**

　1カ月前から易疲労性を感じていた。希望は日常生活が自分でできるようになること。

**3rd Step 理学療法評価**

　運動時の筋痛は軽度。ROMは正常範囲で維持。四肢近位筋の筋力低下が著明(MMT2〜3)。遠位筋もMMT3〜4。寝返り・起き上がり・立ち上がり・歩行

(次頁へ続く)

は手すりを用いて可能だが，2回の繰り返しで疲労の訴え．ADLは時間をかけ，補助具を使用すれば可能．段差降りで膝折れの危険あり．

### 4th Step 理学療法プログラムの立案

廃用症候群の予防・改善のため，最初の1週間はベッドサイドで他動的ROM運動と自動運動を実施する．

2週目から理学療法室にて，基本動作練習（筋力維持増強運動を含む）を開始する．基本動作練習は休憩をはさみながら，各基本動作を一通り1～2回から開始し，翌日に疲労の具合や体調を聴取する．疲労度に合わせて基本動作練習の反復回数を調節する．ADL練習として，更衣動作・トイレ動作を中心としてシミュレーションを実施する．

### 5th Step 理学療法

ベッドサイドでは，他動的ROM運動に加えて，体調に合わせて遠位筋からの自動介助運動や自動運動も徐々に実施した．

理学療法室での1週目，他動的・自動的ROM運動を各2回，基本動作練習（寝返り，起き上がり・立ち上がり動作）を1回ずつ，平行棒内での歩行練習を2往復から開始した．5週目までに自動的ROM運動4回，基本動作練習各5回，平行棒内歩行練習5往復を3～5分の休憩をはさみながら可能となった．5週目に階段昇降（5段1回）を実施したところ，翌日に体調不良を訴え，血清CK値が上昇．3日間の安静．4日目から理学療法室での理学療法再開．各運動の回数を2～3回から開始した．7週目には5週目の運動機能まで回復したため，段差練習（1段1回）を実施した．10週目まで，1週間単位で各練習項目を1～2回ずつ増加させた．

### 6th Step 再評価および考察

ROMは正常範囲で維持された．筋力は四肢近位筋ではMMT3～4にやや増強された．基本動作は各7回，平行棒内歩行10往復（膝をロックした歩行様式は変化せず），階段昇降（5段）は可能となった（休憩が必要）．各ADLにかかる時間がやや短縮された．

#### 症例報告のポイント

本疾患は，廃用症候群予防のために必要な運動強度と過用症候群に陥らない運動強度の見極めが重要となる．筋力（最大筋力・筋持久力）と基本動作・ADL（動作パターン・反復遂行能力）の変化を中心として報告する．その際，初期評価と再評価（数週間後）の結果だけでなく，状態の変化（経過）とそれに合わせたプログラム実施内容（動作の種類・回数など）の変更も併せて報告する．最終的には，再発前の生活に近づけることが目標となるため，再発前の生活状況にどこまで近づけられたかがわかるような報告が必要である．

〈田口孝行〉

# II 臨床実習実技編／神経内科領域

## ニューロパチー（ギラン・バレー症候群を含む）

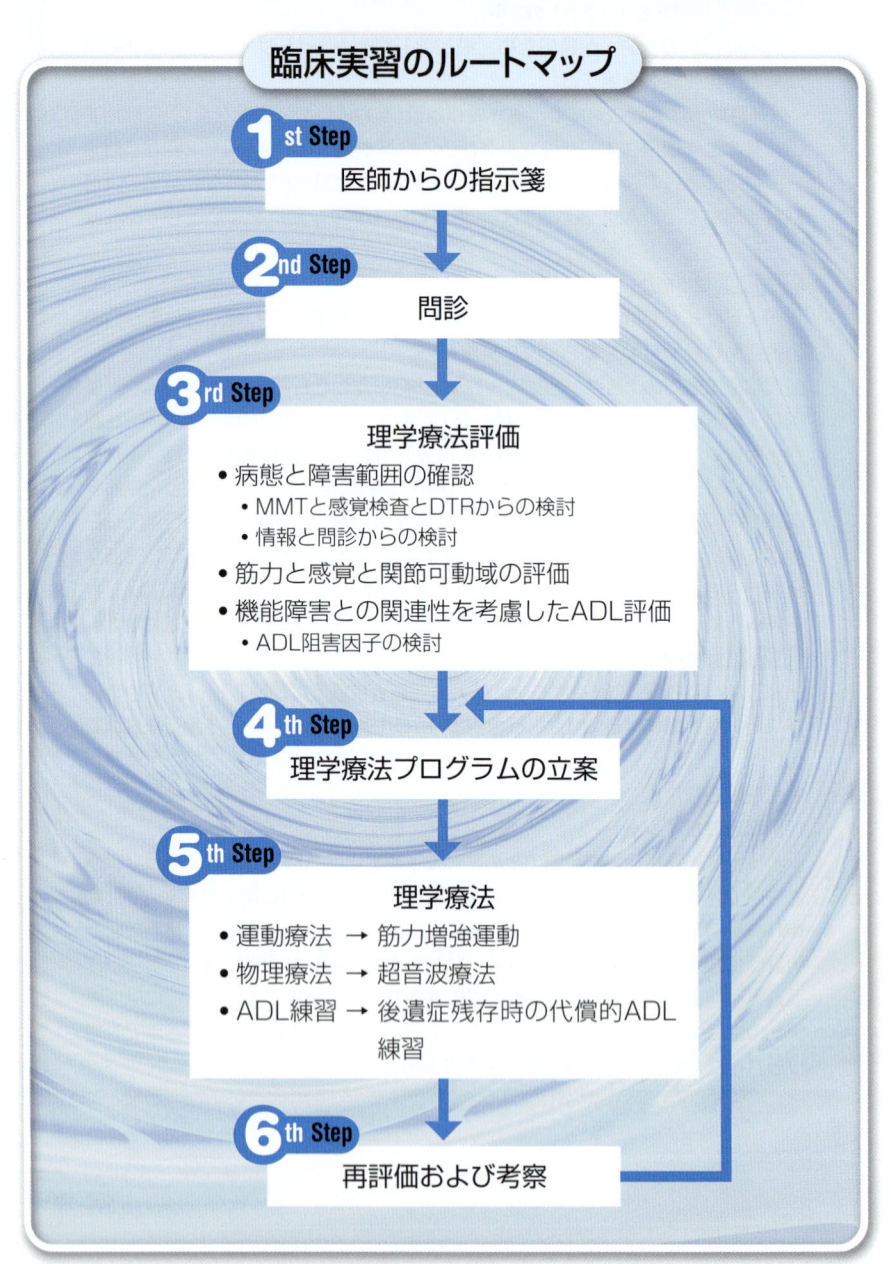

### 臨床実習のルートマップ

**1st Step** 医師からの指示箋

**2nd Step** 問診

**3rd Step** 理学療法評価
- 病態と障害範囲の確認
  - MMTと感覚検査とDTRからの検討
  - 情報と問診からの検討
- 筋力と感覚と関節可動域の評価
- 機能障害との関連性を考慮したADL評価
  - ADL阻害因子の検討

**4th Step** 理学療法プログラムの立案

**5th Step** 理学療法
- 運動療法 → 筋力増強運動
- 物理療法 → 超音波療法
- ADL練習 → 後遺症残存時の代償的ADL練習

**6th Step** 再評価および考察

## Introduction ニューロパチーとは

ニューロパチーとは，末梢神経に障害をきたす病変の総称で，原因は糖尿病や血管炎，栄養障害，感染後など多彩である。主な症状は，筋力低下，感覚鈍麻や自律神経障害などである。経過は急性に進行するものから慢性に経過するものまでさまざまである。理学療法は，ニューロパチーの原因と病態（表1）を理解して実施することが重要である。また，ギラン・バレー症候群（GBS）などの疾患の特徴を知り（表2，3），予後を把握しておくことが重要である。

### 表1 ニューロパチーの原因と病態

| 1. 原因 | | |
|---|---|---|
| 免疫性，遺伝性，血管炎，中毒性，栄養欠乏性，圧迫性，代謝性 | | |

| 2. 障害分布による病態 | | |
|---|---|---|
| 障害分布 | 病態 | 代表疾患 |
| 単ニューロパチー | 単一神経障害 | 橈骨神経麻痺，ベル麻痺 |
| 多発ニューロパチー | 左右対称性四肢遠位型運動障害，手袋靴下型感覚障害 | ギラン・バレー症候群 |
| 多発性単ニューロパチー | 複数神経支配領域障害 | 血管炎 |

| 3. 神経病変部位による分類 | | |
|---|---|---|
| 神経病変部位 | 病態 | 代表疾患 |
| 神経細胞体 | 神経細胞体障害で二次的に軸索変性 | 癌性ニューロパチー |
| 軸索（軸索変性） | 軸索障害，ワーラー変性 | 血管炎性ニューロパチー |
| 髄鞘（脱髄） | 髄鞘，シュワン細胞の障害 | ギラン・バレー症候群 |

### 表2 GBS診断基準

**必須所見**
A. ニューロパチーによる2肢以上の進行性の筋力低下
B. 深部反射消失

**診断を支持する所見**
A. 臨床的特徴（重要順）
　①進行　　　：筋力低下は急速に出現するが，4週までには進行は停止
　②比較的左右対称性の筋力低下
　③軽度の感覚障害
　④脳神経障害：両側性の顔面神経麻痺，球麻痺，外眼筋麻痺
　⑤回復　　　：進行が停止した後，2～4週で回復し始める
　⑥自律神経障害：頻脈，不整脈，起立性低血圧，血管運動症状
　⑦神経症状の発症時に発熱を認めない
B. 診断を強く支持する髄膜所見：タンパク細胞解離
　①髄液タンパクの増加
　②髄液細胞：単核球優位，10/mm$^3$以下
C. 診断を強く支持する電気生理学的所見
　①神経伝導速度の遅延　　②伝導ブロック　　③遠位潜時の延長

(Asbury AK, et al：Criteria for diagnosis of Guillain Barré syndrome. Ann Neurol, 3: 565, 1978. より引用)

**表3** ギラン・バレー症候群の分類

| 分類 | 病変部位 | 特徴および機能予後 |
|---|---|---|
| 急性炎症性脱髄性多発ニューロパチー | 髄鞘(脱髄) | 狭義のギラン・バレー症候群で回復が早い |
| 急性運動性軸索性ニューロパチー | 軸索(軸索変性) | 運動障害優位で比較的回復が早い |
| 急性運動感覚性軸索性ニューロパチー | 軸索(軸索変性) | 運動感覚障害、回復が遅く後遺症を残す |
| フィッシャー症候群 | 髄鞘(脱髄) | 外眼筋麻痺・運動失調・反射消失(3徴)、回復が早い |

> **診療のヒント**
> ニューロパチーのすべてが完全に回復するものではなく後遺症を残すものも多い。

## 1st Step 医師からの指示箋

ニューロパチーにおいて指示箋で注目すべきは**診断名**である。診断名には**表1**で示したニューロパチーの原因や病態を表したものが多い。例えば、糖尿病性ニューロパチーは原因が糖尿病であることを示し、慢性炎症性脱髄性多発ニューロパチーは病態が脱髄性の多発ニューロパチーであることを示している。GBSなどの固有の診断名が付されたものは、その**特徴的症状**を調べる。この原因や病態、特徴的症状から生理学的、生化学的な特徴を把握し、カルテより必要な情報を得て診断名の裏づけをとる(**表4**)。また使用薬剤やすでに実施されている治療とその効果についても調査しておく。

**表4** 情報収集

| 病歴 | 発症前に感染や中毒はないか、など |
|---|---|
| 原因の検査所見 | 血中抗糖脂質抗体、タンパク細胞解離、ウイルス抗体価、など |
| 病態の検査所見 | 神経伝導検査(軸索変性：M波振幅低下　脱髄：神経伝導速度低下、時間的分散)、神経生検(脱髄：onion bulb)、など |
| 使用薬剤、治療と効果 | 副腎皮質ステロイド薬、抗ウイルス薬、ビタミン薬、免疫グロブリン静注療法、血液浄化療法、など |

## 2nd Step 問診

問診では、主訴や生活状況、症状、住環境などの聴取はもちろんであるが、**病歴**、**家族歴**は注意深く聴取する必要がある。

ニューロパチーでは発症前に原因となる疾患に罹患していることが多く，遺伝性疾患も少なからず存在するからである。例えば，ニューロパチー発症前に感冒様症状があれば*Campylobacter jejuni*（カンピロバクタージェジュニ）などの感染からのGBSが示唆されるし，糖尿病の既往や農薬・劇薬の曝露歴，低栄養状態などはニューロパチー発症の因子となる。また，Charcot-Marie-Tooth（シャルコー マリー トゥース）病や遺伝性圧脆弱性ニューロパチー，家族性アミロイド多発ニューロパチーなどは遺伝性疾患であり，家族歴を聴取すると同疾患の罹患者がみつかることが多い。

## 3rd Step 理学療法評価

ニューロパチーの理学療法評価では，診断名や問診から把握した病態と障害範囲を，筋力低下や感覚障害などから確認する。他の症状（例えば関節可動域（ROM）制限や骨格変形，振戦，深部感覚性運動失調など）があればその検査・測定も実施し，日常生活活動（ADL）に及ぼす影響を把握する。筋力検査や感覚検査は単に「○○筋Poor」や「触覚鈍麻」などの結果を示すだけではなく，筋力低下筋や感覚障害領域の神経支配と他の筋や領域の結果を統合して，ニューロパチーの障害分布を明らかにする。障害分布確認のため深部腱反射（DTR）を実施してもよい。

障害分布による病態が明らかになったところで，情報収集や問診で得た情報をもとに筋力や感覚が回復するかどうかを考察する。特に軸索変性や脱髄などの神経病変部位の特定は目標設定に大きく影響する。ADL検査は「自立，介助，不能」などといった判定だけではなく，これまで行った検査結果をもとに「何が改善すればADLは自立するか」「もし改善しなければどのような代償を打つか」という思考が必要である。

> 診療のヒント
> 病態と障害範囲の特定が必須。この判断を誤ると機能予後，目標設定を誤ることになる。

**表5 理学療法評価項目と視点**

| 理学療法評価項目 | 視点 |
| --- | --- |
| MMT | 主症状とニューロパチーの障害分布把握。ADLに与える影響 |
| 感覚検査 | 主症状とニューロパチーの障害分布把握。検査は表在・深部とも慎重に実施する。ADLに与える影響 |
| ROM-T | ROM制限の原因。ADLに与える影響 |
| DTR | ニューロパチーの障害分布の確認 |
| ADL | 機能障害とADLの関係。代償の可否 |
| ADL阻害因子検査 | ADLを阻害していると考えられる機能・能力の検査 |

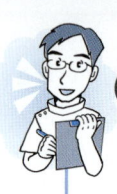

### スーパーバイザーの目

MMTや感覚検査結果はそれを羅列しても意味がない。ニューロパチーの障害分布とその障害がどのようにADLに影響を与えているのかが考察できて初めて目標に向けた理学療法が可能となる。
例えば，食事動作が困難な理由を単に上腕二頭筋筋力低下と考察するのではなく，食事動作のどの部分が困難でその部分ではどのような筋が必要なのか，単一筋の筋力低下で説明できるのか，あるいは複数筋が関与しているのか，まったく別の問題が関与していないかなどが考察できれば，正確な問題点抽出と的確な理学療法に結びつく。

## 4th Step 理学療法プログラムの立案

　理学療法プログラムは，診断名，情報収集や問診で得た情報で明らかにした原因，病態，病変部位の回復過程で変わる。例えば急性炎症性脱髄性多発ニューロパチーでは速やかな回復が予想されるため，筋力増強運動や関節可動域運動，物理療法を積極的に実施するプログラムとなる。一方，急性運動感覚性軸索性多発ニューロパチーでは後遺症の残存する可能性を考え，現有機能＋現有ADL能力＋αでいかにADLを自立させるかを考えたプログラムとなる。

**図1** ニューロパチーに対する理学療法プログラムの考え方

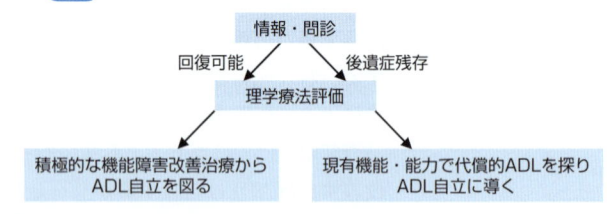

情報・問診
回復可能／後遺症残存
理学療法評価
積極的な機能障害改善治療からADL自立を図る　　現有機能・能力で代償的ADLを探りADL自立に導く

## 5th Step 理学療法

　理学療法は「4th Step」で立案した2つの方向性で変わる。**正常に回復することが前提で実施する治療**は，筋力増強運動や関節可動域運動，温熱とマッサージ効果を有する超音波療法などを薬物や他の治療効果を鑑みながら積極的に実施する。一方，**後遺症の残存する可能性がある場合**は，積極的な治療を実施しながらも現有機能と能力でADLを自立に導く代償方法，手段を模索する。障害されていない部位をどう使うか，福祉用具などをどう活用するかなどを考えなければならない。

> 診療のヒント
> 理学療法は吟味した文献検索などから科学的根拠のある方法を実施する。

## 6th Step 再評価および考察

理学療法を実施した結果，正常に回復することが前提であっても後遺症が残る可能性を含んだ目標であっても，その目標に向けて効果が認められるかを確認する．正常に回復することが前提である目標に向けては，初期評価段階で問題となった筋力低下や感覚障害，ROM制限，ADL能力低下は順調に回復しているはずである．もし，改善の芳しくない障害があれば，回復過程の再検討と再評価，原因と病態の再確認が必要である．後遺症が残ることが考えられる目標では，これまでの筋力や感覚の回復状況を鑑み，代償的ADL中心の治療へ転換していく時期を見極める必要がある．

> **診療のヒント**
> 損傷した軸索の回復速度は1日1mmとされていることから，Tinel's sign陽性部分から筋までの距離は改善期間の目安になる．

> **スーパーバイザーの目**
> 後遺症が残存する可能性のある病態に対し，いつまでも同じ機能回復練習を行わない．治療経過を慎重に分析して代償的ADL練習に転換していく時期を見極める．

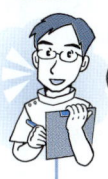

## Case Study

### ケース概要
症例A，40歳代，男性，ギラン・バレー症候群．感冒様症状の後，両下肢遠位に筋力低下，四肢遠位に軽い手袋靴下型感覚障害をきたす．筋力低下は上行し，四肢脱力状態となる．一時，呼吸筋麻痺による呼吸不全に至ったが回復し，理学療法が指示される．

### 理学療法の流れ

**1st Step 医師からの指示箋**

発症状況と運動障害優位の多発ニューロパチーから急性炎症性脱髄性多発ニューロパチーの可能性が高い．髄液検査によるタンパク細胞解離，神経伝導速度低下，血中抗糖脂質抗体上昇から裏づけられる．

(次頁へ続く)

### 2nd Step 問診
　家族歴なし。下肢筋力低下直前に風邪をひく。感覚障害自覚なし。筋力低下改善傾向。現職の事務員に復帰希望。

### 3rd Step 理学療法評価
　ROM，感覚正常。下肢遠位筋に筋力低下あり。特定の神経支配域に認められるものではなく多発ニューロパチーを示唆。歩行，トイレ動作など，立位が必要なADLに障害。急性炎症性脱髄性多発ニューロパチーの可能性が高く，筋力は順調に回復するものと思われ，ADLもそれに伴い完全自立が見込まれる。

### 4th Step 理学療法プログラムの立案
　筋力増強運動と超音波治療を実施する。

### 5th Step 理学療法
　文献検索などにより，急性炎症性脱髄性多発ニューロパチーに効果的な筋力増強方法と超音波治療方法を導入する。

### 6th Step 再評価および考察
　筋力低下部位も現在MMTでGood。ADLは完全自立し，順調な回復をみせている。今後は実際に事務員としての業務を取り入れた治療に移行し，事務員としての復帰を目指す。

### 症例報告のポイント
　症例報告のポイントは3つ。1つ目は，ニューロパチーの原因，病態，病変部位をどのように探ったかを明示すること。2つ目は，明らかにした病変部位から機能予後を明確に示すこと。3つ目は，目標に向けた治療プログラムが科学的根拠のある治療であることを明示することである。

〈石倉　隆〉

# II 末梢神経損傷（腕神経叢損傷，絞扼性神経損傷を含む）

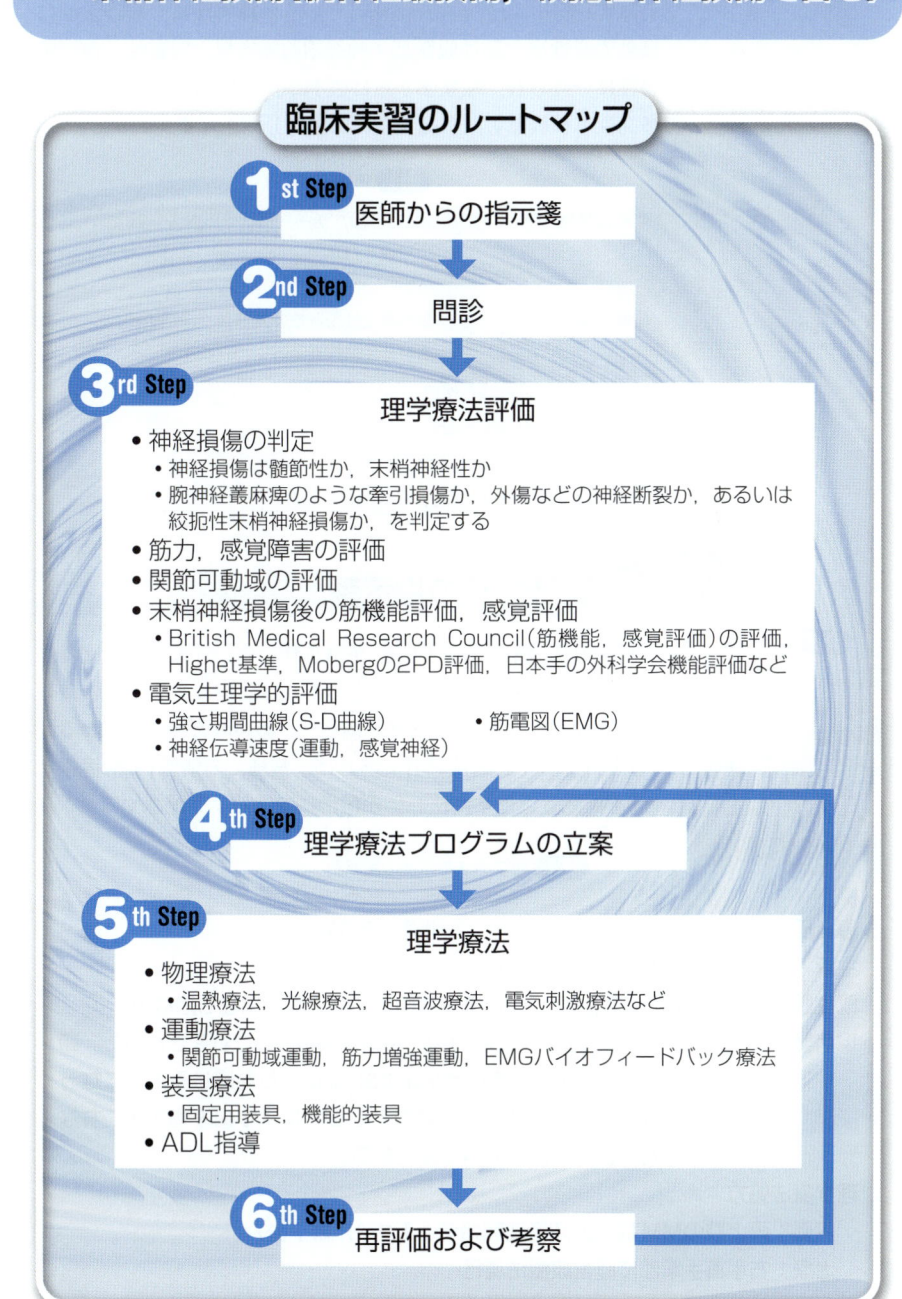

臨床実習実技編／神経内科領域

## 臨床実習のルートマップ

**1st Step** 医師からの指示箋

**2nd Step** 問診

**3rd Step** 理学療法評価
- 神経損傷の判定
  - 神経損傷は髄節性か，末梢神経性か
  - 腕神経叢麻痺のような牽引損傷か，外傷などの神経断裂か，あるいは絞扼性末梢神経損傷か，を判定する
- 筋力，感覚障害の評価
- 関節可動域の評価
- 末梢神経損傷後の筋機能評価，感覚評価
  - British Medical Research Council（筋機能，感覚評価）の評価，Highet基準，Mobergの2PD評価，日本手の外科学会機能評価など
- 電気生理学的評価
  - 強さ期間曲線（S-D曲線）
  - 筋電図（EMG）
  - 神経伝導速度（運動，感覚神経）

**4th Step** 理学療法プログラムの立案

**5th Step** 理学療法
- 物理療法
  - 温熱療法，光線療法，超音波療法，電気刺激療法など
- 運動療法
  - 関節可動域運動，筋力増強運動，EMGバイオフィードバック療法
- 装具療法
  - 固定用装具，機能的装具
- ADL指導

**6th Step** 再評価および考察

## Introduction　末梢神経損傷とは

　末梢神経あるいは神経根に病変を有する疾患の総称を末梢神経障害（peripheral neuropathy）という．障害像は，病理学的には軸索変性型，節性脱髄型，神経細胞障害型，間質性，血管障害性に分けられ，症候学からは表1に示すように，単神経障害，多発性単神経障害，多発性神経障害に分類される．

### 表1　末梢神経障害

| 単神経障害 | | 圧迫・絞扼性ニューロパチー，帯状ヘルペス，糖尿病 |
|---|---|---|
| 多発性単神経障害 | 軸索変性 | 膠原病，サルコイドーシス，血管炎性ニューロパチー |
| | 節性脱髄 | 慢性炎症性脱髄性多発ニューロパチー |
| | | 遺伝性圧脆弱性ニューロパチー |
| 多発性神経障害 | | 運動障害優位 |
| | | 感覚障害優位 |
| | | 自律神経障害優位 |
| | | 感覚運動障害 |

## 1st Step　医師からの指示箋

### 表2　情報収集

- 病態
- 年齢
- 職業
- 受傷起点
- 受傷部位
- 2次的障害の重症度（筋萎縮や拘縮）
- 合併症（とりわけ糖尿病や代謝障害）

　理学療法の指示箋（処方箋）が出されたら，外来か入院患者かでその対応は異なる．外来患者であれば診療カルテからの情報（年齢，性別，主訴，現病歴，既往歴，診察時所見，主となる症状）を得ておく．入院患者であれば，病棟での情報（手術情報など）を確認し，理学療法評価が円滑にできるよう配慮する．

### 図1　理学療法指示箋の記載例

患者氏名：○○○○　　　性別：女性　　年齢：53歳
主訴　：右手のしびれ　　家族歴：特記すべきものなし
既往歴：4年前C型肝炎で治療．25年来甲状腺機能低下症で現在も治療中
現病歴：2カ月前から特に誘因なく，右母指，中指，環指のしびれをきたした．頸部の痛みは無いが，右僧帽筋（上部線維部）部にこりを感じるようになった．編み物が趣味でよくするが，こりとしびれにより編み物がぎこちなくなり，○月○日当院整形外科受診となる．

理学療法処方
　評価：両上肢のMMT評価（超音波開始前と1クール修了後）
　治療：右手首手掌部に超音波療法施行

## 2nd Step 問診

問診では,収集した情報をもとに確認を兼ねて行う。合併症について,末梢神経は糖尿病や代謝障害,内分泌疾患があると易損性の状態にあり,治療後の回復も不良となるため問診で確認しておかなければならない。

- 主訴:本来主訴は,診断に伴う病歴をとるポイントを示すものであり,来院した根本となる患者の中心的悩みを現すものである。
- 問診ではどのような愁訴があるか,患者が期待するところ(ニーズやホープ)も聞いておく。
- 通常の問診は,医療情報収集や社会的背景の収集,そして理学療法に対する同意を得ることを目的とする。

## 3rd Step 理学療法評価

問診で得られた情報から,必要な検査・測定を行う。体系付けられた機能的評価としては,British Medical Research Council(BMRC)の評価や,BMRCのもととなったHighet基準,あるいは感覚テストとしてのMobergの2PD(two point discrimination)評価法がある。また,正中,尺骨,橈骨神経損傷であれば,日本手の外科学会の機能評価があげられるが,他にも類似の機能評価があるため,使用に際しては事前学習が必要である。

運動機能については,拘縮や変形を有するかどうか各関節の他動的関節可動域(ROM)を測定する。筋力については,筋萎縮の有無範囲をとらえる意味でも四肢の周径計測は必要である。損傷部以遠の支配筋の運動麻痺の程度を診るために徒手筋力検査(MMT)を行う。これは損傷された神経や,損傷高位の補助診断にもなる。代償や反動によるtrick motion(代償運動)などに注意しなければならない。感覚障害は,神経が完全な断裂であれば感覚脱失となり,絞扼性神経障害などの不完全な神経損傷では感覚鈍麻を呈するようになる。末梢神経障害部位,治療経過の指標としては,電気生理学的検査として,強さ-時間曲線検査,筋電図(EMG:electromyography)検査,および神経伝導速度(NCV:nerve conduction velocity)検査がある。表3に末梢神経損傷に対する主な評価をあげる。

表3 機能障害の評価

| 構成要素 | 生活機能・障害 | 評価方法 | 備考 |
|---|---|---|---|
| 機能・構造障害 | 運動 | 周径<br>MMT | trick motion<br>神経の破格 |
| | 感覚 | 感覚テスト | 触覚,痛覚,温度覚,二点識別覚<br>Semmes-Weinstein monofilamentテスト<br>振動覚 |
| | 自律神経 | 視診,触診<br>指尖部皺テスト | 発汗障害,爪の変化<br>皮膚温の上昇 |
| | 関節可動域 | 関節可動域測定 | 変形・拘縮 |
| | 神経機能 | Tinel徴候,腱反射<br>電気生理学的検査 | 神経の再生状況<br>EMG,神経伝導速度 |
| 活動制限 | ADL | FIM,Barthel index | |
| 参加制約 | 就労・趣味 | IADL | 問診 |
| 環境因子 | | 情報収集 | 家屋構造・周辺環境,トイレ<br>寝具<br>身体障害者手帳 |

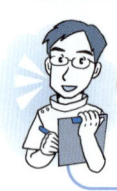

### スーパーバイザーの目

疾患の病態の程度に応じて評価項目の選択が必要。教科書に掲載してあることをすべてするのではなく,その患者に必要な評価をしなければならない。

## 4th Step 理学療法プログラムの立案

　理学療法評価に基づき,麻痺の回復の可能性や最終的に獲得可能な機能を予測して治療計画を立案する必要がある。その主な目的を示す。

◎関節拘縮予防

　関節拘縮予防のため,自主訓練のみではなく,理学療法士による他動運動が必要。また,関節の良肢位保持,拘縮・変形および矯正,麻痺筋の過伸展防止のために装具療法も必要となる。

◎麻痺筋の萎縮の防止

　神経損傷により神経が再生するまでに,支配筋の萎縮・変性を防止しなければならない。

◎麻痺筋の収縮力の維持

　麻痺筋においては重力あるいは拮抗筋の張力により伸張されてしまうので,この状態が続くと麻痺筋はその収縮力を失い,収縮不全をきたす。

◎再生途上にあるNMU活動の促進

神経・筋への感覚入力の補償，中枢部の固定などを治療手技として導入することで再生途上にあるNMU（neuromuscular unit：神経筋単位）の活動の促進が期待できる。

◎感覚の再教育

末梢の感覚受容器から中枢神経系までの求心路の機能的な再構築を目的に，防御感覚，識別覚などの再教育を行う。

◎疼痛のコントロール

神経挫滅後の複合性局所疼痛症候群（CRPS：complex regional pain syndrome）による激しい疼痛により予後不良となる場合がある。

◎ADLの改善

末梢神経損傷の治療は，損傷程度によっては長期にわたる。腕神経叢損傷のように完治が困難な例もあり，このような場合は残存機能を最大限に利用し，日常生活範囲の拡大に努めなければならない。ときには利き手交換や補助具も考慮しなければならない。

## 5th Step 理学療法

末梢神経損傷の治療は，損傷程度によってさまざまである。それゆえ，症例に応じた治療法の選択が必要である。主な治療法を表4に示す。

**表4 主な理学療法**

| 治療名 | 方法 | 効果 | 禁忌 |
|---|---|---|---|
| 温熱療法 | パラフィン浴　ホットパック | 血行の改善 | 一般温熱療法の禁忌に従う |
| 水治療法 | 気泡浴，渦流浴 | 温熱効果，運動との併用 | 一般温熱療法の禁忌に従う |
| 光線療法 | 低出力レーザー | 神経再生への影響 | |
| 超音波療法（図2） | | 神経の微細循環改善，浮腫の減退 | |
| 電気刺激 | 中周波療法，低周波治療，機能的電気刺激 | 筋の萎縮予防，疼痛のコントロール，筋再教育・筋力増強運動との併用 | |
| 運動療法 | EMGバイオフィードバック，ROM運動，筋力増強運動 | 筋再教育　拘縮予防，筋力増強 | 疲労を考慮し，過度な運動は避ける |
| 装具療法 | 固定用装具，機能的装具 | 変形予防，麻痺筋の過度伸展防止 | |

**図2** 超音波療法施行手技

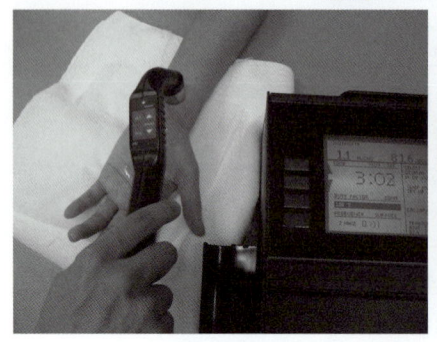

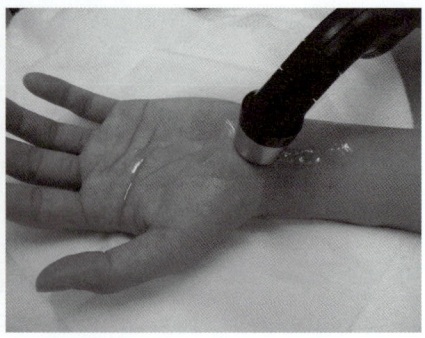

## 6th Step 再評価および考察

　施行した理学療法の効果を「2nd Step 問診」の患者の愁訴や望みに対してどれだけ応えられたか,「3rd Step 理学療法評価」の評価結果と照らし合せる。また, 末梢神経損傷の回復は障害の程度により異なる。Seddonの分類であれば, 治療期間は, neuraplaxia：数週間〜数カ月, axonotmesis：数カ月以上, neurotmesis：数カ月〜数十カ月となる。これらを考慮し, 経過をみながら, その時期の評価, 機能状態と比較することも重要である。

## Case Study

### ケース概要
症例A, 30歳代, 女性（主婦）。
主訴　：左手指しびれ
診断　：左手根管症候群
現病歴：3週間前, 左手指のしびれで目が覚めた。その後, 経過をみるも左母指〜環指全体にしびれをきたし, 軽減しないため受診となった。
既往歴：特記すべきことなし。
理学療法処方：外来通院において, 感覚障害に対する理学療法開始

### 理学療法の流れ
**1st Step** 医師からの指示箋
　頸部疾患を疑う所見なく, 末梢神経障害と判断。Phalenテスト陽性。Tinel's sign左手掌近位部で陽性。母指球軽度萎縮有り。

（次頁へ続く）

2nd Step 問診
　患者の訴えは左手指のしびれ感。利き手は右だが，家事に支障をきたしている。
3rd Step 理学療法評価
　握力：右33.0kg，左20.0kg。ROM制限はみられないが，MMTで左母指対立筋4と若干低下している。他の筋力は問題なし。二点識別テストでは手指尖端両側とも4mm。しびれの範囲は，右母指，中指，環指（橈側）の掌側DIP関節以遠にあり。
4th Step 理学療法プログラムの立案
　しびれの感覚障害を主とするため，筋力は経過観察とし，神経の微細循環改善および手根管内の浮腫の減退を目的に，超音波療法を施行することとした。
5th Step 理学療法
　週3回外来で超音波療法施行。10回を1クールとし，1クールごとに評価することとした。
6th Step 再評価および考察
　1クール終了後（3週間），しびれの範囲が減少し，母指対立筋の筋力低下も認めなかった。そのまま継続し，6週後，ときに手指尖端にしびれを感じるもPhalenテスト陰性，Tinel's sign陰性，筋力問題なし。よって終了とした。

**症例報告のポイント**
　本症例は自発性感覚障害を主症状としたため，物理療法としての超音波療法を行った。しかし検討事項として，若干の筋力低下，また，現病歴でもあるように夜間の症状であったため，左手関節固定用装具（sprint）の使用があげられる。また，治療期間中の日常生活動作の指導も必要であったであろう。これらを考慮する必要があった。

〈青木一治〉

# II 臨床実習実技編／運動発達障害領域

# 脳性まひ

## 臨床実習のルートマップ

**1st Step**
医師からの指示箋

**2nd Step ①**
理学療法評価と治療・両親（養育者）との話し合い

**2nd Step ②**
観察
個々の発達の評価
獲得機能をまず把握。
次に獲得していない機能の把握

なぜその状態に発達したかの仮説を構築

潜在能力の観察と分析

**3rd Step**
治療プログラムの立案
仮説を再構築し最も重要な問題点をターゲットとした治療プログラムの立案

代わりの問題点を再検討して再度仮説を構築していく

**4th Step**
治療および考察
最も重要な部位の治療を通して仮説を検証する

治療結果と治療反応を通じて問題点が解決に向かっているかを評価

解決されていれば治療・分析をさらに深める

仮説と問題点の関係をより学術的に考察していく

解決されていなければ

## Introduction 脳性まひとは

「脳性まひとは受胎から生後4週間までに生じた脳の障害(非進行性病変)に基づく、永続的なしかし変化し得る運動および姿勢の異常」という旧厚生省(1968)の定義が日本で最も普及している。

脳性まひの原疾患には、さまざまな小児神経疾患が存在するゆえに、実際には脳性まひは症候群となっているのが現状である。そのため疾患の特徴や発達特性により複雑多様な臨床像を呈するために、治療はマニュアルやガイドラインでは規定できない。一人一人のこどもを評価し、個別的な問題に対応しなければならない。

また非進行性と定義されているも、脳性まひは過緊張・低緊張・筋弱化が発達とともに顕著となる。放置すると一度獲得した機能も年長や成人になると低下や退行をきたし、結果的に進行する場合も少なくない。

理学療法士は、療育の概念のもと、発達の援助、養育者への育児援助、個々に応じた実際の機能の獲得、家族・こどもを中心とした生活環境設定、適切な姿勢管理、年長・成人期における機能の維持、疼痛など二次的障害への対応などへアプローチする。一生を通じた治療となるため、多様なライフステージに合わせて個々を主体とした目標を設定する。

## 1st Step 医師からの指示箋

「療育のなかで脳性まひのこどもを育む姿勢」を医師と理学療法士が同一価値観と共通概念として共有したい。これが保てない場合、粗大運動・関節可動域・痙縮などの運動障害への対応の処方が多くなる。乳幼児期における理学療法士の役割は包括的な療育を基盤として、両親(養育者)の育児を援助し、こどもを社会の一員として発達させることにある。それには実際の生活で今何が必要な援助かを情報収集する。

### ①頭部MRIで脳性まひの原疾患を特定
### (特定できない場合も多い)

近年では低出生・早期産による脳室周囲白室軟化症(PVL)が多い。PVLのMRI所見は側脳室の拡大・壁の不整、髄鞘化遅延などがみられる。一般的には滑脳症などの皮質障害では低緊張、白質障害では過緊張が出現しやすい。

②生命維持機能
 1）呼吸機能の把握。下気道感染の病歴確認。胸郭単純X線，胸部CT，血液ガス，$SpO_2$，$ETCO_2$，$TcPCO_2$のチェック。胸郭の形状発達と横隔膜張力の評価。
 2）嚥下機能の把握：嚥下造影検査（VF）が施行されていれば結果と現状の把握。食事の食べ方や量の把握。
 3）消化器障害：胃食道逆流・胃残・空気嚥下の有無を把握。体位変換により，これらが変化するかの評価。

③運動機能障害
 1）関節の評価：股関節脱臼や亜脱臼・頸椎症・脊柱側弯・骨盤のねじれ，足部構造の確認，動的アライメントの観察。
 2）筋肉の評価：股内転内旋筋群，股屈筋群，膝屈筋群，足部底屈筋群などの短縮・偏倚。筋肉の偏倚とは本来の解剖学的位置からはずれている場合をさし，脳性まひでは多い。
 3）骨の状態評価：脆弱性の有無，骨折のリスク，二次的な骨萎縮など。

④情趣・知的状態
 広汎性発達障害，自閉症，知的障害などの合併症の把握，てんかんの合併の有無。

## 2nd Step 理学療法評価と治療・両親（養育者）との話し合い

　母親（養育者）との話し合いがこどもの治療では最も大事である。

　母親が育児に対しどのように考え感じているかを理学療法士は共有したい。医師からの説明，障害児を生んだことへの自責の念，こどもの将来の心配など，特に乳児の母親は多くの不安にあふれている。理学療法士は母親の言葉に敬意をもって傾聴し，常に母親の味方としての位置に立ち，包括的に家族とこどもを中心に療育を進めていきたい。そのなかで個々に生じている問題を解決していく姿勢が理学療法士に求められる。

　脳性まひのこどもの評価は治療とともに進めていく。ただし，GMFCS，PEDIなどの評価方法は，治療のために用いるのではなく，職種間や他職種との共通用語として使用したい。

　理学療法評価は，クリニカルリーズニング（臨床推論）で進めていく。クリニカルリーズニングとは，観察した現象を深く分析・解釈し，治療を加え，また分析・解釈を繰り返しこどもの問題点，潜在能力，機能的目標を明確にしながら問題を解決し

ていく複合的な過程である(p.230,「臨床実習のルートマップ」参照)。

脳性まひの治療はマニュアル化できないためこのような「観察」を大切にする。観察は主観と客観で行うべきであり，単なる運動分析に終始せぬよう注意したい。

> 1.「こどもができること」と年齢に応じた機能の把握。歩ける，座れる，寝返りができる，背臥位で落ち着いていられる，自分で呼吸ができるなど，できる項目をはじめに列挙する。
> 2.「こどもができないこと」を次にみる。特に実習生はできない動作を，できる能力より先にみる傾向があるので注意されたい。
> 3. 次に母の介入をみる。母親がこどもをどのような気持ちで育て，扱っているかを観察する。「母親のこどもへの接し方」を適切に把握することで着替え，抱っこなど日常育児のなかで，無理なく遂行できる治療プログラムを提供できる。
> 4.「できることはなぜできるか」，「できないことはなぜできないか」を発達を含め評価・分析していく。
> 5. 過緊張・低緊張・筋弱化が全身のどの部位(中枢部・近位部・末梢部)に分布しているかを評価し，姿勢コントロール[2]を発達分析する。仮に「姿勢コントロールの非対称」と評価したら，さらに「座位はできているが，一側に傾いた非対称性を示し，この要因は正中位を獲得していないため」と分析を深めていく。

人の行為は，すべてが脳の表現である。したがって観察での評価・分析はこどもの脳の機能の評価となりうる。例えば「体幹・骨盤周辺部が不安定であるも上肢を強く支持し座位を保持している」と観察したとする。これは「中枢部の安定性に関与する網様体システムの腹内側系が不活性なため体幹が不安定となり，一方では，四肢のコントロールに関連する背外側系が活発化しているため，上肢を努力性で支持することで体幹の安定を代償する座位の姿勢コントロールである」と考察できる。

脳性まひは自分の動きやすいやり方で運動を学習していく。そのため過緊張・低緊張・筋弱化を強める特有の動作パターンが定型化し，姿勢コントロールの発達を歪め，さらに筋・軟部組織・関節の発達を阻害し，拘縮や変形が生じる。

これが脳性まひの特徴である「正常から逸脱した発達」である。この発達障害が脳性まひの根幹であり，理学療法士は「発達の歪み」を可能な限り予防するため，こどもに「最適な動作パターン」を学習させねばならない。

具体的には，最後のCase Studyを参考にしていただきたい。

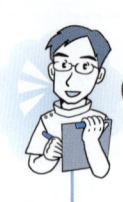

> **スーパーバイザーの目**
>
> 最初にこどもの障害をみつける実習生が多い。しかしそのこどもが療育のなかで,どのように生活し発達していくかという視点から評価・治療をしなければならない。そして主たる養育者(母親が多い)や家族,こどもを包括的にアプローチしていきたい。本項目の内容では脳性まひを治療していくにはまだ不十分であり,さらなる学習を求めたい。

## 3rd Step 治療プログラムの立案

機能的な発達目標を明確に定めて治療プログラムを考案する。観察 → 治療 → 評価 → 観察の過程を何度も繰り返し,こどもの問題点を抽出する。その際に,以下に留意されたい。

#### ①姿勢コントロールと姿勢トーン

姿勢コントロールを分析する。特に脳性まひでは障害されやすい抗重力性と選択的運動に焦点を置く。どのような重症なこどもでもできれば抗重力コントロール能力が把握しやすい立位(二足直立)を評価したい。また,過緊張・低緊張・筋弱化・緊張の変動・動揺・緊張の分布を各姿勢で評価する。

#### ②正常運動分析

正常発達している要素と,正常から逸脱して発達している要素を分析する。

#### ③発達変容パターン

正常とは異なった(変容した)方法で行っている動作,全身および四肢の定型的パターンを分析する。

#### ④基本的運動能力

頭部コントロール,体幹コントロール,四肢の自由性,中枢部の安定性,コアスタビリティ(コアコントロール)の潜在性を評価する。

#### ⑤バランスアクティビティ

先行性随伴性姿勢調節(APAs)を含めた抗重力でのバランス活動とそのタイミングやパターンを観察する。

#### ⑥タイプと障害部位

タイプ(痙直型,アテトーゼ型,失調型,低緊張型)を評価する。

障害部位が,四肢まひ,両まひ,片まひ,三肢まひであるかを評価する。

# Case Study

### ケース概要

症例A，5歳，女児。脳室周囲白質軟化症による脳性まひ。

MRIにより下肢および上肢の皮質脊髄路の障害，視放線障害による視知覚障害が予測できた。股関節は両側亜脱臼，手術の適応はない。

母はこどもの治療に対し大変協力的である。育児のなかに治療を取り入れていく器用さも，もちあわせている。しかし母の目標は独歩と高く，理学療法士は，その目標を尊重しつつも，母の要求に上手に付き合わねばならない。

### 理学療法評価と治療

理学療法開始時の運動能力は，寝返り。しっかりと両肩を介助すれば座位は保持できる。本児は座ることに対し意欲的であったが，座位で他者が目を離すことはできなかった。座位にて下肢の伸展内転痙直パターンが出現した。そのため座位に必要な要素である足底への体重負荷が未発達で足部構造も未成熟であった。骨盤周囲の不安定性により骨盤は左へ傾斜し，後傾していた。体幹が左側へ倒れるのを防ぐため，頭部を右側屈し，頸部の過剰努力によってバランスを代償していた。また右側頸部に過緊張が分布していた。一方で，体幹を屈曲させ重心を低くし座位バランスをとるように発達変容していた。そのため脊柱を垂直伸展する潜在能力があるも，鉛直方向への体幹伸展が能動的にできなかった。さらに座位に必要な要素である，坐骨結節への対称的な体重負荷・上部体幹のリラックス・頭頸部の対称性・脊柱の加速的対称的伸展活動が未発達であった。

さらに両足底に体重を負荷する経験と両坐骨に均等に体重を移動させる活動経験の乏しさから，殿部と足底部の筋・筋膜・軟部組織・皮膚が未成熟であった。そのため座位で下半身に体重を十分に負荷できる能力が発達していなかった。

### 治療プログラム立案

治療目標は，両手を空間で使用できる独座の獲得とした。そして，母と話し合い定めた治療プログラムは①骨盤周囲の不安定性を発達させ，座位での姿勢コントロールの改善，②下肢伸展痙直パターンのコントロール，③両坐骨への体重負荷と脊柱の伸展を保てるバランスアクティビティの発達，④足部と殿部の体重負荷ができる軟部組織の成育であった。

### 治療

椅子座位で両肩甲帯を理学療法士がコントロールして，背面の壁にこども自身がよりかかるように誘導して，脊柱の加速的対称性伸展を発達させた。背中に壁面が触れている感覚をこどもが気づくと，自ら脊柱を伸展する運動がみられた。同時に腹部周囲筋の活性化とともに骨盤の安定性も促すことができた。

骨盤と両大腿を理学療法士がコントロールしながら両坐骨と両足底に左右対称的に体重が負荷できるように促した。さらにゆっくりと骨盤を左右に誘導し，両坐骨と両足底への体重移動を学習させた。徐々に骨盤周囲が安定してくると，下

(次頁へ続く)

肢の伸展痙直パターンは緩和し，足底を能動的に床方向へ支える活動が出現してきた。そこで膝から足底へ圧迫を加え，体重負荷を強く促した。そうすると徐々に後傾していた骨盤は前傾方向に誘導され，上半身は壁に寄りかからずとも空間で体幹を定位できるようになった。

しかし，体重負荷のみでの治療では足底組織への成熟には不十分であった。そのため治療プログラムを変更し，治療のはじめに背臥位の膝立ち位で床に足底をつけ，足底周囲に足背から強い圧刺激を与えた。さらに背屈外反方向の収縮を促し，足底筋膜や足部の軟部組織の成熟を促した。徐々に足底の縦のアーチが構築されてきた。

次に骨盤周囲の不安定性改善のため，コア・コントロールを治療した。腹横筋，腹斜筋，横隔膜に左右から軽く圧を与え，そのまま活動するように誘導し，コア筋群を活性化させた。

コア・コントロールは，人間の身体の安定をはかる動的固定システムで，健常成人では必ず発達している。

最後に立位で治療した。体重を足底，特に踵方向に移動させ，踵に体重負荷することで前庭系のバランスが賦活される。そこで対称的な頭部と体幹の伸展と骨盤周囲の安定を促通した。

そして両足底は床面とトータルにコンタクトし，徐々に両足底の発達・成熟を促すことができた。その結果，背中を壁に軽くつけての独座を獲得できた。

治療目標である上肢の空間動作では，両手で物をもつときに両肩甲帯の引き込みと体の右への傾きがいまだ未発達であった。この問題に対する治療の継続が示唆された。

■引用文献
1) Mary Lynch-Ellerington：Bobath Concept: Theory and Clinical Practice in Neurological Rehabilitation: wiley brackwel, 2009.
2) 紀伊克昌 監：正常発達，三輪書店，2010.

〈金子断行〉

# II 臨床実習実技編／運動発達障害領域

# 二分脊椎

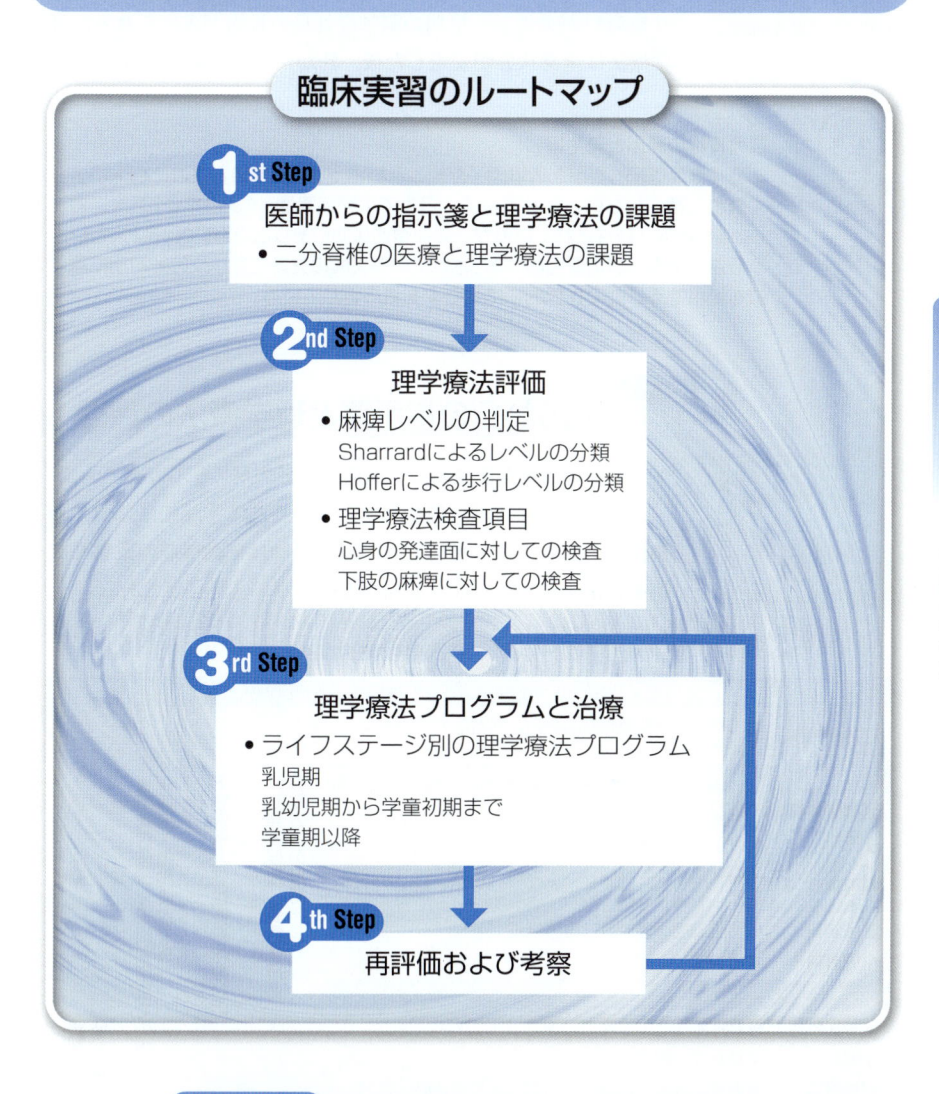

## 臨床実習のルートマップ

**1st Step**
医師からの指示箋と理学療法の課題
- 二分脊椎の医療と理学療法の課題

**2nd Step**
理学療法評価
- 麻痺レベルの判定
  Sharrardによるレベルの分類
  Hofferによる歩行レベルの分類
- 理学療法検査項目
  心身の発達面に対しての検査
  下肢の麻痺に対しての検査

**3rd Step**
理学療法プログラムと治療
- ライフステージ別の理学療法プログラム
  乳児期
  乳幼児期から学童初期まで
  学童期以降

**4th Step**
再評価および考察

### Introduction 二分脊椎とは

神経管は胎生2〜4週に形成される。この時期に尾側神経管の一部が閉鎖異常（脊椎破裂）を起こし、脊髄の形成に異常があるものを二分脊椎とよぶ。病変部位の脊髄障害により、下肢の麻

痺と膀胱直腸障害を呈する。二分脊椎は，皮膚の欠損や脊髄の脱出の病態などから，**開放性二分脊椎**と**潜在性二分脊椎**とに大別され，腰部または腰仙部の脊髄髄膜瘤による開放性二分脊椎が大半である。脊髄髄膜瘤の多くに水頭症，アーノルド・キアリ奇形[*1]が合併し，早期の脳神経外科の対応が求められる。理学療法は全身状態が安定した後，乳幼児期より開始する。

### 用語アラカルト

**＊1 アーノルド・キアリ奇形（キアリⅡ型奇形）**
小脳の一部と脳幹が頸部脊柱管内に陥入した状態。死亡に至る場合がある。

### 診療のヒント

**二分脊椎の原因と発生率**
二分脊椎は遺伝的要因と環境因子が組み合わさって発症するとされ，白人に多く有色人種に少ないとされている。日本での発症率は，1998年が1万人に対し3.2人程度と報告されているが，年々微増傾向にあり2003年では6.1人という報告もある。環境要因の1つとされている葉酸の欠乏に対し，妊娠初期に葉酸を服用することで世界的には発症率を低下させている。

## 1st Step 医師からの指示箋と理学療法の課題

二分脊椎は長期間にわたる医療サービスが必要不可欠である。
理学療法の課題は，乳幼児期は運動機能障害評価に基づく姿勢保持・移動方法の獲得を，学齢期以降は運動機能の改善や維持を目指す。また，社会参加へ支援することが必要である。

**表1 二分脊椎の医療と理学療法の課題**

| 新生児期（生命の危機に対しての治療が主） | | 理学療法の課題 |
|---|---|---|
| 脳神経外科 | 出生直後に脊髄髄膜瘤閉鎖術，水頭症の評価とシャント術など | |
| 乳幼児期（リハビリテーション開始） | | 運動方法の獲得・姿勢保持と移動発達促進 / 下肢変形と脊柱側弯への対応 / 補装具評価・保育園や学校での車いす操作評価・環境設定支援 |
| 脳神経外科 | シャント術と術後管理 | |
| 小児科 | 全身管理，成長発達評価・観察 | |
| 整形外科 | 運動発達評価，麻痺レベル診断，体幹下肢の変形の評価，補装具評価・処方，股関節脱臼の評価 | |
| 泌尿器科 | 尿路感染症への対処，排尿管理 | |
| 小児外科 | 排泄管理 | |
| 学齢期以降（成長に伴う諸問題への対応） | | 運動機能の改善・維持 |
| 脳神経外科 | 脊髄空洞症[*2]の診断と治療 | |
| 小児科 | 全身管理，肥満 | |
| 整形外科 | 運動機能評価，褥瘡への対応，補装具評価・処方 | |
| 泌尿器科 | 排尿管理（自己導尿） | |

### 用語アラカルト

**＊2 脊髄空洞症**
キアリ奇形が原因となることが多い。脊髄内に空洞を形成する慢性進行性疾患。初期症状である頭痛，上肢の痛みやしびれ，筋力低下が，数年から数十年かけ進行し上肢の知覚障害と筋萎縮が進む。治療は，髄液循環を改善するシャント術や大後頭孔減圧術が検討される。

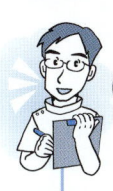

### スーパーバイザーの目

- リスク管理　　　：シャントトラブルの有無，頭痛や倦怠感の有無，股関節脱臼，褥瘡，易骨折性，外傷，火傷，尿路感染など
（頭部にあるシャントチューブの可変式バルブに磁気を近づけない）
- 接遇面での注意：乳幼児期より開始するため，家族の障害受容の状況に配慮した対応に心掛ける。
学齢期では，社会的な環境や人間関係などから影響した心理的側面にも配慮する。

### 診療のヒント

**日常生活で磁気式可変式バルブに注意するもの**
- 使用禁止のもの：磁気治療器・磁気ネックレス・磁気枕
- バルブに近づけてはいけないもの：玩具やカーテンに付いている磁石・冷蔵庫，電子レンジ・ヘッドホーン・スピーカー

**自己導尿**
就学時期から学齢期初期にかけ泌尿器科医が指導と管理をする。理学療法士が関わる場合，座位保持やトランスファーの能力評価が重要である。また，尿路感染を起こす処置なので知的能力と本人の意欲が大事である。

**麻痺レベル**
整形外科医が診断することが多い。乳児期の麻痺レベルは判定が難しいことがある。また，水頭症に影響する運動機能障害に留意して判断する。

## 2nd Step　理学療法評価

　脊髄髄膜瘤の理学療法は，脳神経外科手術後の全身状態が安定してから早期に開始される。新生児期から手術が続き，ヘッドコントロールの獲得も遅れていることがあり**運動発達評価**が必要である。また，座位や寝返り，四つ這いといった姿勢，動作分析と遠城寺式乳幼児分析的発達検査などの**精神運動発達検査**を行うことは重要である。麻痺レベルを知るうえで，**Sharrardによる麻痺レベルの分類**および下肢筋の神経支配は参考となる。

　麻痺レベルと獲得できる歩行レベルを関連づけた**Hofferの歩行レベルの分類**は歩行訓練の目標として参考となる。

　学齢期は，獲得している移動能力面やADL面に即した**運動機能評価**が必要である。学齢期後半からは，体重の増加や骨の伸長による下肢の変形・側弯の進行，座位姿勢が多くなるなどの運動量の減少を生じる。また，脊髄空洞症による筋萎縮や褥瘡手術などによる長期臥床による下肢の筋力低下が，さらに運動機能低下につながり，移動能力やADLの低下をもたらすことがある。

### スーパーバイザーの目

麻痺レベルの診断は，理学療法の目標を定めるのに重要なのでしっかり調べよう。

**表2** Sharrardによる麻痺レベルの分類[1]

| 群 | 麻痺レベル | 発生頻度 | 下肢の残存筋 | 変形 股関節 | 変形 膝関節 | 変形 足関節および足 | 歩行能力 |
|---|---|---|---|---|---|---|---|
| I | T | | 下肢筋はすべて麻痺 | | | | 車いす移動が実用的 骨盤帯付長下肢装具で歩行可能 |
| II | L1 | 3% | 腸腰筋，縫工筋 | 屈曲外旋 | 動きなし | 同左 | 車いすと杖歩行の併用 |
| II | L2 | 2.5% | 股関節屈筋，内転筋，大腿直筋は中等度残存 | 中等度の屈曲内転 | 中等度の屈曲 | 動きなし | |
| III | L3 | 5% | 股関節屈筋，内転筋，大腿四頭筋 | 屈曲内転外旋 | 屈曲少々 | 自動運動なし内反または外反 | 長下肢装具と杖で非実用歩行（高位例） |
| III | L4 | 15% | 股関節屈筋，内転筋，大腿四頭筋，前脛骨筋 | 屈曲拘縮内転外旋 | 反張 | 踵足内反 | 短下肢装具と杖で実用歩行（低位例） |
| IV | L5 | 12% | 股関節屈筋，内転筋，大腿四頭筋，内側ハムストリングスは正常，股外転筋，足関節底屈筋，足趾伸筋は中等度残存 | やや屈曲外転少々 | 屈曲 | 中等度の踵足 | 短下肢装具で自立歩行 装具なしでも歩行可能 |
| V | S1 | 7.5% | 股・膝関節正常，足関節は前脛骨筋，腓骨筋強く，腓腹筋と長母指屈筋は少し利いている | やや屈曲 | 変形なし | 凹足外反，槌趾 | 装具不要 |
| V | S2 | 12% | 股・膝・足関節正常 | 正常 | 正常 | 小足筋麻痺 鉤爪趾 | |
| VI | S3 | | 麻痺筋なし | なし | | | 健常児とかわりなし |

(岩谷 力：先天奇形，整形外科クルズス 第3版（津山直一 ほか監），p.464, 南光堂，1997. より引用)

**表3** Hofferによる歩行レベルの分類[1]

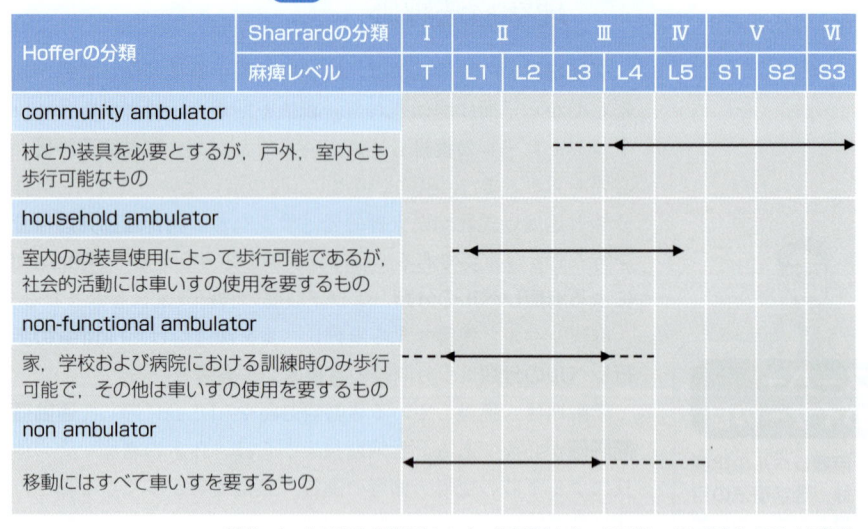

| Hofferの分類 | Sharrardの分類 | I | II | II | III | III | IV | V | V | VI |
|---|---|---|---|---|---|---|---|---|---|---|
| | 麻痺レベル | T | L1 | L2 | L3 | L4 | L5 | S1 | S2 | S3 |
| community ambulator 杖とか装具を必要とするが，戸外，室内とも歩行可能なもの | | | | | | ←--- | ← | ← | ← | → |
| household ambulator 室内のみ装具使用によって歩行可能であるが，社会的活動には車いすの使用を要するもの | | | | ← | ← | → | | | | |
| non-functional ambulator 家，学校および病院における訓練時のみ歩行可能で，その他は車いすの使用を要するもの | | | | ←--- | ← | ← | ---→ | | | |
| non ambulator 移動にはすべて車いすを要するもの | | ← | ← | ← | --→ | | | | | |

(岩谷 力：先天奇形，整形外科クルズス 第3版（津山直一 ほか監），p.464, 南光堂，1997. より引用)

### 表4 理学療法検査項目

**心身の発達面の検査項目**

- 形態計測（体重・身長・BMI・四肢長・四肢周径など）
- 姿勢・動作分析
- ADL検査
- 発達検査（遠城寺式発達検査など）・知能検査（他部門から情報収集）

**下肢の麻痺に対して行う検査項目**

- ROM-T（左右差・可動域の減少，関節の不安定性を確認する）
- MMT（正確に行えないことが多く，抗重力下の動作で判断する）
- 感覚テスト
- 深部腱反射テスト

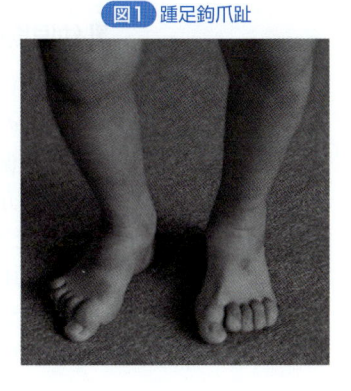

### 図1 踵足鉤爪趾

## 3rd Step 理学療法プログラムと治療

ライフステージ別に理学療法プログラムを示す（**表5**）。

### 表5 ライフステージ別の主な理学療法プログラム

| | 課題 | 目標 | 理学療法プログラム | 着眼点 |
|---|---|---|---|---|
| 乳児期 | 運動発達の遅れ（お座り，肘這い・四つ這い未獲得） | 運動発達促進 | 腹臥位・四つ這い，寝返り，座位バランス，起き上がり | 上肢の支持性，体幹コントロール　体幹と四肢との動作の関係，下肢への興味や感覚，周囲への人や物への関心 |
| | ROM制限・低下 | ROMの改善・維持 | 下肢ROM運動，体幹ROM運動 | 筋活動の特徴，股関節の不安定性，足部の変形，脊柱側弯 |
| 幼児期から学童期初期まで | 運動発達の遅れ | 運動発達促進 | 腹臥位・四つ這い，寝返り，座位バランス，起き上がり，プッシュアップ，トランスファー | 上肢の支持性，体幹コントロール，体幹と四肢との動作の関係，下肢の感覚，周囲への人や物への関心，行動範囲 |
| | 立位姿勢の不安定 | 立位姿勢の経験と獲得 | 介助立位，下肢装具での立位 | 下肢体幹ROM，足部変形と体重支持，立位保持としての装具のフィッティング，立位姿勢保持への意欲 |
| | 歩行未獲得 | 移動手段として獲得もしくは日常補助的な移動手段として | 平行棒内歩行，歩行器・杖などによる歩行，下肢装具による歩行，独歩，車いす操作 | 麻痺レベルによる目標設定，足部変形と体重支持，歩行としての装具のフィッティング，歩行獲得への意欲 |
| | ROM制限・低下 | ROMの改善・維持 | 下肢ROM運動，体幹ROM運動 | 筋活動の特徴，股関節の不安定性，足部の変形，脊柱側弯，褥瘡 |
| 学童期以降 | 下肢装具の不適合 | 装具作製へ支援 | 立位バランス，ADL | 下肢変形拘縮や脊柱側弯の進行　体重の増加　筋力の低下，褥瘡 |
| | 歩行能力の低下 | 歩行能力の改善と維持，補助手段の獲得（自操式車いす） | 平行棒内歩行，歩行器・杖などによる歩行，下肢装具による歩行，独歩，必要に応じて車いす操作 | 生活・社会での活動，下肢変形拘縮や脊柱側弯の進行，体重の増加，筋力の低下，褥瘡 |

## 乳幼児期の理学療法プログラムについて

　下肢ROM運動とともに運動発達を促進することを念頭に置き，動くことの楽しさを設定したプログラムが必要である。

　家庭や保育園・幼稚園，学校で行える運動のプログラム，姿勢・移動方法などを具体的に計画することが必要なこともある。

◎運動発達を促進するポイント(図2〜4)

◎移動動作獲得へのポイント

　座位バランスは重要であり，プッシュアップ(図5)は姿勢・移動時に不可欠な基本動作である。

図2　ロールを使って上肢の支持性向上へ

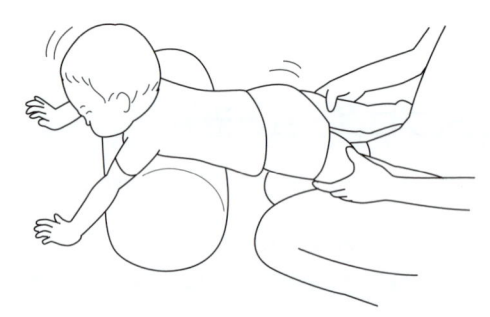

図3　バルーンを使って体幹コントロール向上へ

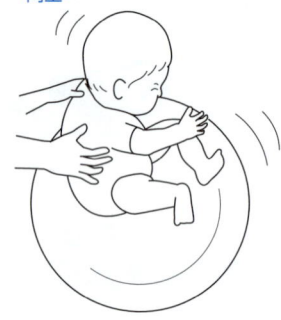

図4　起き上がりと座位姿勢獲得へ

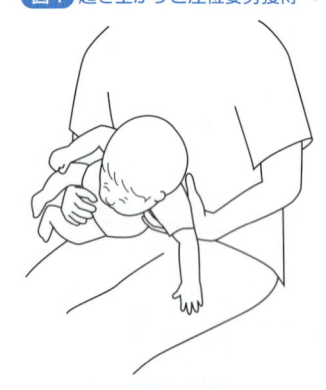

図5　プッシュアップ

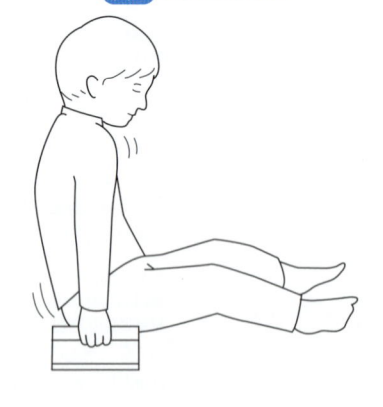

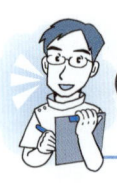

**スーパーバイザーの目**

泣いてしまうと進められない。まずは，遊ぶぐらいの余裕をもって接しよう。

## ◎立位歩行獲得へ向けたポイント

**図6** 装具作製（骨盤帯付長下肢装具）

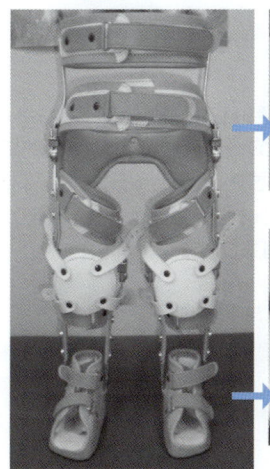

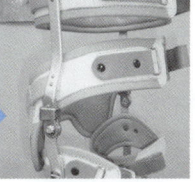

股関節パッド

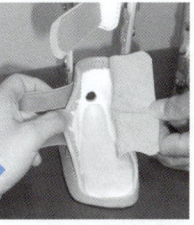

足部の安定化

**図7** 立位・歩行訓練例

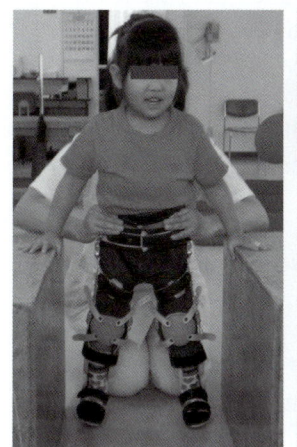

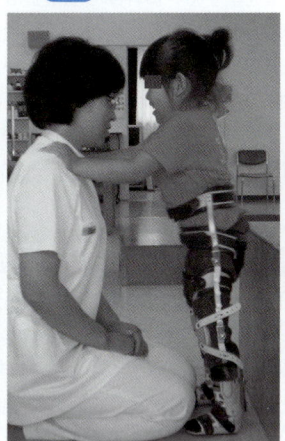

立位でプッシュアップ　　立位バランス　　松葉杖で立位・歩行

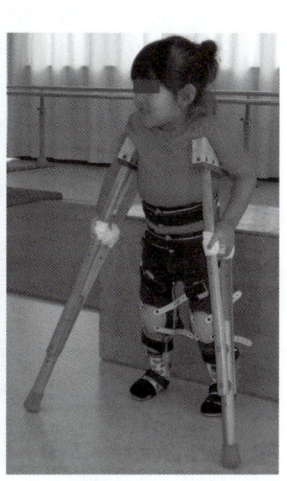

## 4th Step 再評価および考察

> 知的発達遅延があるときは，検討を要する。

施行した理学療法を振り返り，課題抽出と目標設定を考察し理学療法プログラムに反映させ実施する。学童期以降では，体重の増加や活動低下に伴う筋力低下を評価する。また，褥瘡などの整形外科手術後の運動機能評価，理学療法プログラムは重要である。

# Case Study

## ケース概要
　出生後の医療経過は，在胎39週3日，2,840gで出生した。仮死はなく，脊髄髄膜瘤により，出生当日閉鎖術が施行された。また，頭部MRI検査より水頭症とアーノルド・キアリ奇形の診断を受けた。生後5週目にV-P（脳室－腹腔）シャント術が施行され，その後のシャントトラブルはない。月齢9カ月時に運動発達促進および下肢ROM改善目的で外来理学療法が開始された。

## 理学療法の流れ

### 1st Step　医師からの指示箋
　整形外科医は，水頭症からの運動機能障害の影響はなく，両股関節脱臼の存在と麻痺レベルがL1であると診断した。当面の目標を骨盤帯付長下肢装具で立位姿勢獲得とした。

### 2nd Step　理学療法評価
　理学療法評価（9カ月）を以下に抜粋する。ROM-Tは，胸腰椎部が右凸側弯，股関節が屈曲，外転，外旋位を呈する。体幹部の筋緊張は低く，下肢の筋は股関節屈曲方向へ自動運動が行えるのみで右側が優位。下肢全体を触れても気づかない様子。運動発達は，ヘッドコントロールが行えているが，寝返りやお座りはできない。腹臥位姿勢は，股関節が屈曲外転位であり，上肢の支えが不完全なこともあり潰れた姿勢となる。遠城寺式乳幼児分析的発達検査は，移動運動3カ月・手の運動5カ月・基本的習慣4カ月・対人関係3カ月・発語4カ月・言語理解4カ月。

### 3rd Step　理学療法プログラムと治療
　理学療法プログラムは，体幹・下肢ROM，腹臥位姿勢で上肢の支持性向上，体幹コントロール向上，寝返り，座位保持の内容とする。また保護者用にプログラム立案し実施を勧める。

### 4th Step　再評価および考察
　現在の課題として，股関節ROM制限は，寝返りや腹臥位姿勢の問題点となっている。また，立位姿勢の保持が困難になると考えられ，両股関節脱臼，脊柱側弯の進行の問題点を合せ，整形外科医と骨盤帯付長下肢装具の作製計画の検討を開始する。

## 症例報告のポイント
　経過を要領よくまとめる。麻痺が顕在化してくる時期なので動作分析は重要。現在の課題は，評価との結びつきを明快にすることとADLの視点を大事にする。

※本稿は東京都立北療育医療センター訓練科スタッフの協力を得て作成しました。

■引用文献
1）岩谷　力：先天奇形．整形外科クルズス 第3版（津山直一 ほか監），p.464，南江堂，1997．

〈板垣史則〉

# II 臨床実習実技編／呼吸器障害領域

## 慢性閉塞性肺疾患（COPD）

### 臨床実習のルートマップ

**1st Step　医師からの指示箋**

〔情報収集項目〕
- 病歴：現病歴，既往歴，COPD病期（罹患期間）
- 併存症の有無　　●肺機能検査：スパイロメーター
- 画像所見：胸部X線，胸部CT
- 血液生化学検査：血液ガス，炎症反応，貧血など
- 薬物療法　　●リハビリテーションにおけるリスク，転帰

**2nd Step　問診**

患者背景，入院前ADL

**3rd Step　理学療法評価**

- 理学的所見　：呼吸の観察，息切れの分類・程度，肺音（聴診），排痰能，経皮的動脈血酸素飽和度，呼吸筋力
- 身体機能評価：上・下肢筋力測定，バランス能力，運動耐容能（6MD，ISWT，1 flight test）
- ADL評価

**4th Step　理学療法プログラムの立案**

**5th Step　理学療法**

- 呼吸法指導　　●呼吸体操
- 筋力トレーニング（四肢・体幹，呼吸筋）
- 全身持久力トレーニング（有酸素運動）
- ADLトレーニング

**6th Step　再評価および考察**

## Introduction 慢性閉塞性肺疾患とは

慢性閉塞性肺疾患（COPD：chronic obstructive pulmonary disease）は，タバコ煙など有害物質の長期的吸入曝露によって生じた肺の炎症性疾患であり，呼吸機能検査において，呼吸生理学的な気流閉塞（1秒率70％未満）をきたした病態である。日本においては，40歳以上の8.6％（約530万人）が罹患し[1]，高齢者ほど有病率が高い。COPDは，肺気腫病変優位型である気腫型COPDと，末梢気道病変有意型である非気腫型病変に区分される[2]。表1に，COPDの病期分類を示す。

**表1** COPDの病期分類

| Stage | |
|---|---|
| Ⅰ：軽症 | $FEV_{1.0}/FVC<70\%$<br>$\%FEV_{1.0}\geqq80\%$ |
| Ⅱ：中等度 | $FEV_{1.0}/FVC<70\%$<br>$80\%>\%FEV_{1.0}\geqq50\%$ |
| Ⅲ：重度 | $FEV_{1.0}/FVC<70\%$<br>$50\%>\%FEV_{1.0}\geqq30\%$ |
| Ⅳ：超重度 | $FEV_{1.0}/FVC<70\%$<br>$30\%>\%FEV_{1.0}$あるいは<br>$50\%>\%FEV_{1.0}$かつ慢性呼吸不全合併 |

$FEV_{1.0}$：1秒量，FVC：努力性肺活量，$\%FEV_{1.0}$：$FEV_{1.0}$の予測値に対する$FEV_{1.0}$の比率

(Global Initiative for Chronic Obstructive Lung Disease：Global strategy for the diagnosis, management, and prevention of chronic obstructive pulmonary disease, NHLBI/WHO Workshop Report. Bethesda, National Heart, Lung and Blood Institute. April, 2001 (update 2008). GOLDwebsite(www.goldcopd.com). より引用)

COPD患者は，身体機能の失調，呼吸困難，社会的孤立，抑うつにより，日常生活において悪循環が形成されていることが多い（図1）。呼吸リハビリテーションは，運動療法，栄養療法や患者教育などの包括的な取り組みにより悪循環を断ち切ることで，身体症状，ADLやQOLの改善を図ることを目的としている。理学療法士（PT）は，運動療法や患者教育を通じて，運動耐容能の改善，呼吸困難の軽減，上肢機能の改善，健康関連QOLの向上を目標に，評価・治療を進めていくことが重要である。

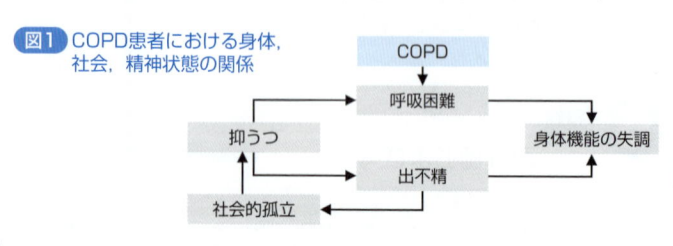

**図1** COPD患者における身体，社会，精神状態の関係

(日本呼吸器学会COPDガイドライン 第3版作成委員会編：COPD(慢性閉塞性肺疾患)診断と治療のためのガイドライン 第3版, メディカルレビュー社, 2009. より引用)

## 1st Step 医師からの指示箋

理学療法指示が出されたら，カルテより現病歴，既往歴，併存症の有無，画像所見，呼吸機能検査，血液生化学的検査などの情報収集を行う（表2）。また，医師よりリスクや転帰についての情報を得ておくことで，理学療法評価を円滑に遂行できる。

表2 情報収集項目

| 項目 | 詳細項目 |
|---|---|
| 病歴 | 現病歴，既往歴，COPD病期（罹患期間） |
| 併存症の有無 | 全身性炎症，栄養障害，心・血管障害，骨粗鬆症，抑うつ，糖尿病，貧血，睡眠障害<br>骨格筋機能障害：筋量・筋力の低下 |
| 肺機能検査 | FVC（努力肺活量），$FEV_{1.0}$（1秒量），%$FEV_{1.0}$（$FEV_{1.0}$の予測式に対する$FEV_{1.0}$の比率） |
| 画像所見 | 胸部X線：肺野の透過性亢進，横隔膜の平定化，滴状心，肋間空の開大，気胸の有無<br>　　　　　肺炎像（浸潤陰影，気管支含気像，シルエットサイン陽性）<br>胸部CT：低吸収領域（LAA：low attenuation area） |
| 血液性化学検査 | 炎症所見（WBC，CRP），栄養状態（TP，ALB），糖代謝（血糖，$HgA_{1c}$）<br>貧血（RBC，Hgb）<br>血液ガス（PH，$PaO_2$，$PaCO_2$，$HCO_3^-$，BE） |
| 薬物療法 | 気管支拡張薬（抗コリン薬，$β_2$刺激薬，キサンチン誘導体）<br>吸入ステロイド薬，去痰薬 |

%VC（対標準肺活量）が80％（拘束性障害）を合併すると，混合性換気障害となる。

図2 換気障害の分類

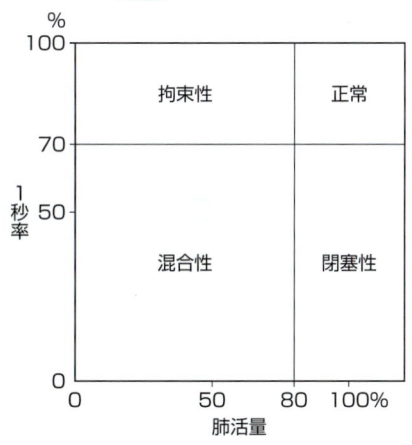

（縦軸：1秒率 %，横軸：肺活量）
- 左上：拘束性
- 右上：正常
- 左下：混合性
- 右下：閉塞性

境界：1秒率70％，肺活量80％

## 2nd Step 問診

問診は，患者の背景や呼吸困難感についてなどを中心に行う．

①患者背景　：現病歴，既往歴，家族歴，家族構成，家屋状況，喫煙歴（喫煙指数：1日の本数×喫煙年数）
②入院前ADL：身の回り動作，屋内歩行，屋外歩行，階段昇降などにおける呼吸困難感，息切れの程度

## 3rd Step 理学療法評価[4]

COPD患者の評価では，呼吸の観察，息切れの程度，肺音などの理学的所見のほかに，上肢・下肢筋力，バランス能力，歩行能力などの身体機能の評価を行うことが重要である．

### 理学的所見

#### ◎呼吸の観察

正常呼吸の目安
①呼吸数：12〜20回/分
②リズム：吸気：呼気=1：2〜2.5
③呼吸パターン：胸腹式パターン（胸部と腹部が同期）

呼吸運動に伴う，呼吸数の増大，呼吸補助筋（僧帽筋，胸鎖乳突筋，斜角筋など）筋活動量の増大，異常呼吸パターンの出現は，呼吸機能の低下や呼吸筋疲労などなんらかの異常を示す所見である．

#### ◎息切れの分類・程度

息切れの分類としては，日本ではHugh-Jonesの分類が，諸外国ではMRC（Medical Research Council）がよく用いられる（**表3，4**）．息切れの程度は，自覚的運動強度である修正Borg scale（**表5**）を用いて，運動前後の息切れの程度を比較し評価する．

**表3** Hugh-Jonesの分類

| | |
|---|---|
| I | 同年齢の健康者と同様の労作ができ，歩行・階段昇降も健康者並みにできる． |
| II | 同年齢の健康者と同様の歩行ができるが，坂道・階段昇降は健康者並みにできない． |
| III | 平地でも健康者並みに歩けないが，自分のペースなら1.6km以上歩ける． |
| IV | 休み休みでなければ，50mも歩けない． |
| V | 会話，着物の着替えにも息切れがする．息切れのために外出もできない． |

**表4** MRC（Medical Research Council）

| Grade 0 | 息切れを感じない。 |
|---|---|
| Grade 1 | 強い労作で息切れを感じる。 |
| Grade 2 | 平地を急ぎ足で移動する。または穏やかな坂を歩いて登るときに息切れを感じる。 |
| Grade 3 | 平地歩行でも同年齢の人より歩くのが遅い。または自分のペースで平地歩行しても息継ぎのため休む。 |
| Grade 4 | 約100ヤード（90m）歩行した後，息継ぎのため休む。または，数分間平地歩行した後，息継ぎのため休む。 |
| Grade 5 | 息切れがひどくて外出できない。または衣服の着脱でも息切れがする。 |

**表5** 修正Borg scale

| 0 | nothing at all | 感じない |
|---|---|---|
| 0.5 | very very weak | 非常に弱い |
| 1.0 | very weak | やや弱い |
| 2.0 | weak | 弱い |
| 3.0 | | |
| 4.0 | something strong | 多少弱い |
| 5.0 | strong | 強い |
| 6.0 | | |
| 7.0 | very strong | とても強い |
| 8.0 | | |
| 9.0 | | |
| 10.0 | very very strong | 非常に強い |

◎肺音

　肺胞呼吸音の聴診を行い，肺胞換気（ガス交換）の程度を肺野ごとに把握する。COPD患者では，肺胞呼吸音の減弱と，呼気の延長が認められる。

　また，肺内の病変を反映する副雑音も聴取する。COPD患者では，呼気相には喘鳴（wheeze），吸気相初期には断続性ラ音（coarse crackle），吸気，呼気の両相で低調性連続性ラ音（rhonchus）が聴取されることが多い。

◎排痰能

　自己喀痰の可否を評価する。咳の強さは，ピークフローメーターで咳嗽時最大呼気流速（PCF：peak cough flow）を測定することにより把握できる。一般に，PCFが270$l$/min以下には気道感染時に，160$l$/min以下には日常的に痰の喀出が困難となる。

　また，痰の性状（色・粘稠度）や量についても評価する。COPD患者では，白色粘性痰であることが多いが，肺・気道感染が合併した場合，喀痰量は増え，膿性痰がみられる。

◎経皮的動脈血酸素飽和度（$SpO_2$）の測定

> 酸素解離曲線を復習してみよう。

　パルスオキシメーターを用いた，低酸素血症の簡便な評価である。$SpO_2$の値が90％以下では動脈血酸素分圧（$PaO_2$）が著しく低下し，組織への酸素供給量が減少するため，運動療法においても90％以上を維持することが望ましい。

◎呼吸筋力

　呼吸筋（横隔膜，内外肋間筋など）の筋力は，直接測定することが困難である。そのため，口腔内圧計を用いて最大吸気圧

(PImax)と最大呼気圧(PEmax)を測定し，それぞれ最大吸気筋力(MIP)，最大呼気筋力(MEP)の指標とする(表6)。

表6 呼吸筋力の予測式

| 最大吸気筋力($cmH_2O$) | 男性：131－0.8×年齢<br>女性：102－0.7×年齢 |
|---|---|
| 最大呼気筋力($cmH_2O$) | 男性：149－0.6×年齢<br>女性： 93－0.3×年齢 |

(西村喜博, 前田均 ほか：加齢の呼吸筋力に及ぼす影響—最大口腔内圧を用いた検討, 日胸疾会誌, 29: 795-801, 1991. より引用)

## 身体機能評価

### ◎上・下肢筋力測定

上肢筋力は握力，下肢筋力は等尺性膝伸展筋力などを測定する。COPD患者における運動制限因子としては，上・下肢骨格筋機能障害との関連性が多く示唆されている。また，歩行など起居動作の可否や，骨格筋予備能の程度を判断するためにも，筋力水準の把握は重要である。

### ◎バランス能力

片脚立位時間，FRT(functional reach test)などにより，大まかな下肢機能を把握する。

### ◎運動耐容能

6分間歩行テスト(6MD)，漸増シャトルウォーキングテスト(ISWT)，1 flight testなどにより，運動耐容能の評価と運動制限因子の判定を行う。

## ADL評価

歩行や階段昇降のほか，必要に応じて実際の動作場面から，ADL動作の可否を評価する。

COPD患者におけるADL制限は，主に呼吸困難感に起因する。呼吸困難感は，階段昇降では軽症から，中等度以上においては，さまざまな動作で認められる。特に，上肢や頸部の呼吸補助筋の使用が必要となる上肢挙上位の保持を必要とする動作(更衣・排泄・入浴など)においては，呼吸困難感を認めやすい。

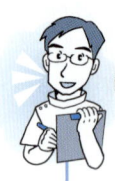

> **診療のヒント**
> 運動遂行の阻害因子が，呼吸困難感なのか下肢疲労なのかの把握は，プログラム立案の参考にもなる。

> **スーパーバイザーの目**
> COPD患者の呼吸リハだからといって，呼吸機能ばかりに注目していてはいけない。COPDの併存症でもある筋萎縮や骨格筋機能低下へのアプローチは，PTの専門性を最も活かせるところでもあり，患者のADLやQOLの向上に直結する。

## 4th Step 理学療法プログラムの立案

COPDにおける呼吸リハビリテーションの効果としては，下肢のトレーニングによる運動耐容能の改善，呼吸困難の改善，上肢の筋力と持久力トレーニングによる上肢機能の改善などが認められている（表7）。それらのエビデンスや評価結果に基づき，ADLやQOLの改善を目的に，呼吸体操や上・下肢筋力トレーニングなどを中心とした，理学療法プログラムを立案する。

**表7 COPDにおける呼吸リハビリテーションの効果**

| 効果 | エビデンス |
|---|---|
| 運動耐容能の改善 | A |
| 呼吸困難の軽減 | A |
| 健康関連QOLの向上 | A |
| 入院回数と日数の減少 | A |
| COPDによる不安・抑うつの軽減 | A |
| 上肢の筋力と持久力トレーニングによる上肢機能の改善 | B |
| 効果はトレーニング終了後も持続 | B |
| 生存率の改善 | B |
| 呼吸筋トレーニングは特に全身運動トレーニングと併用すると効果的 | C |
| 心理・社会的介入が有用 | C |

（日本呼吸器学会COPDガイドライン 第3版作成委員会 編：COPD（慢性閉塞性肺疾患）診断と治療のためのガイドライン 第3版，メディカルレビュー社，2009．より引用）

## 5th Step 理学療法

運動療法は，中止基準を確認したうえで（表8），全身状態の確認や，バイタルサイン（BP，HR，$SpO_2$など）のモニタリングを行いながら実施することが重要である。

**表8 呼吸リハビリテーション運動療法の中止基準**

| | |
|---|---|
| 呼吸困難感 | 修正Borg scale 7〜9 |
| その他の自覚症状 | 胸痛，動悸，疲労，めまい，ふらつき，チアノーゼなど |
| 心拍数 | 年齢別最大心拍数の85％に達したとき（肺性心を伴うCOPDでは65〜70％）不変ないし減少したとき |
| 呼吸数 | 毎分30回以上 |
| 血圧 | 高度に収縮期血圧が下降したり，拡張期血圧が上昇したとき |
| $SpO_2$ | 90％以下になったとき |

（日本呼吸管理学会呼吸リハビリテーション作成委員会，日本呼吸器学会ガイドライン施行管理委員会，日本理学療法士協会呼吸リハビリテーションガイドライン作成委員会 編：呼吸リハビリテーションマニュアル −運動療法−，照林社，2007．より引用）

## ◎呼吸法指導

口すぼめ呼吸や腹式呼吸(横隔膜呼吸)を指導する。口すぼめ呼吸は，気道の閉塞を軽減し，呼吸数の減少と1回換気量の増大が得られる。腹式呼吸は，呼気時の横隔膜運動を増大させることで，呼吸補助筋の活動を軽減することができる。

## ◎呼吸体操

胸郭の柔軟性の改善や，呼吸筋・呼吸補助筋のストレッチを目的に，呼吸に合わせたストレッチ体操を指導する。

## ◎排痰練習

咳嗽(cough)やハフィング(huffing)を指導する。痰の粘稠度も喀痰に大きく関与するため，口腔内の乾燥を防ぐよう指導する。

## ◎筋力トレーニング

### ●四肢・体幹トレーニング

退院後も継続することを前提に，自重・重錘負荷やゴムチューブを用いて行うようにする。

運動強度は，1RM測定が可能であれば，30〜50%の負荷強度で開始する。1RMの測定が困難な場合は，楽に実施できる負荷から開始し，0.5〜1.0kgごとに増加させる。

### ●呼吸筋トレーニング

Threshold®などの器具を用いて行う方法と，腹部に重錘を乗せて横隔膜呼吸を行う腹部重錘負荷法がある。

## ◎全身持久力トレーニング(有酸素運動)

平地歩行，自転車エルゴメーターやトレッドミルなどを用いて，20分程度の連続運動を行う。

負荷強度は，運動負荷試験(呼気ガス分析，ISWT)結果，自覚症状や心拍数などにより決定する。臨床においては，自覚症状(修正Borg scaleで4〜5)や心拍数(最大心拍数法，カルボーネン法)により負荷量を決定する場合が多い。しかし，自覚症状や低酸素により，目標とする負荷量に到達しない場合も多い。その際には，筋力トレーニングと同様に，低負荷から漸増させる必要がある。

## ◎ADLトレーニング

日常生活動作の労作に伴う息切れや苦痛の軽減を目的に，動作の要領を指導する。

### ●動作要領の指導

呼吸困難感の強い動作では，動作を呼気に同調させ，ゆっくりと行うように指導する。動作自体を単純化し，無駄な動きを省くことも重要である。また，環境を整備し，器具や補装具などを積極的に導入する。

---

**診療のヒント**

酸素療法導入患者では，安静時と労作時の酸素投与量を適切に設定することで，連続運動が可能になる場合もある。運動時の$SpO_2$を常にチェックし，場合によっては酸素投与量を医師に相談する。

- **歩行における動作要領**

呼吸のリズムと歩行のリズムを同調させる。吸気：呼気が1：2の割合（2歩分吸って，4歩分吐く：図3）が一般的であるが，患者が最も息切れを感じない割合を指導する。

- **階段昇降における動作要領**

吸気時では止まり，呼気時のみ昇降を行う（図4）。息切れがひどくなる前に，休息を入れるように指導する。

◎ リラクセーション

COPD患者においては，特に呼吸補助筋の筋緊張が亢進しているため，これらの筋に対してのマッサージは有用である。

労作に伴う息切れが著しい場合は，座位にて体幹前屈位が安楽な肢位となる。また，呼吸介助法により1回換気量を増加させることで，息切れを軽減することが可能である。

図3 歩行における動作要領

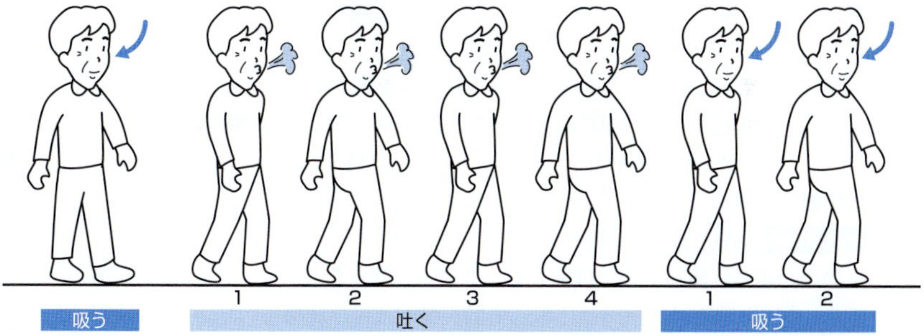

図4 階段における動作要領

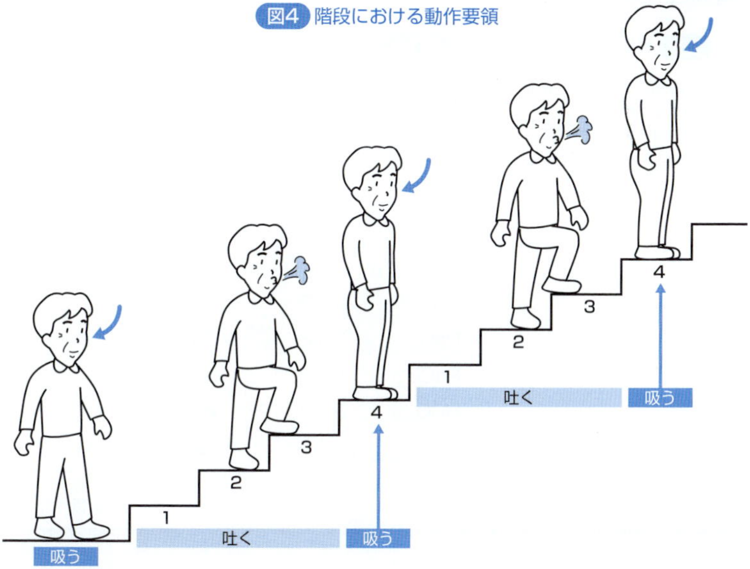

## 6th Step 再評価および考察

　低身体機能を呈していた症例では，呼吸機能は不変でも，骨格筋機能の改善により，ADLが改善する症例も多くみられる。考察においては，再評価によってえられた結果が，初期評価で認められていた呼吸機能や身体機能の，どの運動制限因子の改善によるものかを理解することが重要である。

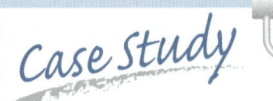

## Case Study

### ケース概要
症例　：70歳代，男性，身長170cm，体重58kg
診断名：慢性閉塞性肺疾患（COPD）二次感染
現病歴：5年前にCOPDの診断。1月下旬より感冒症状出現。
　　　　X月Y日　　　39℃の発熱のため，緊急入院。保存加療開始。
　　　　X月Y+7日　　呼吸リハビリテーション開始。

### 理学療法の流れ

**1st Step** 医師からの指示箋

　カルテより収集した呼吸機能検査，血液生化学検査は表9，10の通りである。また，胸部X線では入院時と比較して肺炎像の改善が認められた。胸部CTでは，両側にLAA所見あり。

**表9　呼吸機能検査**

| | |
|---|---|
| FVC | 3,010ml |
| $FEV_{1.0}$ | 1,520ml |
| $\%FEV_{1.0}$ | 45.5% |

**表10　血液生化学・血ガスデータ**

| | X月Y日 | X月Y+7日 |
|---|---|---|
| WBC | 12.1 | 8.2 |
| CRP | 15.3 | 3.2 |
| TP | 6.5 | 6.8 |
| ALB | 3.6 | 3.8 |
| Hgb | 14.1 | 14.6 |
| PH | 7.33 | 7.38 |
| $PaO_2$ | 55.2 | 66.5 |
| $PaCO_2$ | 54.2 | 50.1 |
| $HCO_3^-$ | 27.2 | 29.4 |
| BE | 4.0 | 3.5 |

（次頁へ続く）

### 2nd Step 問診
問診で得た情報は以下の通りである。
- 患者背景　：妻と二人暮らし，一戸建て，2階まで階段昇降あり。喫煙50年（4年前に禁煙）。
- 入院前ADL：妻と二人暮らし。身の回り動作自立。自分のペースでならば屋外歩行可能(MRC Grade3)。過去1年に3回の転倒歴あり。
- リハビリテーションに対する理解・モチベーションは良好。

### 3rd Step 理学療法評価
初期評価結果は以下の通りである。
- 理学的所見

  呼吸数(RR)　：24回/min
  呼吸パターン：胸式(呼吸補助筋活動亢進)
  最大吸気筋力：60.2cm$H_2O$　最大呼気筋力：80.1cm$H_2O$
  排痰能　　　：自己喀痰は可能。PCF：250$l$/min。
  痰の性状　　：やや黄色，膿性痰。
- 身体機能評価

  握力：32/30kg
  等尺性膝伸展筋力：17.6/16.8kgf(%体重比：30.3/28.9%)
  FRT：20cm，片脚立位：不可
  6MD：150m連続歩行　$SpO_2$：96 → 89%，HR：90 → 120bpm
  　　　RR：24 → 30回/min
  　　　修正Borg scale：息切れの程度　6　下肢疲労　5

### 4th Step 理学療法プログラムの立案
COPD(StageⅢ)感染後の症例に対して，運動耐容能の改善，呼吸困難の軽減，在宅生活におけるADL・QOLの向上を主な目的とし，プログラムを立案した。2週間後の自宅退院を目標とした。

### 5th Step 理学療法
口すぼめ呼吸および，呼吸筋・呼吸補助筋のストレッチを目的とした呼吸体操を指導。自己喀痰は可能であったが，PCFに若干の低下が認められたため，咳嗽の指導も行った。

上下肢筋力評価結果より，身体機能の低下も顕著であったため，上下肢の筋力トレーニングを積極的に行った。また，入院前の転倒歴を考慮し，バランス練習も併用した。歩行や階段昇降など，呼吸困難感や$SpO_2$低下が認められた動作に関しては，呼吸に合わせた動作要領を指導した。

### 6th Step 再評価および考察
感染による炎症は軽快も，呼吸機能は不変であった。自己喀痰は円滑に可能となった。身体機能評価は，等尺性膝伸展筋力%体重比38.2/37.6%，FRT

(次頁へ続く)

28cmなどの改善がみられた。運動耐容能においても，6MDにおいて連続歩行距離400m，$SpO_2$：97 → 93％，HR：86 → 110bpm，RR：20 → 26回/min，修正Borg scale：5/4と改善がみられた。

　入院中行っていた呼吸体操や筋力トレーニングは自主トレとして行うことが可能となった。約2週間のリハビリテーションを経て，2月下旬に自宅退院となった。

### 症例報告のポイント

　COPD患者においては，呼吸困難感による活動量の低下のため，低身体機能をきたしている場合が多い。本症例においても，加療に伴う安静も重なり，身体機能の顕著な低下が認められた。

　呼吸方法の指導や呼吸体操，呼吸筋トレーニングなど，呼吸機能へのアプローチも臨床において重要である。しかし，理学療法の専門性を活かし，このような低身体機能へのアプローチをしっかり行うことで，本症例のような運動耐容能の改善が期待できる。

■参考文献
1) Fukuchi Y, Nishimura M, et al：COPD in Japan: the Nippon COPD Epidemiology study. Respirology, 9: 458-465, 2004.
2) 日本呼吸器学会COPDガイドライン第3版作成委員会 編：COPD（慢性閉塞性肺疾患）診断と治療のためのガイドライン 第3版, メディカルレビュー社, 2009.
3) Global Initiative for Chronic Obstructive Lung Disease：Global strategy for the diagnosis, management, and prevention of chronic obstructive pulmonary disease, NHLBI/WHO Workshop Report. Bethesda, National Heart, Lung and Blood Institute. April, 2001 (update2008). GOLDwebsite (www.goldcopd.com)
4) 聖マリアンナ医科大学病院リハビリテーション部：第3章 呼吸器リハビリテーション, 急性期リハビリテーションマニュアル, 三輪書店, 2007.
5) 西村喜博, 前田均 ほか：加齢の呼吸筋力に及ぼす影響－最大口腔内圧を用いた検討. 日胸疾会誌, 29: 795-801, 1991.
6) 日本呼吸管理学会呼吸リハビリテーション作成委員会, 日本呼吸器学会ガイドライン施行管理委員会, 日本理学療法士協会呼吸リハビリテーションガイドライン作成委員会 編：呼吸リハビリテーションマニュアル －運動療法－, 照林社, 2007.

〈八木麻衣子〉

# II 臨床実習実技編／循環器障害領域

## 虚血性心疾患（心筋梗塞，狭心症）

### 臨床実習のルートマップ

**1st Step**
**医師からの指示箋**
- 十分な情報収集
  患者の基本情報，診断名，既往歴，現病歴，心電図，CAGとPCIの結果，血液生化学的検査，心エコー図，Killip分類，これまでの処方薬，リスクについて，など

↓

**2nd Step**
**問診**
現在の体調，疾病や治療などの理解，生活歴，生活の活動範囲と状況，個人・社会背景，本人と家族のニーズなど

↓

**3rd Step**
**理学療法評価**
- 離床練習から関わる場合
  著しい関節可動域制限の有無
  アライメント不良や関節の不安定性
  基本的ADL動作の実施を妨げる筋力低下の有無
  荷重時関節痛や易疲労性
  ADLを拡大していく際の運動の前後で，血圧，心拍数，心電図，自覚症状
- 運動療法から関わる場合
  各種運動負荷試験
  心理や抑うつ状態，QOLの評価

↓

**4th Step**
**理学療法**
- ADL拡大プログラム
- 準備運動，有酸素運動，レジスタンストレーニング
- 各労働や作業のシミュレーション

↓

**5th Step**
**再評価および考察**

## Introduction 虚血性心疾患とは

　虚血性心疾患とは，冠(状)動脈が動脈硬化による狭窄，血栓による閉塞，または攣縮により心筋への血流供給が不十分となり，心筋の壊死または虚血をきたす疾患の総称である．

　虚血性心疾患は，症状と心筋壊死の有無によって，**狭心症**と**心筋梗塞**に分類される．一過性の心筋虚血のための胸部症状(胸痛や胸部圧迫感など)が認められるものを狭心症，完全に冠動脈が閉塞し心筋の壊死が認められるものを心筋梗塞という．

### ◎狭心症

　狭心症は「心臓の代謝に必要な十分な血液が心筋に供給されないため，心筋が一過性に虚血に陥り，その部位に異常代謝が発生し，その結果，胸部不快感を主症状とする臨床症候群」と定義される．狭心症は発症の誘因や臨床経過などから分類される(**表1**)．

**表1 狭心症の病型分類**

| 発症の誘因による分類(厳密には狭心症を労作と安静とに明確に分類するのは困難) | |
|---|---|
| 労作性狭心症 | 労作により狭心症状が現れるもの． |
| 安静狭心症 | 安静時に狭心症状が現れるもの．冠動脈の攣縮が主な要因とされている．<br>異型狭心症(冠動脈造影検査上は有意な狭窄がないにもかかわらず，特に早朝に胸痛を認め，発作時は心電図上もST上昇を認めるもの)ともいわれる． |
| 臨床経過による分類 | |
| 安定狭心症 | 2カ月以上経過した(2カ月間は発作がない)不安定狭心症が安定狭心症になる．<br>ICD-10には安定狭心症の病名はない． |
| 不安定狭心症 | 不安定狭心症は狭心症の初発または3～6カ月間の緩解後の再発，安定狭心症の増悪，梗塞後狭心症． |

### ◎心筋梗塞

　心筋梗塞は「心筋を栄養している冠動脈の血流が局所的に一定時間以上減少し，その灌流領域の心筋が壊死に至る心疾患」と定義される．心筋梗塞は発症時のST偏位と梗塞部位，Q派の有無，発症からの経過日数などから分類される(**表2**)．なお，急性心筋梗塞における異常波形を**図1**に示す．

**図1 急性心筋梗塞における代表的な異常波形**

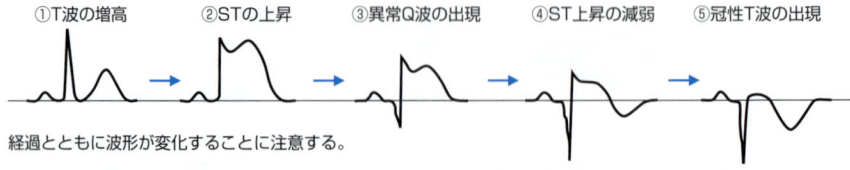

①T波の増高　②STの上昇　③異常Q波の出現　④ST上昇の減弱　⑤冠性T波の出現

経過とともに波形が変化することに注意する．

(柳澤　健 編:理学療法学ゴールド・マスター・テキスト1 理学療法評価学, p.369, メジカルビュー社, 2010. より引用)

**表2** 心筋梗塞の分類

| 心電図のST-T変化からの分類 | |
|---|---|
| ST上昇型 | |
| 非ST上昇梗塞 | ST低下型<br>T波変化型 |
| 心電図の異常Q波の有無による分類 | |
| Q波梗塞 | |
| 非Q波梗塞 | |
| 発症からの日数による分類 | |
| 急性心筋梗塞 | 発症3日以内，acute myocardial infarction：AMI（ICD-10では急性は発症後28日以内としている） |
| 亜急性心筋梗塞 | 発症1カ月以内，recent myocardial infarction：RMI |
| 陳旧性心筋梗塞 | 発症3カ月以上，old myocardial infarction：OMI |

◎急性冠症候群

　最近，不安定狭心症，急性心筋梗塞，心臓性突然死は，冠動脈の動脈硬化と不安定プラークの崩壊，それに続く血栓形成を発症機序とする同一の疾患として症候群にまとめられ，**急性冠症候群**（ACS：acute coronary syndrome）という呼称が広く用いられるようになった。

# 1st Step 医師からの指示箋

　理学療法の指示箋が出されたら，担当医や看護師から直接情報収集することはもちろん，カルテより積極的に多くの情報を収集する。特に心疾患の重症度の把握は今後の理学療法にも重要である。

**表3** 情報収集

①年齢，性別，身長，体重，（BMI，腹囲），住所，保険の種別など患者の基本情報
②診断名，障害名
③既往歴　　　　：糖尿病，高血圧など冠危険因子の治療歴，虚血性心疾患の既往歴，眼科受診歴
④現病歴　　　　：どのように発症して，発症からどのような時間経過で治療を受けたか
⑤12誘導心電図（入院時）の所見
⑥冠動脈造影検査（CAG）と経皮的冠動脈形成術（PCI）の結果，TIMI分類，残存狭窄の有無，再灌流までの時間，IABPの有無
⑦血液生化学的検査：心筋傷害マーカー（max CK），脂質異常（総コレステロール，中性脂肪，HDLコレステロール，LDLコレステロール），糖代謝（HbA1c，空腹時血糖）
⑧心エコー図　　：左室駆出分画（LVEF），左室拡張末期径（LVEDV）55mm，壁運動異常など
⑨Killip分類（心筋梗塞の場合）
⑩これまでの処方薬
⑪理学療法の指示内容，リスクについて

臨床実習実技編／循環器障害領域

## 2nd Step 問診

虚血性心疾患患者に対する主な問診内容は以下の通りである。

- 現在の体調
- 疾病や治療，今後についての理解
- 生活歴：喫煙歴，運動習慣，レジャーや趣味活動，飲酒歴，服薬状況，血圧や体重を測定し管理する習慣の有無
- 生活の活動範囲と状況
  ：職業，家庭での役割，地域での活動，1日の過ごし方など
- 個人・社会背景
  ：家族構成，キーパーソン，家族歴の有無，職業，学歴，住環境
- 本人と家族のニーズ

心疾患になると比較的多くの例で，抑うつ状態になったり，活動や生活に不安を感じたりすることがある。そのため，問診の内容や口調，応答には十分な注意を払い慎重に行うことが重要である。

## 3rd Step 理学療法評価

虚血性心疾患の理学療法評価は，初期治療終了後の離床の練習から関わる場合と，病棟内歩行が自立した後に治療としての運動療法から関わる場合があり，どのタイミングで指示箋が出されるかによって異なる。

### ◎離床の練習から関わる場合

心疾患の急性期治療の基本は安静である。そのため，発症後は病態が安定するまでのある一定の期間は安静を強いられることになる。その結果，筋力が低下したり，立位バランスや起立耐性能が低下する。加えて，心理的不安や抑うつ傾向，睡眠障害などが認められる。理学療法評価として，徒手筋力テスト（MMT）や関節可動域テスト（ROM）を短絡的に行うのでなく，座位→立位→足踏み→歩行→階段昇降と続くADL拡大プログラムを行ううえで，著しい関節可動域制限はないか，アライメント不良や関節の不安定性はないかを評価し，基本的ADL動作の実施を妨げる筋力低下がないかを動作のなかから評価する。また，離床の阻害因子となりうる荷重時関節痛，易疲労性がないかも評価する。

また，ADLを拡大していく際には，運動の前後で，血圧，心拍数，心電図，自覚症状を測定し，表4の基準から逸脱していないかどうかの評価を行う。

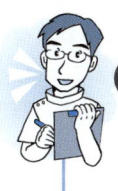

### スーパーバイザーの目

心疾患の理学療法と聞くと，血圧や心電図によるリスク管理と考える実習生は多いが，血圧や心拍数は常に変動しており，運動による一定の変動は当たり前のことである。どのぐらいの変化であれば許容範囲なのか，昨日に比べてどうなのか（経時的変化），自覚症状の変化はないのか，などの変化を評価することが重要である。

**表4　急性心筋梗塞に対する急性期理学療法の負荷判定基準**

①胸痛，呼吸困難，動悸などの自覚症状が出現しないこと。
②心拍数が120/分以上にならないこと，または40回/分以上増加しないこと。
③危険な不整脈が出現しないこと。
④心電図上1mm以上の虚血性ST低下，または著明なST上昇がないこと。
⑤室内便器使用時まで20mmHg以上の収縮期血圧上昇・低下がないこと（ただし2週間以上経過した場合は血圧に関する基準は設けない）。
負荷試験に不合格の場合は，薬物追加などの対策を実施したのち，翌日に再度同じ負荷試験を行う。

（循環器病の診断と治療に関するガイドライン，心血管疾患におけるリハビリテーションに関するガイドライン，2007. より引用）

### ◎運動療法から関わる場合

病棟でのADLがほぼ自立し，さらなる体力増進と再発予防，QOLや生命予後の改善を目的とした運動療法を行う前には，各種運動負荷試験による運動療法の安全性の評価を行う。運動負荷試験は，医師立ちあいのもと行われる亜最大運動負荷試験（呼気ガス分析を併用する心肺運動負荷試験を含む）や6分間歩行試験，自転車エルゴメーターを用いて適定法によって適切な運動強度を探すことなどを含む。いずれの場合も，運動の前・中・後で，血圧，心拍数，心電図，自覚症状の評価は必須である。

さらにこの時期には運動面ばかりでなく，心理や抑うつ状態，QOLの評価のために，SF-36，HADS（hospital anxiety and depression scale），うつ性自己評価尺度（SDS：self-rating depression scale）のような心理評価も行うとよい。

## 4th Step 理学療法

急性心筋梗塞後は，**表5**のような標準的なリハビリテーションプログラムが提唱されていて，発症後の病日に応じて運動負荷の程度が標準化されている。1日ずつプログラムを進めることは，運動強度の違う運動を患者に負荷し，**表4**にあげる判定基準に照らし合わせて，問題なければ活動範囲の拡大を許可し，翌日は運動強度(時間)を増加させて基本的なADLの遂行が問題ないかを確認していく。

**表5 心筋梗塞後の標準的リハビリテーションプログラム**

| ステージ | 病日 | | リハビリの場所 | 運動負荷検査など | リハビリテーション活動 | | 看護・ケア・食事 | | 娯楽 |
| | 3週間 | 2週間 | | | 病棟内動作 | 運動療法 | 看護・ケア | 食事 | |
|---|---|---|---|---|---|---|---|---|---|
| Ⅰ | 1-3 | 1-2 | CCU・ICU | 自動座位負荷 立位負荷 | 臥位・安静 受動座位 自分で食事 | | 全身清拭 | 水分のみ 普通食(半分) | テレビ ラジオ可 |
| Ⅱ | 4-6 | 3 | | | 座位自由 歯磨き | ベッドに座って足踏み | 立位体重測定 介助洗髪 | | |
| Ⅲ | 5-7 | 4 | 一般病棟 | 30〜50m歩行負荷 | セルフケア 病棟内自由 室内便器使用 | ベッドから降りて室内歩行 | 検査は車いす | 普通食 | 新聞雑誌可 |
| Ⅳ | 6-8 | 5-6 | | 100〜200m歩行負荷 | トイレ歩行可 | | 検査は介助歩行 | | |
| Ⅴ | 7-14 | 6-7 | 運動療法室 | (心肺)運動負荷試験 -運動強度設定- | 病棟内自由 | 監視型運動療法(ATレベルまたは最大負荷の40〜60%強度) | | | |
| Ⅵ | 15-16 | 8-10 | | 必要に応じ運動強度の再設定 | シャワー可 | | | | ロビーで談話 |
| Ⅶ | 17-21 | 11-14 | | (心肺)運動負荷試験 -評価- | 入浴可 | 退院指導(運動・食事・服薬・生活・復職・異常時の対応など) | | | |

(厚生省循環器病研究-循環器疾患のリハビリテーションに関する研究(齋藤宗靖 班長)，平成5年度報告書，1994. より引用)

臨床実習では，若年虚血性心疾患患者の回復期運動療法を担当することは少ないかもしれない。むしろ，高齢者でなんらかの理由で運動機能が低下し，虚血性心疾患を合併している患者の運動療法を担当することのほうが多いであろう。とはいえ，運動療法の原則は変わらず，むしろ障害を重複した症例こそ，安全に運動療法を行う必要がある。

準備運動は5〜10分間程度時間をかけてしっかりと行う。特に動脈硬化が進んだ高齢者や糖尿病患者，血管内皮機能が低下した心不全患者では，体が少し温まる程度まで，低強度で時間を

かけて行うとよい。

　有酸素運動（律動的な動的運動）は連続30分間を目標に行う。運動療法開始初期の有酸素運動は，歩行や自転車駆動など運動中の心拍血圧モニタリングが容易で，かつ運動強度が一定に保ちやすい形態を選ぶ。そのときの運動強度は軽度～中程度の運動強度とされ，最高酸素摂取量や心拍予備能の40～60％が適切な運動強度とされている。また，有酸素運動は週に3回以上（できれば毎日）行うことがよいとされている。

　近年，虚血性心疾患の運動療法にレジスタンストレーニングが取り入れられるようになってきた（表6）。ここでいうレジスタンストレーニングは，立ち上がりなどの基本的動作能力のための筋力でなく，有酸素運動と並行して治療としての運動療法の一環として行われているものである。PCIなどの治療の後，3週間経過した後から開始するが，うっ血性心不全やコントロールされていない不整脈や血圧，収縮期血圧≧160mmHg，拡張期血圧≧100mmHgの高血圧，不安定な症状がある患者には適応がない。

**表6** レジスタンストレーニングについて

| | |
|---|---|
| 運動強度 | 最大1回反復負荷（1RM）に対する相対的強度（50～60％） |
| 反復回数 | 1種類につき10回程度，2～3セット |
| 運動部位 | 大きな筋群，抗重力筋 |
| 運度頻度 | 週2～3回 |
| 注意事項 | ・準備運動，整理運動をしっかり行う<br>・バルサルバ現象を避ける（息止めしない）<br>・グリップは軽く握ること<br>・2秒で重錘を持ち上げ，4秒で重錘をゆっくり下ろすこと<br>・肘や膝は完全に伸ばさず，少し余裕をもたせる<br>・正しいフォームで運動すること<br>・セット間には90秒以上の休止期を必ず設ける<br>・心イベントの徴候，特にめまい，不整脈，いつもと違う息切れ，狭心症のような不快感が現れたらすぐに中止する |

　社会復帰に向けて，各労働作業が安全に行えるかのシミュレーションは重要である。労働や作業の運動負荷強度については表7のような目安はあるものの，実際の労働や作業が単なる身体的な負荷だけでなく，精神的な負荷や環境，方法，姿勢，その人の作業の習熟度，姿勢，使用する道具の種類によっても変化するため，実際にその作業や労働を行わせて，そのときの血圧，心拍数，心電図，自覚症状の評価のもとに指導がなされることが理想である。

**表7** 労働や作業の運動負荷強度の目安

| METs | リハビリ労作 | 運動負荷試験 | 日常労作および家事 | 職業労作など | レクリエーションなど |
|---|---|---|---|---|---|
| 1〜2 | 臥床安静<br>座位,立位<br>ゆっくりとした歩行<br>(1〜2km/h) | | 食事,洗面<br>編み物,裁縫<br>自動車の運転<br>乗り物に座って乗る | 事務仕事<br>手洗の仕事 | ラジオ,テレビ<br>読書<br>トランプ,囲碁,将棋 |
| 2〜3 | ややゆっくりとした歩行(3km/h)<br>自転車(8km/h) | ステージ0(2.2) | 乗り物に立って乗る<br>調理,小物の洗濯<br>床拭き(モップで) | 守衛,管理人<br>楽器の演奏 | ボーリング<br>盆栽の手入れ |
| 3〜4 | 普通の歩行(4km/h)<br>自転車(10km/h) | マスターテスト1/2<br>25W(3.6) | シャワー<br>荷物を背負って歩く(10kg)<br>炊事一般,洗濯,アイロン<br>ふとんを敷く<br>窓拭き,床拭き(膝をついて) | 機械の組立て<br>溶接作業<br>トラックの運転<br>タクシーの運転 | ラジオ体操<br>バトミントン(非競技)<br>釣り<br>ゴルフ(バッグを持たずに) |
| 4〜5 | やや速めの歩行(5km/h)<br>自転車(13km/h)<br>柔軟体操 | ステージ1(4.3)<br>50W(4.7) | 荷物を抱えて歩く(10kg)<br>軽い大工仕事,軽い草むしり<br>床拭き(立て膝)<br>(夫婦生活),(入浴) | ペンキ工 | 園芸<br>卓球,テニス(ダブルス)<br>バトミントン(シングルス)<br>キャッチボール |
| 5〜6 | 速めの歩行(6km/h)<br>自転車(16km/h) | マスターテストS<br>ステージ2(5.7)<br>75W(6.0) | 荷物を片手にさげて歩く(10kg)<br>階段昇降<br>庭掘り,シャベル使い(軽い土) | 大工<br>農作業 | アイススケート<br>渓流釣り |
| 6〜7 | ゆっくりしたジョギング(4〜5km/h)<br>自転車(17.5km/h) | マスターテストD<br>ステージ3(7.0)<br>100W(7.3) | まき割り<br>シャベルで掘る<br>雪かき,水汲み | | テニス<br>(シングルス) |
| 7〜8 | ジョギング(8km/h)<br>自転車(19km/h) | ステージ4(8.3)<br>125W(8.7) | | | 水泳<br>エアロビクスダンス<br>登山,スキー |
| 8〜 | ジョギング(10km/h)<br>自転車(22km/h) | ステージ5(10.2)<br>150W(10.0) | 階段を連続して昇る(10階) | | なわとび<br>各種スポーツ競技 |

注:METsは,安静座位を1として,その何倍の酸素消費量に当たるかを示した。
　　運動負荷試験欄のステージはNCVCプロトコールによるトレッドミル試験のステージを示す。( )内はMETs。
(齋藤宗靖:3. 急性心筋梗塞症のリハビリテーション.狭心症・心筋梗塞のリハビリテーション(木全心一,齋藤宗靖 編著),第3版,p.156,南江堂,1999.より引用)

## 5th Step 再評価および考察

　虚血性心疾患は運動療法を続けていると,発症後1〜3カ月が最も運動能力や症状,不安や抑うつ,QOLが改善するとされる。そのため,定期的な運動能力の評価,冠危険因子の評価,心理状態やQOLの評価を行うとよい。

　また虚血性心疾患は,これまでの生活習慣の結果もたらされた疾患であり,心疾患という特殊性も相まって,「強い運動や労働をしてはダメ」,「食事は制限しなければダメ」,「たばこをやめなければダメ」と日常生活の制限が多くなるが,むしろ,「こ

のような運動はしてもいい」，「このぐらい食べても大丈夫」というように，プラス面を強調して理学療法を考察することも重要である。

# Case Study

## ケース概要
症例A，70歳代後半，男性。
診断名：急性心筋梗塞
現病歴：3年前よりCAGとPCIを繰り返していた。5日前から安静時に胸部の違和感があったが，ニトログリセリン噴霧剤を吸入すると消失していたので様子をみていた。○月○日朝9時過ぎより，店で作業中に激しい胸部痛が出現。ニトログリセリンを舌下したが無効。午後10時過ぎ救急車をよんで当院に搬送された。救急室での12誘導心電図検査の結果，下壁の心筋梗塞が疑われ，CAGの結果，右冠動脈#3の100%閉塞が確認され，経皮的冠動脈形成術(PCI)にて0%，TIMI分類GradeⅢに改善した。残存狭窄なし。再灌流までの時間176分。IABPを挿入しCCUへ。翌日IABPを離脱し，ベッドサイドでの理学療法が開始された。

## 理学療法の流れ

### 1st Step 医師からの指示箋
- 70歳代後半，男性，165cm，70kg，BMI 25.71。
- 既往歴：糖尿病，高血圧症，脂質異常症。
- #3に100%閉塞を認め，PCIで0%に改善。
- 残存狭窄無し，再灌流までの時間176分。
- max CK 4,973IU/$l$，LDLコレステロール 125mg/d$l$，HbA1c 6.3%。
- LVEF 60%，下壁壁運動の低下を認める。
- 主治医よりリハビリテーションは2週間コースで行うように指示あり。

### 2nd Step 問診
- CAGとPCIを繰り返しているので，疾病や治療についての理解はよい。
- 喫煙歴(−)，運動習慣：散歩やサイクリングをしていた。服薬状況：良好，血圧や体重は測定していたが記録はしていない。
- 職業：自営業(古本屋)で軽労働，自治会の役員。
- 家族構成：妻，三女。キーパーソンは妻，家族歴あり。
- 持家(2階建て一軒家)。
- 本人と家族のニーズ：早く仕事に戻りたい。

(次頁へ続く)

### 3rd Step 理学療法評価
- 2週間プログラムで病棟ADLは順調に拡大した。
- 運動負荷試験による心電図変化はなし。AT 10.9ml/kg・min(3.1METs)，peak $\dot{V}O_2$ 15.9ml/kg・min(4.5METs)，HR 113bpm，自転車30W。
- HADS：抑うつ5点，不安8点（疑診）。

### 4th Step 理学療法
- HR 113bpm，自転車エルゴメータ30W，心拍数上限 113bpmで有酸素運動を15分から開始，退院までに30分を目標とする。
- レジスタンストレーニングは3週後より行う。
- 古本の整理で問題がないかを実際にシミュレーションする。

### 5th Step 再評価および考察
- 2週間で退院した。
- 散歩を再開し，仕事も店番より再開した。3kg程度の本の店内での運搬など軽作業は問題ないと判断した。

#### 症例報告のポイント

　虚血性心疾患の理学療法では，情報収集による病態の把握が重要である。特に狭心症や心筋梗塞の程度，残存狭窄の有無，心筋のダメージの程度，心不全や不整脈の合併の有無，冠危険因子の有無やコントロール状況の把握が重要である。同じ虚血性心疾患でも治療の成否や病態の重症度によって理学療法プログラムが大きく異なってくる。

　また，虚血性心疾患のような生活習慣病は，目に見える障害がない分，再発予防が理学療法の重要な目的となる。そのため，冠危険因子の管理や理解度についても把握しておくことが必要である。また，心理状況の把握は忘れてはならない重要項目である。

　虚血性心疾患だからといって日常生活範囲をやみくもに狭めてはいけない。動ける喜びを提供し，運動療法の実施支援と冠危険因子の是正による再発予防，QOLの改善こそが理学療法の最大の目標である。

〈高橋哲也〉

# II 臨床実習実技編／循環器障害領域

# 閉塞性動脈硬化症

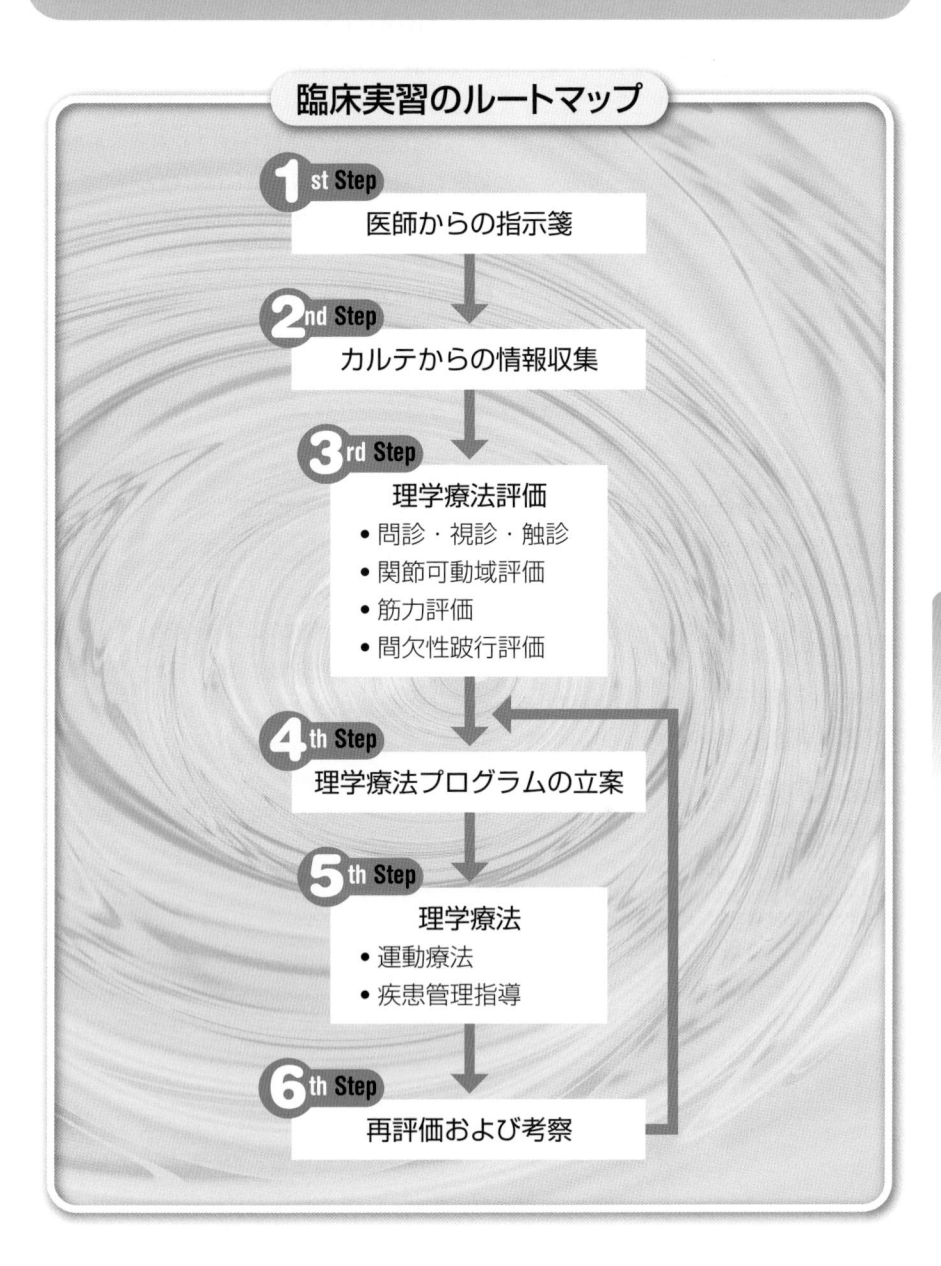

## 臨床実習のルートマップ

**1st Step** 医師からの指示箋

**2nd Step** カルテからの情報収集

**3rd Step** 理学療法評価
- 問診・視診・触診
- 関節可動域評価
- 筋力評価
- 間欠性跛行評価

**4th Step** 理学療法プログラムの立案

**5th Step** 理学療法
- 運動療法
- 疾患管理指導

**6th Step** 再評価および考察

## Introduction 閉塞性動脈硬化症とは？

閉塞性動脈硬化症（ASO：arteriosclerosis obliterans）は，高血圧，糖尿病，脂質代謝異常などの生活習慣病を背景に，加齢，喫煙，性ホルモン，生活様式などの修飾により，四肢の動脈が動脈硬化を起こし，狭窄あるいは閉塞して，末梢組織の循環障害を引き起こす疾患である。

ASOは全身的な動脈硬化性変化の一部分症でもあり，心臓，腎臓，脳血管など他臓器の動脈硬化病変をしばしば合併し，生命予後を左右するため，リスクファクターの是正についての指導も重要である。

ASOの重症度は**Fontaine分類**（表1）によって下記のように分類される。

間欠性跛行はASOに特徴的というわけではなく脊柱管狭窄症などの整形外科疾患でも認められることがあり，鑑別が必要である（表2）。

**表1 Fontaine分類**

| Ⅰ度 | 冷感，しびれ |
|---|---|
| Ⅱa度 | 軽度の間欠性跛行 |
| Ⅱb度 | 中等度〜重度の間欠性跛行[*1] |
| Ⅲ度 | 安静時疼痛 |
| Ⅳ度 | 潰瘍・壊疽 |

**用語アラカルト**

[*1] **間欠性跛行**
歩行中にだるさ，しびれ，痛みが出現し，途中で休憩しなければ，長い距離を歩行できなくなる症状である。

**表2 間欠性跛行の鑑別**

| | | ASO | 脊柱管狭窄症 |
|---|---|---|---|
| 症状の比較 | 安静時下肢疼痛 | あり | なし |
| | 歩行時下肢疼痛 | **片側に多い** | **両側** |
| | 姿勢と症状 | **歩行停止で軽減** | **前かがみで軽減** |
| | 腰痛 | まれ | あり |
| | 自転車乗車時の疼痛 | あり（歩行時と同様） | なし |
| | しびれ感 | 足部・下腿部 | 大腿部・殿部 |
| 診断方法の比較 | 下肢の動脈拍動 | 減弱 | あり |
| | 脈波・皮膚温の左右差 | あり | なし |
| | 冷水負荷からの回復 | 遅い | 普通 |
| | 腰部X線写真 | 正常 | 狭窄部あり |

ASOの治療はFontaine分類Ⅱ度以下については，まず，抗血小板療法と併用して運動療法を実施する。歩行距離が著しく制限されている場合や，FontaineⅢ・Ⅳ度の重症虚血肢症例は血行再建術が第一選択となる。

## 1st Step 医師からの指示箋

指示箋から現病歴，重症度，リスクファクターのほか，今後の治療方針などの確認と処方された理学療法内容を把握する。

**図1** 指示箋の記載例

| | |
|---|---|
| 患者ID | ：＊＊＊＊ 患者氏名：＊＊＊＊ |
| 疾患名 | ：閉塞性動脈硬化症 |
| 現病歴 | ：○年3月から右下肢に間欠性跛行出現。リハビリ導入目的に入院。 |
| 既往歴 | ：狭心症（3カ月前のCAGで#3に対しPCI施行） |
| 下肢症状 | ：右下肢趾先チアノーゼ，潰瘍・壊疽はなし |
| ABI | ：右0.72/左1.03 |
| リスクファクター | ：脂質代謝異常　糖尿病　喫煙 |
| 治療方針 | ：運動療法・栄養指導・禁煙指導後退院。 |
| 理学療法内容 | ：トレッドミル検査を実施し，間欠性跛行距離の80％負荷で歩行指導。退院後の運動指導・疾患管理指導。 |

- 虚血性心疾患や脳梗塞の既往を確認
- ABI（足関節/上腕血圧比）
  0.9＜ABI＜1.3：正常
  　　ABI≦0.9：動脈閉塞の疑い
  　　ABI≦0.8：動脈閉塞の可能性大
  0.5＜ABI≦0.8：動脈閉塞1カ所はあり
  　　ABI≧1.3：動脈が石灰化している
- リスクファクターの確認

## 2nd Step カルテからの情報収集

①現病歴，既往歴　リスクファクター（糖尿病・高血圧・脂質代謝異常・慢性腎臓病・肥満・喫煙など）
②医学的所見（血管造影，ABI，皮膚灌流圧など）
③血液データ（リスクファクターや既往歴に応じて）
　例：脂質代謝異常（T-cho，LDL，HDL，TG）
　　　糖尿病（HbA1c，BS）
④内服薬

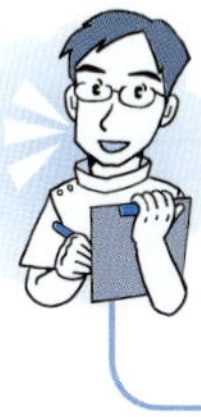

### スーパーバイザーの目

ASOは動脈硬化の一部分症であり，動脈硬化のリスクファクターやその他の動脈硬化疾患（虚血性心疾患・脳梗塞）を合併していないかなどについても情報収集する必要がある。

## 3rd Step 理学療法評価

◎問診
①主訴(下肢の症状や生活のなかでどのような活動時に症状がでるかなど)
②疾患管理の状況(疾患管理に対する理解度やその実践度～運動習慣・内服状況・食事内容など)
③WIQ(walking impairment questionnaire):歩行時の不快感の原因と程度,歩行距離,スピード,階段昇降などを評価

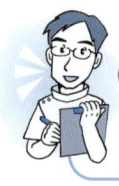

> **スーパーバイザーの目**
> しびれや冷感,また間欠性跛行時の痛みは,加齢によるものだと思っているケースもあり,具体的な症状を聴きだす必要がある。

◎視診
①皮膚の色調変化(蒼白・チアノーゼ・発赤)足部の変形
◎触診
①皮膚温
②下肢動脈拍動(足背動脈・後脛骨動脈・膝窩動脈)
◎検査測定
①関節可動域 ← 虚血のある下肢は関節可動域制限や筋力低下を引き起こしていることもある。
②筋力測定(MMT)
③トレッドミル歩行負荷テスト(間欠性跛行評価)
　トレッドミルを使用し,2.4km/hもしくは3.2km/h・12%の勾配で,跛行出現時間,最大歩行距離を評価
◎その他:感覚評価(糖尿病合併例)
　　　　　心肺運動負荷試験(心疾患合併例)

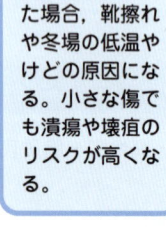

（糖尿病を合併した場合,靴擦れや冬場の低温やけどの原因になる。小さな傷でも潰瘍や壊疽のリスクが高くなる。）

> **診療のヒント**
> 心疾患のリスクおよび運動耐容能を評価することでより安全で効果のある運動処方を作成することができる。

> **スーパーバイザーの目**
> 間欠性跛行は脊柱管狭窄症でも出現する! 鑑別できるようになろう。
> 間欠性跛行の痛みは,閉塞性動脈硬化症では「歩行停止で軽減」,脊柱管狭窄症では「前屈みで軽減」する。

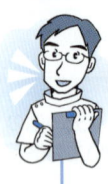

## 4th Step 理学療法プログラムの立案

間欠性跛行を呈するFontaine分類Ⅱ度の症例が運動療法の適応となる。運動療法は歩行距離が改善するだけでなく，リスクファクターの改善に寄与するため，自宅でも継続して運動療法が行えるよう指導することも重要である。また，心疾患がある場合は，主治医と負荷量を相談する。

## 5th Step 理学療法

### トレッドミルを利用した運動療法

◎運動処方

運動の強さ：歩行による疼痛が3～5分以内に出現するスピード・勾配。
運動の方法：疼痛が中等度になった時点で中断し，疼痛が消失してから再び中等度の疼痛が生じるまで歩行。
運動時間　：30分から始め，その後は1回あたり1時間を目標に行う。
運動頻度　：週3回以上・3カ月以上続ける。

### 疾患管理指導

運動療法だけでなく，個々のリスクファクターに対して栄養指導・薬剤指導・禁煙指導などを各専門職から行ってもらうとともにチームでその理解度や実践度などを情報共有し，自己管理ができるよう，チームでアプローチしていく。

## 6th Step 再評価および考察

定期的にWIQやトレッドミル負荷テストを施行し，運動療法の効果を評価するとともに運動処方を見直す。疾患管理状況についても評価をし，患者と新たな目標を決め自己管理できるよう支援していく。

# Case Study

### ケース概要
　症例A，60歳代，男性。5年前から間欠性跛行を自覚し受診。閉塞性動脈硬化症と診断。内服治療開始するが改善乏しく，外来にて運動療法導入となる。

### 理学療法の流れ

**1st Step** 医師からの指示箋

　Fotaine分類：Ⅱ。ABI：右0.96/左0.72。リスクファクター：糖尿病。その他：心筋梗塞既往あり。

**2nd Step** 問診

　身長：168kg。体重：68kg。BMI：24.1。下肢血管造影：左浅大腿動脈に閉塞有り。冠動脈造影：虚血無し。LVEF：68%。心電図：洞調律。血液データ：HbA1c：7.2%。内服薬：β遮断薬，抗血小板薬，シロスタゾール。

**3rd Step** 理学療法評価

　感覚障害（−）著明なROM制限・筋力低下なし。心肺運動負荷試験：AT$\dot{V}O_2$：14.2ml/kg・min，ATHR：115拍/分。トレッドミル歩行テスト（2.4km/h 12%）：最大歩行距離260m。間欠性跛行出現時間：4分8秒。最大歩行時間：6分36秒。

**4th Step** 理学療法プログラムの立案

　運動処方：2.4km/h 12%でのトレッドミル歩行。
　　　　　　5分×6セット（回復に併せて漸増）。
　　　　　　HRは115拍/分を超えた場合は休止。
　その他，栄養指導・薬剤指導を実施する。

> 心疾患にも考慮した運動負荷量の設定

**5th Step** 理学療法

　外来で週3回運動療法を行うとともに，外来日以外は自宅にて歩行運動。運動・食事記録も指導する。

**6th Step** 再評価および考察

　1カ月後に再評価。間欠性跛行の改善認め，新たに運動処方を作成する。HbA1cの改善も認める。

### 症例報告のポイント
　ASOの重症度，リスクファクター，既往歴を整理し，適切で安全な運動処方を作成するとともにその説明づけができることが重要である。動脈硬化疾患の予防のために必要な疾患管理能力についても評価し，問題点をあげることができるようにする。

〈山端志保〉

# II 臨床実習実技編／代謝障害領域

## 糖尿病

### 臨床実習のルートマップ

**1st Step**
医師からの指示箋
- 情報収集　：担当医のみでなく，合併症専門医，看護師，栄養士など
- 検査データ：糖尿病のタイプ，血液検査（一般検査・生化学検査），尿検査，糖負荷試験など

**2nd Step**
問診
- 自覚症状，生活習慣，スポーツ歴など

**3rd Step**
理学療法評価
- バイタルサインの確認
- 身体計測（四肢周径含む）
- 神経学的検査　　　：知覚検査，末梢循環障害（壊疽）の有無の確認，脳神経検査
- 運動機能検査　　　：筋力測定，関節可動域測定，肺機能検査
- 運動負荷試験　　　：嫌気性代謝閾値（AT）など（臨床検査技師・医師とともに実施）
- 日常生活活動の確認：生活行動パターン，身体活動量，消費エネルギー

**4th Step**
理学療法プログラムの立案

**5th Step**
理学療法
- 運動実施：運動の種類，強度，時間，頻度
- 合併症（急性・慢性）に注意

**6th Step**
再評価および考察

## Introduction 糖尿病とは

　糖尿病（DM：diabetes mellitus）は，**インスリン作用不足と慢性高血糖**を主徴とする代謝性疾患で，1型糖尿病や2型糖尿病，その他の型，妊娠糖尿病に分類される。1型は，絶対的にインスリンの量が不足している状態である。自己免疫性の原因やその他なんらかの原因により，膵臓のβ細胞が破壊され，膵臓からのインスリン合成・分泌能が低下した場合（ほぼゼロになる）である。小児や若年層に多く発病するが，成人になってから徐々にβ細胞が破壊されてくることもある。一方，2型はインスリンの量に不足はないが作用しない場合（各臓器におけるインスリンに対する感受性が低下した状態（インスリン抵抗性））と，インスリンの分泌不全の状態である。わが国では2型が大部分を占め（95％以上），発症には遺伝因子と環境因子が関与し，肥満や過食，運動不足によるインスリン抵抗性を基礎にして，中年以降に緩徐に発症し，自覚症状の無いまま徐々に進行するとされる。主に運動療法の対象となるのはこの型である。

　DMの診断は，**血糖値**（①空腹時血糖値126mg/d*l*以上，②75g糖負荷試験で2時間値200mg/d*l*以上，③随時血糖値200mg/d*l*以上のうちいずれかを満たす）と**糖化ヘモグロビン値HbA1c**（6.5％（NGSP（National Glycohemoglobin Standardization Program）値），6.1％（JDS（Japan Diabetes Society）値）以上）の両方を評価して行う（表1）。

　また，DMにおいては合併症の存在も見逃してはならない。急性の合併症としては，糖尿病性ケトアシドーシス（1型に多い）・高浸透圧性高血糖性非ケトン性昏睡（2型に多い）・乳酸アシドーシス・低血糖などに注意が必要である。DMは長期にわたる疾患であり，慢性の合併症も多い。特に**三大合併症**とよばれる糖尿病性網膜症・腎症・神経障害は重要で，その他糖尿病性足病変・動脈硬化症・高血圧・感染症などにも注意が必要である。

**表1** 空腹時血糖値および75g経口糖負荷試験2時間値の糖尿病判定基準

|  | 正常域 | 糖尿病域 |
|---|---|---|
| 空腹時血糖値 | 110mg/d*l*未満 | 126mg/d*l*以上 |
| 75g経口糖負荷試験2時間値 | 140mg/d*l*未満 | 200mg/d*l*以上 |
| 75g経口糖負荷試験の判定 | 両者を満たすものを正常型 | いずれかを満たすものを糖尿病型 |
|  | 正常型にも糖尿病型にも属さないものを境界型 ||

＊随時血糖値200mg/d*l*およびHbA1c 6.5％以上の場合も糖尿病型とする。

## 1st Step 医師からの指示箋

理学療法の処方が出されたら，担当医師・看護師などから情報収集する。医師は糖尿病の担当医師(内科医)だけでなく，合併症の専門医(例：眼科医)からも情報収集する必要がある。また，糖尿病の治療はチームアプローチであり，薬剤師・栄養士からの情報収集も必須である。理学療法士の主な役割は，運動療法の実施・**運動の日常化による血糖コントロール**と**日常生活活動の維持・向上**にあるので，疾患の現状把握は重要である。

**検査データも重要**

#### 表2 情報収集

①糖尿病のタイプ：1型・2型・その他・妊娠糖尿病
②身体所見：身長・体重・BMI・体脂肪率
③血液検査：一般検査
④血液検査：生化学検査(空腹時血糖値・HbA1c・血中インスリン・総タンパク・GOT・GPT・γ-GPT・総コレステロール・中性脂肪・HDLC・LDLC)
⑤尿検査　：尿糖・尿タンパク
⑥75g経口糖負荷試験結果
⑦眼底検査
⑧心電図検査
⑨薬物療法：種類・作用時間・副作用
⑩食事療法：摂取エネルギー
⑪合併症　：三大合併症・整形外科疾患・循環器疾患

#### 表3 通常の血液検査から得られる情報

| | | 参考基準値 | 単位 | 疾患例 増加 | 疾患例 減少 |
|---|---|---|---|---|---|
| 末梢血 | 赤血球 | 360〜570 | $10^4/\mu l$ | 多血症 | 貧血 |
| | ヘモグロビン | 11〜18 | g/dl | | |
| | ヘマトクリット | 36〜54 | % | | |
| | 白血球 | 3,800〜8,500 | x/$\mu l$ | 白血病・炎症 | 易感染性 |
| | 血小板 | 13万〜36万 | x/dl | | 出血傾向 |
| タンパク質 | 総タンパク | 6.3〜7.8 | g/dl | 多発性骨髄腫 | ネフローゼ・栄養不良 |
| | アルブミン/グロブリン | 1.2〜2 | | HIV | ネフローゼ |
| 炎症マーカー | 赤沈 | 10〜15以下 | mm | 炎症あり | |
| | CRP | 0.3以下 | mg/dl | | |
| 窒素化合物 | 尿素窒素(BUN) | 9〜21 | mg/dl | 腎機能障害・脱水 | |
| | 尿酸 | 3〜7 | mg/dl | 痛風 | |
| | クレアチニン | 0.6〜1.2 | mg/dl | 筋ジストロフィー・筋炎 | |
| 酵素 | GOT(=AST) | 11〜40 | IU/l | 肝機能障害 | |
| | GPT(=ALT) | 6〜43 | IU/l | 肝機能障害 | |
| | γ-GTP | 10〜50 | IU/l | 肝機能障害 | |
| | CPK | 30〜200 | IU/l | 筋疾患 | |
| 血糖 | グルコース | 70〜100 | mg/dl | 糖尿病 | インスリン過剰使用 |
| | HbA1c | 4.3〜5.8 | % | | |
| | インスリン | 11.0 | $\mu U/m$以下 | | |
| | グルコアルブミン | 11.0〜16.0 | % | | |

(次頁へ続く)

(前頁より続く)

|  |  | 参考基準値 | 単位 | 疾患例 | |
|---|---|---|---|---|---|
|  |  |  |  | 増加 | 減少 |
| 脂質 | 中性脂肪 | 50〜150 | mg/dl | 高脂血症 |  |
|  | 総コレステロール | 130〜220 | mg/dl | 高脂血症 |  |
|  | HDLコレステロール | 30〜99 | mg/dl |  |  |
|  | LDLコレステロール | 70〜119 | mg/dl |  |  |
| 電解質 | ナトリウム(Na) | 135〜149 | mEq/l | アルドステロン症 | アジソン病・浮腫性疾患 |
|  | カリウム(K) | 3.5〜4.9 | mEq/l | 急性腎不全 | アルドステロン症 |
|  | カルシウム(Ca) | 8.5〜10.5 | mg/dl | 副甲状腺機能亢進症 | 副甲状腺機能低下症 |
|  | 血清鉄(Fe) | 40以上 | μg/dl |  | 鉄欠乏性貧血 |

(柳澤 健 編:理学療法士・作業療法士ブルー・ノート2nd edition, p.329, メジカルビュー社, 2011. より改変引用)

## 2nd Step 問診

問診では自覚症状,生活習慣,スポーツ歴などについて確認する。自覚症状は口渇・多飲・頻尿・多食・急激な体重減少などである。生活習慣やスポーツ歴などは,**運動の習慣化**に関連する。

## 3rd Step 理学療法評価

理学療法評価では,バイタルサインの確認,身体計測(四肢周径含む),知覚検査,末梢循環障害(壊疽)の有無の確認,筋力測定,関節可動域測定,脳神経検査,肺機能検査,運動負荷試験(ATなど,臨床検査技師・医師とともに実施),日常生活活動の確認(生活行動,身体活動量,消費エネルギー)などを行う。いずれも運動療法(運動プログラム)の立案に重要である。

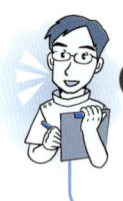

### スーパーバイザーの目

患者の日常生活活動を考えられない実習生が多い。DMでは運動の習慣化が必要なので,どこにどのように運動を組み込んでいくか,具体的に考えられるようにしっかり確認するようにしてほしい。

## 4th Step 理学療法プログラムの立案

理学療法プログラムの立案は,まず実施させる運動プログラムを作成することである。①**運動の種類**,②**強度**,③**時間**(継続時間・実施時間帯),④**頻度**の4要素を組み合わせて個人に合わせて作成する(表3)。

運動の種類は有酸素性運動と無酸素性運動を組み合わせる。有酸素運動は歩行,自転車駆動などの運動量や強度の設定がしやすいものが用いられる。また,ラジオ体操やテレビ体操など(ラ

ジオ体操第1・2→約40kcal）も，柔軟性や調整力の維持や四肢体幹の動きをすべて含むため継続しやすい。一方，無酸素性運動は静的運動として，等尺性筋力増強練習などで筋肥大（糖代謝改善）や筋力増強（転倒などの危険回避）を目的に行われる。リズミカルな有酸素運動を中心に，体操や静的運動を適切に組み合わせ，運動消費エネルギーが240～320kcal/dayになるようにする。

運動継続時間は，疲労の影響・ウォーミングアップ，クールダウンを考慮し，1回20分間程度は必要となる。運動実施時間帯は，低血糖症状[*1]防止のために血糖値の変動を確認し，食後30～60分経過後に行う。運動強度の管理は，脈拍は神経障害がある場合，触知できないこともあるため，脈拍よりも心電図や心拍計を用いるのがよい。

また，最終的には患者自身の生活のなかに取り入れていけるような運動プログラムの設定が望ましいことはいうまでもない。

**用語アラカルト**

*1 **低血糖症状**
強い空腹感，冷や汗，動悸，手足の震え，めまい，頭痛，いらいら，異常行動，低血糖性昏睡（血糖値≦40mg/dl）。

**表4 運動処方の目安**

| 運動の種類 | ・全身の筋を使用 ・リズミカルな刺激 ・強度設定・量の確認がしやすい ・とき・場所を選ばない ・無理なく・楽しく・長く継続可能 | |
|---|---|---|
| | 静的運動 | 等尺性筋力増強練習 |
| | 動的運動 | 自転車駆動 歩行 体操（柔軟性・調整力の維持，四肢体幹の動きを含む） |
| 運動強度 | ・糖代謝改善目的　　：40～60%$\dot{V}O_2max$ ・脂質代謝改善目的：40～50%$\dot{V}O_2max$ ・消費エネルギー量充足目的：(kcal/kg・min)×時間で計算 ＊AT≒60%$\dot{V}O_2max$ | |
| 継続時間 | ・糖・脂質代謝目的　　：1回10分以上継続 ・消費エネルギー充足目的：1回30分間 | |
| 実施時間帯 | ・食後30～60分経過後 | |
| 頻度 | ・急性代謝効果　　：数時間～1日持続 ・トレーニング効果：3～4日持続 　→ ≧2回/日，≧3日/週実施する | |

## 5th Step 理学療法

運動療法の目的は，身体活動により耐糖能やインスリン作用機構を改善しDMをコントロールすること，合併症や関連疾患の

リスクの低減，日常生活の活性化，QOLを可能な限り高く維持することである．

また運動療法は，食事療法や薬物療法とならんで，糖尿病治療の有力な手段である．特に，2型で血糖コントロールが安定している人の場合は，食事療法とともに運動療法を行うと，血糖低下のみならず，DMのさまざまな症状が改善されるのに加えて，動脈硬化の予防，老化防止といった点でも効果がある．

しかし，進行した合併症があるときには，運動により病状を悪化させることもあり，何をどの程度行うのが効果的なのかを正しく理解し，適度な運動を上手に生活に取り入れる必要がある（表4）．網膜症がある場合，軽度なら問題ないがそれ以外では息を止めて力んだり，頭を下げ振ったりするような運動は避ける．腎症がある場合，運動中の血圧上昇・血流増加により，腎臓の血管に対し過負荷になり腎症の進行につながる．腎症の悪化により血圧はさらに上昇し，網膜症や心臓病の悪化，脳血管障害を起こす可能性が高くなる．また，尿蛋白の運動による変化を確認する必要がある．神経症がある場合，自律神経障害のため不整脈や心不全の危険が高まったり，自覚症状として現れなかったりするため注意が必要である．感覚障害がある場合などは足病変（壊疽）にも注意が必要で，日常的なフットケアを習慣化することも求められる．

**表5 運動療法の方針**

| | |
|---|---|
| 積極的に進める例 | 2型：軽度代謝異常のみ，軽・中等度の肥満，合併症なし，軽度高血圧 |
| 注意して進める例 | 1型，2型：中等度以上の肥満・明らかな代謝異常・高齢糖尿病，軽度合併症あり |
| 禁忌とすべき例 | ケトアシドーシス，重篤な血管障害合併例，重度の自律神経障害，出血傾向の網膜症，進行腎症，活動期感染症 |

## 6th Step 再評価および考察

理学療法施行後，各検査データの確認を行う．DMの場合，定期的に血液検査・尿検査が実施されるので，そのデータの確認と理学療法評価の確認をして，血糖コントロールの状態など運動療法の効果を確認する．また，運動が習慣化し，日常生活活動に取り入れられているかどうかも重要なポイントである．

# Case Study

### ケース概要
　症例A，50歳代後半，男性。診断名：2型糖尿病。40歳代後半のときに，会社の健康診断で要再検となり近医受診，上記診断で食事療法を指導されるが放置。今回仕事中に低血糖症状あり（動悸，手足のふるえ，めまい，頭痛，血糖値40mg/d*l*），受診・入院となった。既往歴なし。

### 理学療法の流れ

#### 1st Step 医師からの指示箋
　2型糖尿病，BMI 27.5，空腹時血糖 142mg/d*l*・2時間値 235mg/d*l*，HbA1c 6.8％，IRI 5μU/m*l*，TC 220mg/d*l*，TG 88mg/d*l*，HDLC 72.5mg/d*l*，LDLC 136mg/d*l*，尿糖（－），眼底検査異常なし。薬物治療はスルフォニル尿素薬使用予定。食事療法は1,700kcal/day。

#### 2nd Step 問診
　口渇以外の自覚症状はなし。会社では3階のオフィスまでエレベーターを使わず階段を使用。

#### 3rd Step 理学療法評価
　足尖部触覚やや鈍麻，他に問題なし。AT 18m*l*/kg・min（$\dot{V}O_2$max≒30 m*l*/kg・min）。

#### 4th Step 理学療法プログラムの立案
　下肢筋力増強運動（ゴムバンド使用で5分間），自転車駆動（ATレベルで15分間），準備・整理運動（ストレッチなど5分）のプログラムを処方。

#### 5th Step 理学療法
　合併症は重篤ではないため，低血糖症状に注意し積極的に運動を実施。自覚症状やフットケアに心がけるように指導。

#### 6th Step 再評価および考察
　1カ月後，BMI 26.5，空腹時血糖113mg/d*l*・2時間値205mg/d*l*，HbA1c 6.5％，IRI 7μU/m*l*，TC 198 mg/d*l*，TG 80mg/d*l*，HDLC 69.5mg/d*l*，LDLC 110 mg/d*l*，尿糖（－）でやや改善傾向。毎食後30分で病院内を30分間散歩を実施している。

### 症例報告のポイント
　①情報収集は十分できているか，②合併症などリスク管理に配慮できているか，③運動プログラムの要素は適切かを踏まえたうえで報告を行う。

〈古川順光〉

# II 臨床実習実技編／その他の疾患・障害

## 摂食・嚥下障害

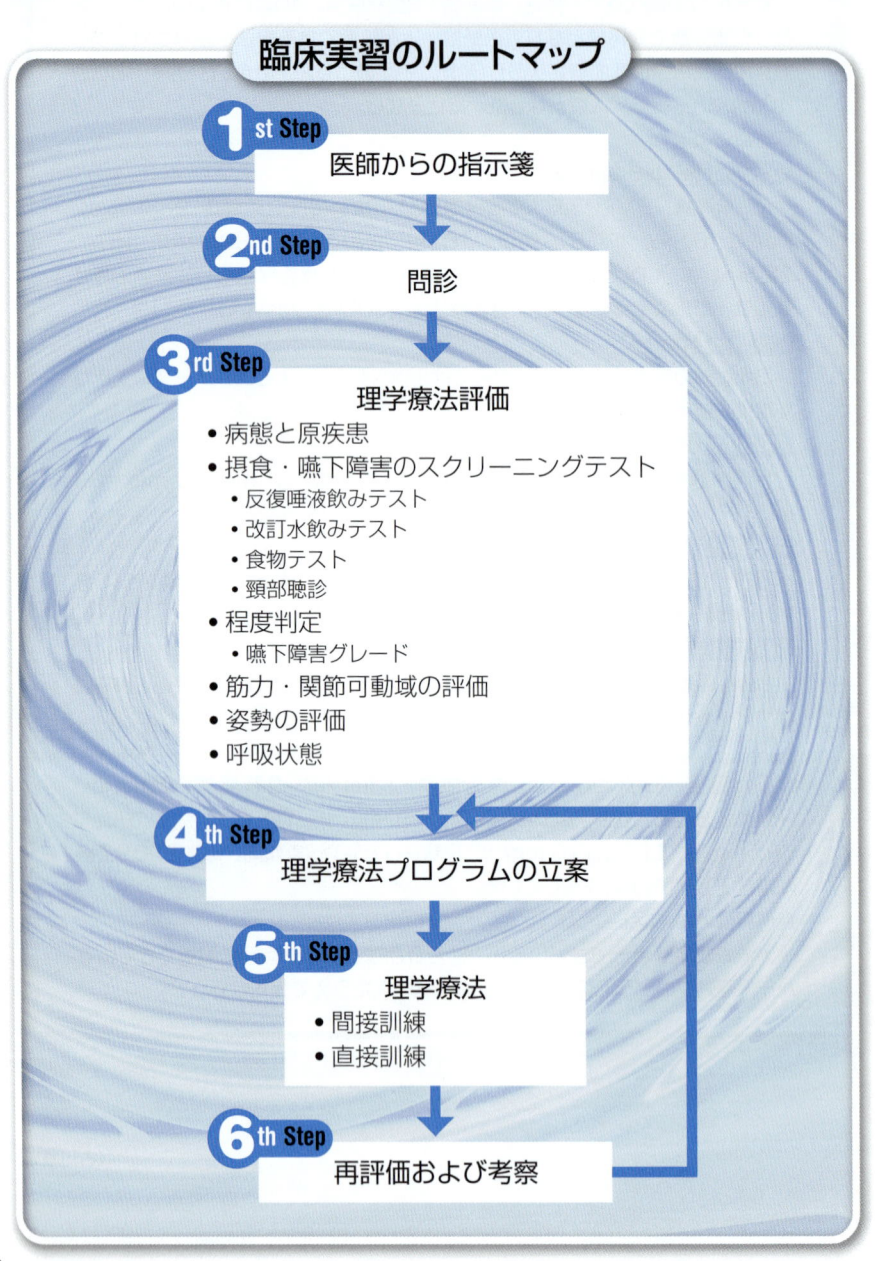

### 臨床実習のルートマップ

**1st Step** 医師からの指示箋

**2nd Step** 問診

**3rd Step** 理学療法評価
- 病態と原疾患
- 摂食・嚥下障害のスクリーニングテスト
  - 反復唾液飲みテスト
  - 改訂水飲みテスト
  - 食物テスト
  - 頸部聴診
- 程度判定
  - 嚥下障害グレード
- 筋力・関節可動域の評価
- 姿勢の評価
- 呼吸状態

**4th Step** 理学療法プログラムの立案

**5th Step** 理学療法
- 間接訓練
- 直接訓練

**6th Step** 再評価および考察

## Introduction 摂食・嚥下障害とは

嚥下障害は，狭義には「飲み込むこと」の障害をさすが，リハビリテーションの臨床場面では，食べものを認知し，口に運び，飲み込むことを含めた「食べること」が問題になる場合が多い。そのため**「飲み込むこと」「食べること」**の両方を含む障害として**摂食・嚥下障害**とよばれている[1]。

摂食・嚥下は，生命維持に必要な栄養摂取に関わる基本的な行動である。そのため，摂食・嚥下障害が起こると脱水や低栄養，または誤嚥による窒息や誤嚥性肺炎の併発といった問題を生じる。さらに「食べること」の障害は，食の楽しみを奪うためQOLは大きく低下する。

摂食・嚥下障害は仮性球麻痺，球麻痺，さらにはパーキンソン病，筋萎縮性側索硬化症，認知症などでもみられる病態である。理学療法士(PT)は摂食・嚥下障害の改善を図る間接的治療者として，姿勢保持能力改善，体力改善，呼吸理学療法を行っていく。

## 1st Step 医師からの指示箋

理学療法の指示箋(処方箋)が出されたら，まずは担当の医師・看護師・言語聴覚士などから可能な範囲で情報収集する(表1)。原因となる疾患の症状と，その疾患の治療における禁忌事項を確認することで，理学療法評価が円滑に遂行できる。

**表1 情報収集**

①病歴(手術歴を含む)，生活歴
②画像所見：嚥下造影検査(VF：videofluoroscopic examination of swallowing)所見，CT・MRI所見，嚥下内視鏡検査(VE：videoendoscopic examination of swallowing)所見
③栄養状態(ヘモグロビン値，血清総タンパク値，血清アルブミン値などが低下)
④栄養管理(必要栄養量，摂取総カロリー，点滴法か経管栄養法か)
⑤食事形態(嚥下食の段階)

**図1** 指示箋の記載例

患者ID ：＊＊＊＊　　患者名：＊＊＊＊
病歴　　：○月○日発症のワレンベルグ症候群です。
画像所見：MRI拡散強調画像では左延髄背側に高信号域あり。
血液生化学的検査：Hb 12.2，TP 5.8，Alb 3.5
栄養状態：必要栄養量2,073kcal，摂取カロリー630kcal
理学療法内容：座位保持の獲得，体力アップを図り嚥下機能改善を図ってください。

## 2nd Step　問診

問診で確認する主な内容は以下の通り。

- 主訴：最も困っていること
- 意識レベル，活動状況，全身状態など
- 病前の食事形態や嚥下能力
- 現在の栄養摂取状況
- 本人と家族の疾病理解：摂食・嚥下障害の程度や誤嚥程度の理解など
- 摂食環境（姿勢，集中できる環境，摂食用具）
- 食品に関する嗜好など

## 3rd Step　理学療法評価

　摂食・嚥下障害の原疾患は中枢神経系の障害である仮性球麻痺，球麻痺および末梢神経障害，筋肉の障害による**機能的障害**と先天奇形，腫瘍，外傷，術後などで起こる**器質的障害**に分かれるため鑑別が必要である[2]。

　さらに摂食・嚥下障害の評価は，食べる行為そのものを把握するとともに，食物を認知する段階や姿勢保持能力までをチェックする必要がある。表2のように食べる行為の評価にはさまざまな評価基準があるので摂食・嚥下障害を受け持つ際には実習前によく確認しておこう。

　病状を確認したら頸部・体幹の関節可動域以外に舌，咽頭運動の程度なども評価したい。また，頸部の可動性制限を起こす頸椎装具[6,7]，頸部周囲筋の過緊張などもチェック項目の1つである。

　筋力は徒手筋力テスト（MMT）を用いるが，喉頭挙上筋の1つ

である舌骨上筋は吉田らのグレード[8]も参考になる。さらに，手を口に持っていく動作の評価のため，上肢の筋力・関節可動域もチェックしたい。

**表2** 摂食・嚥下障害のスクリーニングテスト

| | |
|---|---|
| 反復唾液飲みテスト[3, 4]<br>(RSST : repetitive saliva swallowing test) | 口腔内を湿らせたあと空嚥下を30秒間繰り返す。2回以下が異常。誤嚥との相関がある安全なスクリーニングテスト |
| 改訂水飲みテスト[5]<br>(MWST : modified water swallow test) | 冷水3m$l$を嚥下させ5段階に分類する |
| 食物テスト[5] | ティースプーン1杯のプリンを摂食し空嚥下の追加を指示し30秒間観察。5段階に分類する |
| 頸部聴診 | 嚥下前後に頸部聴診をすることで，誤嚥や咽頭残留の有無を確認する |
| 嚥下障害グレード[9] | 嚥下障害の総合評価として藤島らの10段階グレードが用いられる |

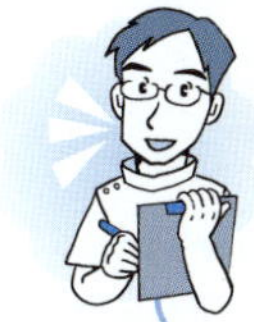

## スーパーバイザーの目

実際の臨床現場では言語聴覚士や看護師がスクリーニングテストを行うことが多い。理学療法士の観点からその意義を理解しておくことが重要である。

## 4th Step 理学療法プログラムの立案

理学療法評価に基づき，障害度に応じた理学療法プログラムを立てる。基本的には食べる機能を改善し，食物摂取が可能になることを目標に据える。

また，活動状況を改善し，頸部体幹筋の抗重力活動を改善させることも念頭に置く。座位時間，立位時間を少しずつ増やすプログラムを立ててもよい。

**図2** 脳血管障害による摂食・嚥下障害に対する理学療法プログラム例

脳卒中の場合は意識レベルの改善が必須

| 意識レベル | 離床 | 嚥下訓練 | 呼吸理学療法 |
|---|---|---|---|
| JCS 10〜200 | 姿勢管理・ポジショニング | 口腔ケア | 頸部・体幹の関節可動域確保。必要であれば排痰手技 |
| JCS 1〜3 | 血圧管理下での座位保持，運動療法 | 段階的に食物形態を変え，直接嚥下訓練 | |
| 意識清明 | 運動療法 | | |

## 5th Step 理学療法

摂食・嚥下障害の理学療法には食物を用いない**間接訓練**と食物を用いる**直接訓練**がある（表3）[9]。誤嚥の結果生じた呼吸障害に対する理学療法だけでなく，異常姿勢の修正，声門閉鎖の確実化や発声に関与する胸郭の機能改善に寄与することが期待できる[10]。

理学療法として間接訓練に携わる機会が多いが，その効果と禁忌をよく理解したうえで，治療を実施しなければならない。合併症を有する場合での禁忌事項もあるため，「1st Step 医師からの指示箋」，「2nd Step 問診」の情報が重要となる。

表3 摂食・嚥下障害の治療法

| | 治療名 | 方法 | 効果 | 禁忌 |
|---|---|---|---|---|
| 間接訓練 | リラクセーション | 頸部〜全身の筋緊張亢進を改善するためにストレッチやクッションなどを利用して正中位保持を行う | スムーズな嚥下や嚥下時の呼吸コントロールが可能になる | |
| | 関節可動域運動 | 頸部・胸郭の他動運動 | 制限改善で摂食動作や呼吸運動を改善させる | 頸椎症など頸部合併症や血圧亢進に注意 |
| | 舌，喉頭運動筋群の強化 | 舌への抵抗運動やシャキア訓練（頭部挙上位保持[11]）（図3） | 舌や喉頭挙上の強化が期待できる | 頸椎症など頸部合併症や血圧亢進に注意 |
| | 呼吸理学療法 | 肺痰手技，咳嗽・強制呼出手技を利用した分泌物の喀出，呼吸コントロールを含めた呼吸訓練 | 誤嚥性肺炎の予防と肺炎発症時の早期改善が期待できる | |
| 直接訓練 | 食物形態の工夫 | 密度が均一で適当な粘度がある食事を用意する | 誤嚥予防，食べる楽しみの確保が期待できる | 誤嚥している患者 |
| | 姿勢調節 | 頸部屈曲位，ベッド30°仰臥位 | 安全に食べられる姿勢を作り出す | 患者によっては禁忌の姿勢がある |
| | 摂食方法指導 | ティースプーン半分程度から，介助下で食物を嚥下させる | 食事量などを最適な状態に調整し，安全に経口摂取ができる | 食事時間が長期化するときや誤嚥があるとき |
| | 嚥下手技 | 冷圧刺激[12]，息こらえ嚥下，嚥下反射促通，空嚥下 | 手技によって嚥下反射誘発や残留除去，誤嚥防止が期待できる | 嚥下の段階によっては禁忌の手技がある |

**図3** シャキア（頭部挙上位保持）訓練の実際

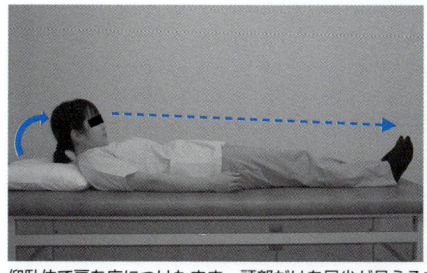

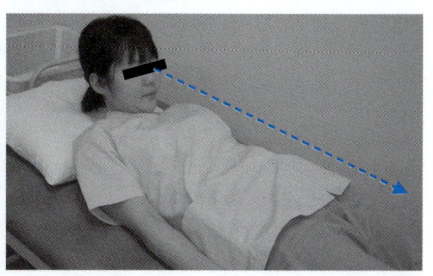

仰臥位で肩を床につけたまま、頭部だけを足尖が見えるまで挙上する。原法[11]は、1分間保持して1分間休む運動を3回繰り返し、その後1秒保持して1秒休む運動を30回施行する。それを1クールとして1日3クール行うが、対象者の状態に合わせて負荷や回数調整が必要な場合が多い。

## 6th Step 再評価および考察

施行した理学療法を振り返り、「2nd Step 問診」で確認した「患者の主訴」を少しでも改善したかを、まず第一に考察する。摂食・嚥下障害では「食べたい」という患者の欲求に直結しやすく**誤嚥**という高いリスクを有するため、効果判定は慎重に行う必要がある。重度の場合は代償嚥下や食物形態の工夫など介護者に対する指導までしっかり行えたか確認する。

## Case Study

### ケース概要

症例A、60歳代後半、男性。飲み込みにくさ、ろれつ困難、歩行困難を主訴に受診。CT検査にて脳幹出血と診断され入院となった。入院時意識はJCS Ⅱ-10、構音障害、右片麻痺を認めた。

第3病日より理学療法、作業療法、言語療法を開始。基本的移動動作は第14病日には端座位保持が可能となり、第21病日には右側への偏倚を伴いながらも立位保持が可能となった。誤嚥が多く呼吸理学療法も同時に施行した。摂食・嚥下機能は、第6病日に行ったVEの結果、30°仰臥位で頸部前屈位にすると食物の咽頭残留を認めず同姿勢での直接的嚥下訓練を進めた。姿勢保持能力が改善するのに伴いスムーズに嚥下が可能となり、21病日にはミキサー食で食事を行っていた。

### 理学療法の流れ

**1st Step** 医師からの指示箋

合併症がないことを確認。

(次頁へ続く)

### 2nd Step 問診

意識レベルは徐々に改善。立位は可能だが偏倚を伴い，監視がないと転倒する危険性がある。

### 3rd Step 理学療法評価

RSSTは30秒間に2回，MWSTは段階4，食物テストは段階4，頸部聴診では咽頭残留の疑いは認めなかった。端座位保持は可能だが右方偏倚を認め，頸部は軽度伸展位で伸展筋群の過緊張を認めた。仰臥位における頭部挙上位保持は困難であった。

### 4th Step 理学療法プログラムの立案

端座位の正中位保持を目的にリラクセーションから開始し，徐々に歩行量を増大させる。食事中は誤嚥に注意し，徴候があれば呼吸理学療法を加える。

### 5th Step 理学療法

頸部リラクセーションを行い，座位姿勢を正中位として食事に臨めるように準備をした。頭部挙上訓練として仰臥位にて頭部挙上位保持を行い，徐々に回数を増やした。歩行は初期には歩行器を利用したが徐々に独歩可能となった。

### 6th Step 再評価および考察

3週間（42病日）には常食摂取が可能となった。

#### 症例報告のポイント

摂食・嚥下障害に対しては各病院によってさまざまな職種でチームを組んで対応していることが多い[13]。嚥下チームからの情報をどれだけ得られたか，患者の個別性にどう対応したかを報告できるように努力する。

---

■参考文献

1) 細田多穂：中枢神経障害理学療法学テキスト，p.169-175, 南江堂, 2008.
2) 聖霊三方原病院嚥下チーム：嚥下障害ポケットマニュアル 第2版, 医歯薬出版, 2003.
3) 小口和代 ほか：機能的嚥下障害スクリーニングテスト「反復唾液のみテスト」(the Repeptive Saliva Swallowing Test：RSST) の検討, (1)正常値の検討, リハ医学, 37: 375-382, 2000.
4) 小口和代 ほか：機能的嚥下障害スクリーニングテスト「反復唾液のみテスト」(the Repeptive Saliva Swallowing Test：RSST) の検討, (2)妥当性の検討, リハ医学, 37: 383-388, 2000.
5) 才藤栄一：平成13年度厚生科学研究補助金(長寿科学研究事業),「摂食・嚥下障害の治療・対応に関する統合的研究」総括研究報告書, p.1-17, 2002.
6) Stambolis V, et al：The effects of cervical bracing upon swallowing in young, normal, healthy, volunteers. Dysphagia, 18: 39-45, 2003.
7) Morishima N, et al：The influences of Halo-vest fixation and cervical hyperextension on swallowing in healthy volunteers. Spine, 30(7): 179-182, 2005.
8) 吉田 剛：脳血管障害による摂食・嚥下障害の評価と理学療法, PTジャーナル, 38(4): 259-268, 2004.
9) 藤島一郎：脳卒中の摂食・嚥下障害 第2版, 医歯薬出版, 1998.
10) 朝井正治 ほか：嚥下障害に対する理学療法の現状と今後の展望. 理学療法, 23(8): 1111-1116, 2006.
11) Shaker R, et al：Augmentation of degulutitive upper esophageal sphincter opening in the elderly by exercise. Am J Physol, 272: 1518-1522, 1997.
12) Logemann JA：摂食・嚥下障害 第2版, p.167-170, 医歯薬出版, 1998.
13) 橋本洋一郎 ほか：脳卒中急性期治療とリハビリテーション, p.220-223, 南江堂, 2007.

〈森嶋直人〉

# II 臨床実習実技編／その他の疾患・障害

# 排尿障害

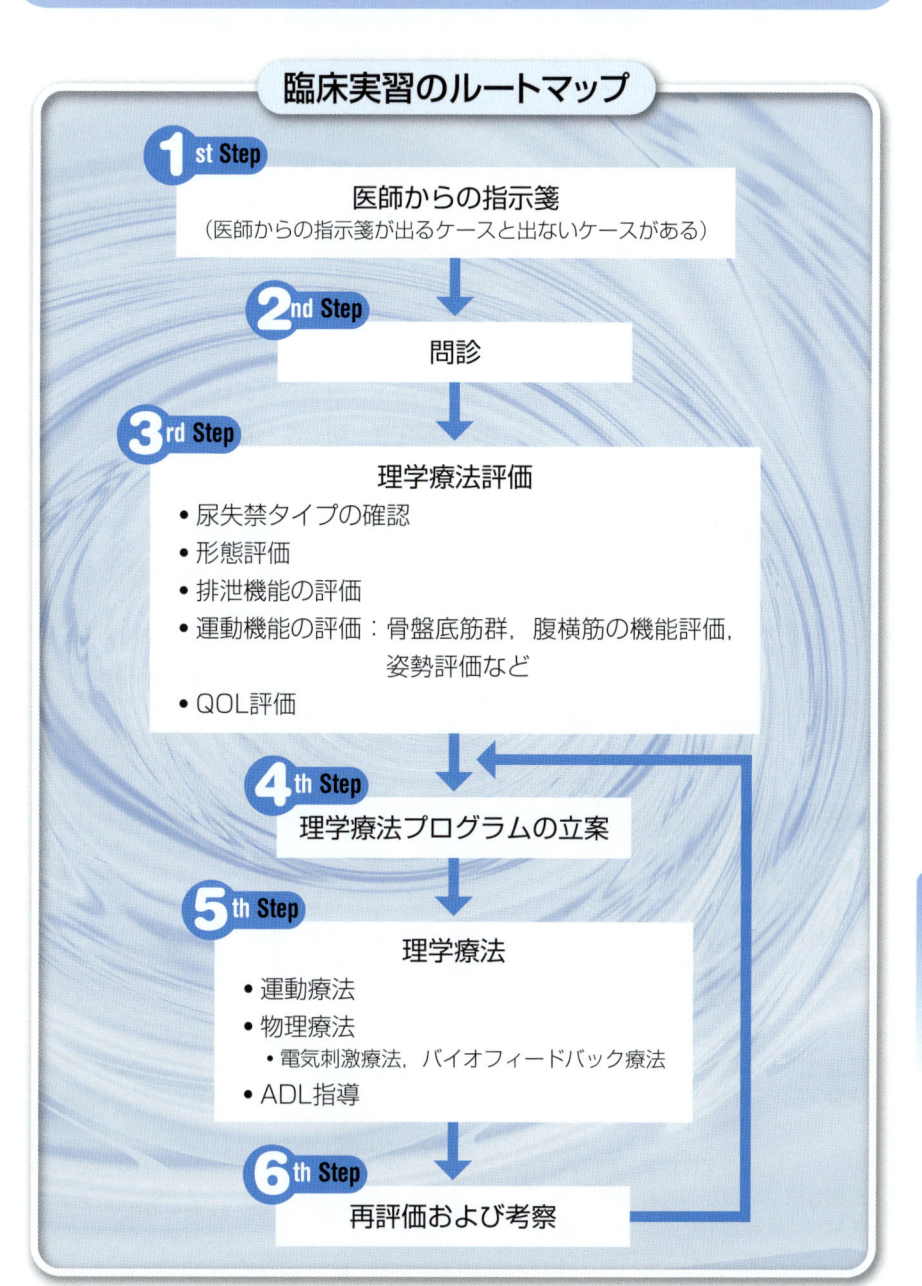

## 臨床実習のルートマップ

**1st Step**
医師からの指示箋
（医師からの指示箋が出るケースと出ないケースがある）

**2nd Step**
問診

**3rd Step**
理学療法評価
- 尿失禁タイプの確認
- 形態評価
- 排泄機能の評価
- 運動機能の評価：骨盤底筋群，腹横筋の機能評価，姿勢評価など
- QOL評価

**4th Step**
理学療法プログラムの立案

**5th Step**
理学療法
- 運動療法
- 物理療法
  - 電気刺激療法，バイオフィードバック療法
- ADL指導

**6th Step**
再評価および考察

## Introduction 尿失禁とは

尿失禁の正確な罹患率はまだ不明であるが，1993年時点で高齢者の尿失禁では一般に在宅者の10％，病院・老人施設入所者の50％になんらかの尿失禁が認められると報告されている。また健康な女性における尿失禁罹患率は10～46％と報告されており，なかでも腹圧性尿失禁が多く，年齢が高くなるにつれて切迫性尿失禁の頻度が多くなり，腹圧性尿失禁と切迫性尿失禁の両方の症状を有する混合性尿失禁は20％程度に認められる。

尿意切迫感を主症状とし，頻尿，夜間頻尿や，切迫性尿失禁を伴うこともある症状を過活動膀胱と定義している(国際禁制学会(ICS：International Continence Society)に基づく)。

下記が尿失禁のタイプと原因である(表1)。このタイプと症状は是非覚えておこう。

この尿失禁のタイプのうち，骨盤底筋群に対する積極的な理学療法が行われるのは**腹圧性・切迫性・混合性尿失禁**である。

### 表1 尿失禁のタイプ

| タイプ | 症状 | 原因（基礎疾患） | 対処方法 |
|---|---|---|---|
| 腹圧性尿失禁 | せき・くしゃみなどの腹圧がかかったときに尿が漏れる | 加齢，妊娠，分娩，骨盤内手術，萎縮性尿道炎(閉経後のエストロゲン低下による) | ●骨盤底筋群エクササイズ<br>●外科的治療 |
| 切迫性尿失禁 | 切迫感を伴ってトイレに行くが間に合わずに尿が漏れる | 脳血管障害，パーキンソン病，膀胱や尿道の炎症，尿路感染 | ●薬物療法<br>●膀胱訓練<br>●骨盤底筋群エクササイズ |
| 混合性尿失禁 | 腹圧性と切迫性尿失禁の両者の症状 | 腹圧性と切迫性尿失禁の両者の原因 | 腹圧性と切迫性尿失禁の両者の対処方法 |
| 溢流性尿失禁 | 尿排出障害により多量の残尿が生じて，膀胱内の尿があふれて少しずつ漏れる | 下部尿路閉塞：前立腺肥大症，尿道狭窄，末梢神経障害：糖尿病，骨盤内手術(直腸癌，子宮癌)や腰椎椎間板ヘルニア | 原因となっている基礎疾患そのものの治療 |
| 機能性尿失禁 | 身体機能障害や認知症の問題により，トイレにたどり着けずに尿が漏れる | 認知症や歩行障害 | ●認知症へのケア<br>●歩行能力の改善 |
| 反射性尿失禁 | 尿意を伴わず，膀胱内に尿が溜まると膀胱収縮反射が不随意に引き起こされ，尿が漏れる | 高位脊髄損傷 | ●間欠導尿 |

## 1st Step 医師からの指示箋

本症状は疾患名でなく症状であるため医師より指示箋が出ないケースがほとんどである。理学療法の指示箋(処方箋)が出た，もしくは担当患者に尿失禁症状が認められた場合は，まず担当の医師・看護師より情報収集する(表2)。尿失禁の症状や既往歴，内服状況を事前に確認しておくとよい。

#### 表2 情報収集

①病歴
②画像所見　　：膀胱造影，鎖膀胱造影
③尿流動態検査：(a)膀胱内圧測定(膀胱容量や蓄尿期の膀胱不随意収縮(排尿筋過活動)についての評価)
　　　　　　　(b)尿道内圧測定(腹圧性尿失禁における括約筋緊張の評価)
　　　　　　　(c)Abdominal Leak Point Pressure：ALPP(膀胱充満時に腹圧を加え，尿漏出が起こるときの最も低い膀胱内圧を測定する。女性腹圧性尿失禁において，尿道過可動と内因性括約筋不全の鑑別に用いられる)
　　　　　　　→ ALPP<60cmH$_2$Oでは内因性括約筋不全，
　　　　　　　　ALPP>90cmH$_2$Oでは尿道過可動が疑われる。
④内服状況
　利尿薬，睡眠薬などの服用の有無。
⑤趣向
　喫煙習慣について：喫煙歴のある方は尿失禁のリスクが高くなる傾向がある。

## 2nd Step 問診

問診で確認する内容は下記の通り。

- 尿失禁歴や治療歴：いつから尿失禁があるのか？ これまでに治療経験はあるか？
- 尿失禁症状　　　：どんなときにどの程度の尿失禁を呈してしまうのか？
- 出産歴　　　　　：20～30歳代で出産を契機に症状が出現したと考えられる場合は出産回数と出産方法(経膣分娩/帝王切開)など，出産時の状況を確認する。
- パッドの使用の有無
- ライフスタイル　：職業，立ちっぱなしの仕事なのか，座っていることが多いのか。

**診療のヒント**

出産回数が3回以上では尿失禁のリスクが高くなる。遷延分娩(初産で30時間以上，経産で15時間以上)であった場合，長時間陰部神経が圧迫され，尿失禁のリスクが高くなる。

## 3rd Step 理学療法評価

現病歴，尿失禁歴，問診，排尿日誌より症例がどのタイプの尿失禁を呈しているのか確認する。さらに排泄状態の評価と骨盤底筋群の筋機能を含めた運動機能評価を実施する。

### ◎形態評価

内臓脂肪型肥満は腹圧性尿失禁の原因の1つとして考えられる。よって身長，体重，体脂肪率，Body Mass Index（BMI），ウエスト・ヒップ比を測定することにより肥満の程度を把握する。

BMI＝体重（kg）÷身長（m）²
ウエスト・ヒップ比＝ウエスト値÷ヒップ値

### ◎排尿日誌

排尿時刻，1回排尿量，排尿回数，1日排尿量，失禁回数などを患者自身により記録させるものである。3日～1週間記録させるとより再現性がある。切迫性尿失禁患者では1回排尿量は少なく，1日の排尿回数が多い。腹圧性尿失禁患者でも失禁を恐れて，早めにトイレに行く傾向があるので，排尿回数が増加する場合がある。

### ◎運動機能評価

骨盤底筋群の評価では，静的な位置を確認したうえで，インナーユニットとしての呼吸パターン評価，骨盤底筋群の随意収縮の評価，腹圧上昇課題時の腹壁および骨盤底筋群の評価を行う。また尿失禁患者は不良姿勢の影響により腹腔内圧のコントロールができず，尿失禁を呈してしまったり，腰痛や骨盤帯疼痛などの運動器の問題を同時に呈していることも多いので，姿勢や腰部―骨盤―股関節の運動機能評価も必ず実施する。

- **骨盤底筋群の筋機能**

①骨盤底部の静的評価
：側臥位にて坐骨結節を結ぶラインと会陰腱中心を確認する。健常例では会陰腱中心は坐骨結節ラインよりも1～2cm頭側に位置する。

②骨盤底筋群の運動機能
：背臥位もしくは側臥位にて会陰腱中心を触診し，骨盤底筋群収縮時の腱中心の運動方向を評価する。尿失禁症例は骨盤底筋群の随意収縮時に会陰腱中心が頭側方向に挙上せず，逆に外側方向に押し出そうとする症例もいる。また最近では超音波画像診断装置を用いた評価も実施されている。腹

---

**スーパーバイザーの目**

- 骨盤底筋群の触診は非常にデリケートな部分の触診である。
- 触診する際は，なぜその評価を行う必要があるのか十分に説明し同意を得る必要がある。
- 尿失禁だけを呈している症例は少なく，同時に運動器の問題や，体幹機能不全を呈していることが多い。排泄機能だけでなく，運動機能も含めた総合的な評価を行う。

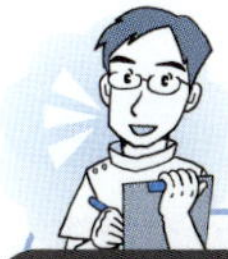

横筋も骨盤底筋群の共同筋であり，腹横筋の選択的収縮の可否を評価することも重要である。

- **腹圧上昇課題時の腹壁および骨盤底部の評価**

会陰腱中心を触診したまま，咳や下肢の挙上などによる腹圧上昇課題を実施し，会陰腱中心の動きを評価する。

◎QOL評価

尿失禁患者に対してよく用いられるQOL評価として，Incontinence Impact Questionnaire（IIQ），Incontinence Quality of Life（I-QOL），King's Health Questionnaire（KHQ）があり，日本語版も作成されている。また国際共通の尿失禁症状・QOL評価質問票として，ICIQ-SF（International Consultation on Incontinence Questionnaire-Short Form）が作成され，日本語版も発表されている。

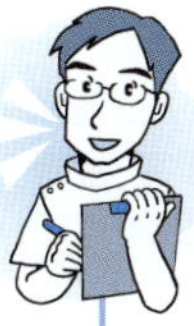

> **スーパーバイザーの目**
> 尿失禁を呈してしまう動作の評価は必ず行うこと。

> **スーパーバイザーの目**
> 骨盤底筋群の収縮の支持をする際，ある肢位でできなくても他の肢位で収縮を意識してできることもある。肢位の変更や口頭指示の変更（尿を止めるように，膣を引き上げるように，ペニスを上に上げるようになど），骨盤安定化のサポートなどを行い，随意収縮ができるかを確認する。

## 4th Step 理学療法プログラムの立案

理学療法評価に基づき，理学療法プログラムを立てる。まず骨盤底筋群および腹横筋を含めたインナーユニットの機能向上，さらに動的な体幹の安定化を図り，遅筋に対するアプローチだけでなく速筋に対するアプローチを段階的に行っていく。同時にADLにおける体の使い方を指導していく。

**図1 理学療法プログラムの流れ**

1. 骨盤調整
2. リラクセーション，ストレッチなど
3. 正しい呼吸パターンの習得
4. 選択的な骨盤底筋群，腹横筋の収縮と弛緩 ─┐
5. 腰椎-骨盤帯制御エクササイズ ─────────┴ 遅筋に対するアプローチ
6. ダイナミックスタビリティーエクササイズ ─┐
7. 機能的な骨盤底筋群のエクササイズ ──────┴ 速筋に対するアプローチ

## 5th Step 理学療法

理学療法として，**電気刺激療法，バイオフィードバック療法などの物理療法**と**運動療法**があげられる（表3）。電気刺激療法に関しては効果と禁忌を十分理解したうえで実施する。また電気刺激療法およびバイオフィードバック療法に関しては，電極の装着部位が会陰部であり，侵襲的であるため，十分な治療説明を実施し同意を得たうえで行う必要がある。

### 表3 尿失禁に対する治療法

| 治療名 | 方法 | 効果 | 禁忌 |
| --- | --- | --- | --- |
| 運動療法 | 骨盤底筋エクササイズ | 腹圧性・切迫性。混合性尿失禁に有用 | |
| 電気刺激療法 | 経膣式，経直腸式，表面電極型の装置を用いて肛門挙筋，外尿道括約筋，肛門括約筋の収縮を図る | 腹圧性および切迫性尿失禁に有用 | ペースメーカー，癌，脳腫瘍，または脊髄腫瘍，悪性リンパ種，尿路感染中の患者，妊娠中の女性 |
| バイオフィードバック療法 | 経膣プローブまたは表面電極を用いて患者に筋収縮を視覚的に確認させながら骨盤底筋エクササイズを実施する | 腹圧性・切迫性。混合性尿失禁に有用 | |

尿失禁症例は立ち上がり，しゃがみ動作，子供の抱き上げ，歩行，階段昇降，など具体的な動作時に体幹をニュートラルに保持できず，腰椎の屈曲および骨盤後傾位にて対応するため骨盤底部にストレスがかかってしまう症例が多い。動作時には腹圧上昇前に骨盤底筋群をはじめとするインナーユニットの収縮を意識的に行うように指導する。またインナーユニットの収縮により体幹をニュートラルに保ち，股関節をより機能的に使用していくように動作の指導も行う（図2）。咳や鼻をかむなどの動作の際は動作時の腹部の動きを確認しながら指導を行っていく。排尿・排便の際には絶対にいきまないように指導を行う。正しい排便を行うためには，排便時には体を十分に前傾し，腹部は緩める。そして骨盤底部では恥骨直腸筋を緩め肛門直腸角を鈍角にすることで，いきまずに排便を促すように指導する（図3）。

**図2** 日常生活動作の指導

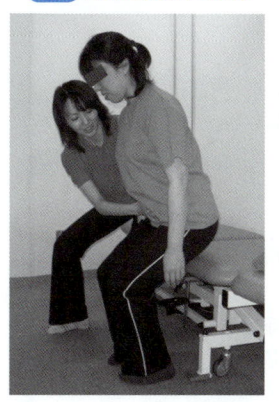

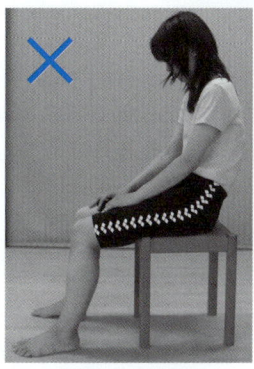

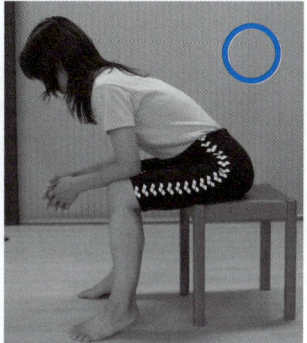

**図3** 排便姿勢

①誤った排便姿勢　　　②適切な排便姿勢

## 6th Step　再評価および再考

　実施した理学療法を振り返り，「2nd Step 問診」で確認した排泄障害症状：尿失禁症状（尿失禁の頻度，尿失禁量など），尿意切迫，頻尿が改善してきているのかを確認する。症状の改善が確認できなかった場合，その原因をプログラム立案段階に戻り考察する。

　尿失禁症例では，骨盤底筋群を正しく収縮させることができず，いきみ動作を行っていることもあり骨盤底筋群が下がってくることもある。また実際に尿失禁を呈す動作時の体の使い方，コアの使い方を確認し，再指導する。

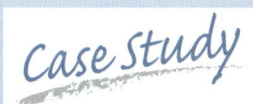

## Case Study

### ケース概要
　症例A，30歳代後半，女性。主婦。妊娠・出産を契機にくしゃみや咳で尿漏れおよび臓器下垂傾向の症状を呈するようになった。

### 理学療法の流れ
**1st Step　医師からの指示箋**
　指示箋に特に排尿障害に関する記載なし。

**2nd Step　問診**
　○年，第1子出産。自然分娩。4カ月目より尿漏れ（+），後期に向けて悪化。産後尿漏れ（−）。

（次頁へ続く）

○年，第2子出産．自然分娩．3～4カ月ごろより咳による尿漏れ（＋），後期に向けて悪化．産後も尿漏れ継続する．尿パッドの使用はなし．

第1子妊娠時より，左仙腸関節の疼痛（＋）．

### 3rd Step 理学療法評価

- 尿失禁のタイプ　　　　：腹圧性尿失禁．
- 骨盤底筋群の筋機能低下：静的状況下にて会陰部の低下あり．骨盤底筋群の随意収縮不良．
- 腹圧上昇課題時のコアコントロール不良：会陰部は下降．
- スクワット，左片足立ち，前屈時の左仙腸関節の不安定性（＋），腰部－骨盤をニュートラルに保持できず．
- 股関節可動性低下（＋），ハムストリングス硬さ（＋），右外腹斜筋の硬さ（＋），左内腹斜筋の硬さ（＋）
- キング健康調査票　　　：全般的健康感 75／生活への影響 33／仕事・家事への制限 33／重症度評価 7／その他の項目は0．

### 4th Step 理学療法プログラムの立案

筋のアンバランスを呈している体幹およびハムストリングスのリリースを実施し，骨盤底筋群の選択的収縮のトレーニングを実施する．はじめは超音波画像診断装置を用いてバイオフィードバックを行いながらトレーニングを実施する．自宅でのエクササイズとして股関節ストレッチと骨盤底筋群エクササイズを指導する（20回程度の随意収縮を1日2～3セット）．

### 5th Step 理学療法

骨盤底筋群の随意収縮のコントロールが可能になってきたら，骨盤底筋群の収縮を維持したうえで背臥位にて下肢の挙上運動を実施．動作時にも骨盤底部が下降しないかどうかをチェックしながら運動を実施した．

### 6th Step 再評価および考察

骨盤底筋群の随意収縮の意識もできるようになり，尿漏れも軽減．左仙腸関節痛は消失した．一方で，布団の上げ下ろしなどの重いものを持つ動作の後に膀胱が下がる感覚が残存した．

スクワット時の骨盤の後傾が早くに生じ，腰部－骨盤コントロール不良．ADL再指導を実施した．自宅でのエクササイズは骨盤底筋群の収縮に下肢の挙上運動（股関節・膝関節屈曲位）を組み込んだものへと変更した．

### 症例報告のポイント

尿失禁症状の経過を十分把握する．

理学療法評価では骨盤底筋群の筋機能だけでなく，腹圧上昇課題時のコアのコントロール状況，尿失禁を生じる動作時の体の使い方を評価して理学療法につなげる必要がある．骨盤底筋群の筋機能は改善しても尿失禁が継続する場合は，ADLの再確認と指導が必要である．

〈田舎中真由美〉

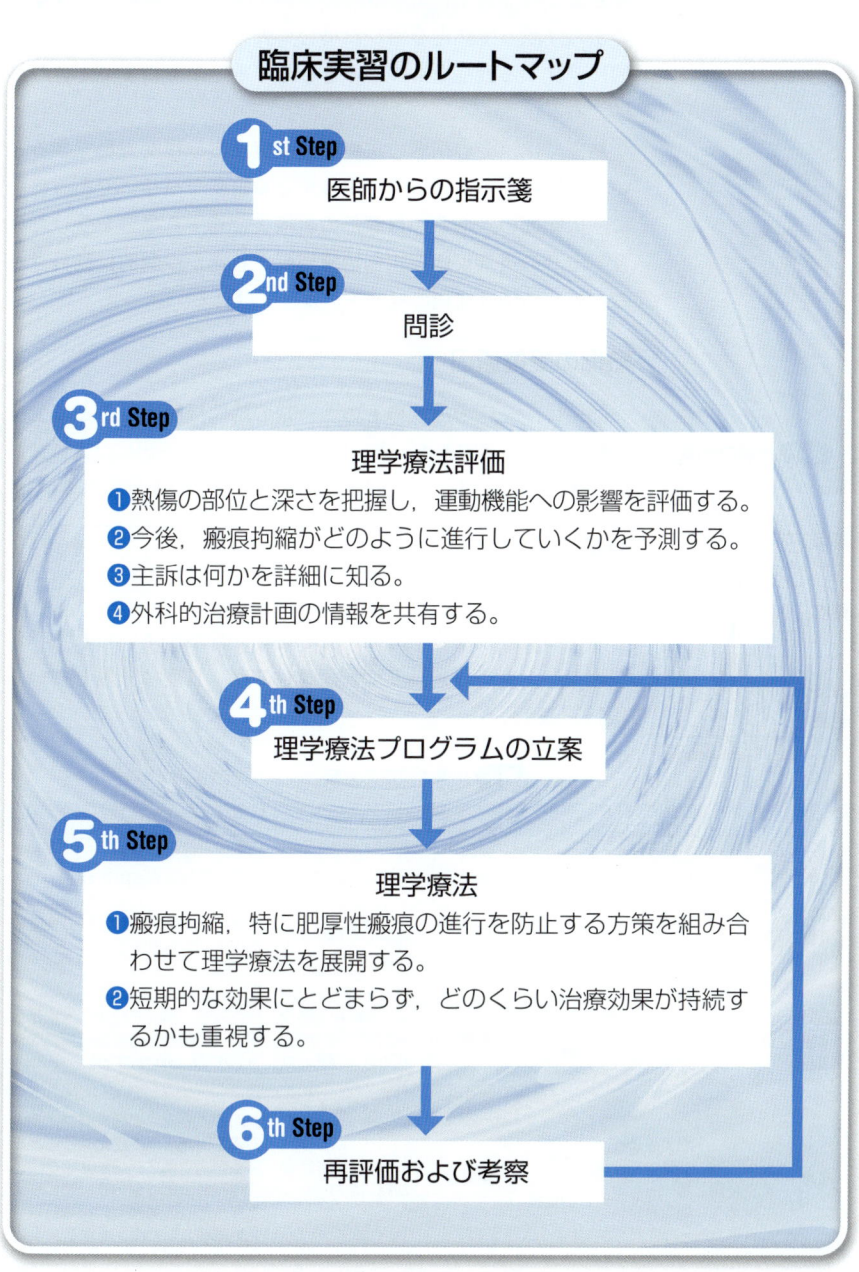

# II 臨床実習実技編／その他の疾患・障害

## 熱傷

### 臨床実習のルートマップ

**1st Step** 医師からの指示箋

**2nd Step** 問診

**3rd Step** 理学療法評価
① 熱傷の部位と深さを把握し，運動機能への影響を評価する。
② 今後，瘢痕拘縮がどのように進行していくかを予測する。
③ 主訴は何かを詳細に知る。
④ 外科的治療計画の情報を共有する。

**4th Step** 理学療法プログラムの立案

**5th Step** 理学療法
① 瘢痕拘縮，特に肥厚性瘢痕の進行を防止する方策を組み合わせて理学療法を展開する。
② 短期的な効果にとどまらず，どのくらい治療効果が持続するかも重視する。

**6th Step** 再評価および考察

## Introduction 熱傷とは

　熱傷は，狭義には物理的な熱作用による皮膚の損傷を，また広義には化学薬品，電撃による熱傷，放射線による損傷など，さまざまな外的因子による皮膚の損傷をさす。日焼けのようなものから，誤って熱湯を浴びた場合，火災や爆発事故など，日常的に経験する軽症なものからきわめて重症のものまでを含む外傷である。

　熱傷には，その病態の重症度を数値である程度表現できるという特徴がある。一方で，生体を守る重要なバリアである皮膚に，広範囲の，あるいは深部の組織まで達する損傷を受けた場合，全身の炎症反応と創傷治癒機転が急速かつ劇的に動員されるため，熱傷は究極の侵襲モデルとよばれる。

## 熱傷の受傷原因

　熱傷は，一定の温度のものと一定の時間接触することで受ける熱ないし化学的エネルギーにより発生する。原因には火災，高温液体，高温気体，高温固体，化学物質などがあげられる。

## 熱傷の重症度

### ◎深度

　熱傷の重症度を表すため，深さを示す分類が用いられる。わが国ではⅠ度，浅達性Ⅱ度，深達性Ⅱ度，Ⅲ度に分類している（図1，表1）。

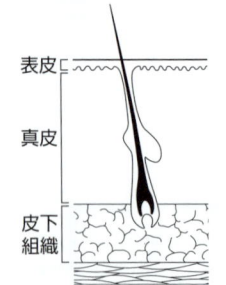

図1 皮膚の断面

表皮
真皮
皮下組織

表1 熱傷の深度の分類

| 分類 | 障害組織 | 局所所見 | 外見 | 症状 | 治癒期間 | 治癒機転 |
|---|---|---|---|---|---|---|
| Ⅰ度 | 表皮 | 血管拡張充血 軽度浮腫 | 発赤 紅斑 | 疼痛 熱感 | 数日で瘢痕を形成せずに治癒する。 | 基底層の増殖による。放置しても自然治癒する。 |
| 浅達性Ⅱ度（ⅡS） | 真皮 | 血管透過性の亢進 | 水泡底が発赤 | 強い疼痛 灼熱感 | 1～2週間。軽度の瘢痕や色素脱失。 | 毛嚢・皮脂腺・汗腺細胞の表皮細胞化により治癒する。 |
| 深達性Ⅱ度（ⅡD） | 真皮 | 血漿の血管外漏出 浮腫・水泡 | 水泡底が蒼白 | 知覚鈍麻 | 瘢痕形成を伴い3～4週間程度の治癒期間が必要で，感染などがあれば遷延する。 | 残存汗管・周囲表皮から上皮化が起こり，瘢痕の肥厚化・拘縮を伴って次第に創閉鎖する。 |
| Ⅲ度 | 皮下組織 真皮全層 | 血管破壊 血管内血球破壊 血流途絶 | 壊死 白色，羊皮紙様 | 無痛性 | 数週間でも創閉鎖が見込めない。 | 創部の収縮と，周囲皮膚が潰瘍面の肉芽組織上へ上皮化することによる創閉鎖機序が作動するが，迅速な自然治癒は望めず，特に感染を伴ったり広範囲である場合は壊死組織除去術と植皮術を要する。 |

## ◎熱傷受傷面積（TBSA）

熱傷の受傷範囲を体表面積にしたがって示すもので，大きく身体部位別に迅速に計算するためには**9の法則**が用いられる。より詳細な面積の計算や小さな面積が点在するような場合には，**手掌法**（＝自分の手の面積が自分の体表面積の1％に相当する）を用いて計算する（図2）。

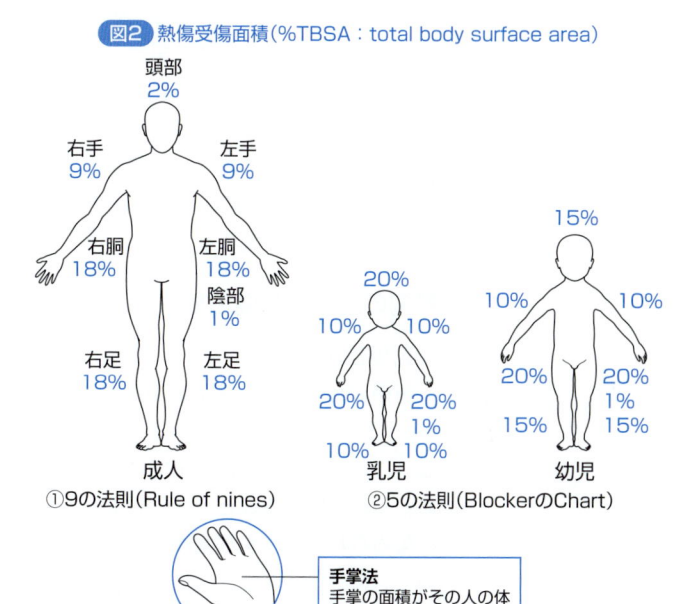

**図2** 熱傷受傷面積（%TBSA：total body surface area）

頭部 2%
右手 9%　左手 9%
右胴 18%　左胴 18%
陰部 1%
右足 18%　左足 18%
成人
①9の法則（Rule of nines）

乳児
20%
10% 10%
20% 20%
1%
10% 10%

幼児
15%
10% 10%
20% 20%
1%
15% 15%

②5の法則（BlockerのChart）

**手掌法**
手掌の面積がその人の体表面積の1％に相当するとして見積もる方法

## ◎熱傷指数（BI：burn index）

BI＝Ⅲ度熱傷面積＋1/2（Ⅱ度熱傷面積）で表される熱傷受傷面積と深度の分類を組み合わせた重症度の指標であり，Ⅲ度熱傷面積にⅡ度熱傷面積の1/2を加えた値で表す。重症度すなわち生命予後を予測する指標である。

## ◎熱傷予後指数（PBI：prognostic burn index）

PBI＝Ⅲ度熱傷面積＋1/2（Ⅱ度熱傷面積年齢）＋年齢で表される。熱傷指数に年齢を加えたもので，わが国では生命予後の判定指標に用いられている。

## ◎特殊な熱傷

TBSAやBI，PBIの値そのものは熱傷の部位を表さないが，生命予後や機能予後に影響する熱傷には特に留意する必要がある。

- 手

特に手背は手掌面に比べて皮下の脂肪や筋層が薄く，伸筋腱

や骨関節が熱による直接損傷を受けやすいこと，intrinsicマイナス肢位での瘢痕拘縮が生じやすいことから，他の部位に比べて，受傷面積は小さくても機能予後に与える影響が大きい。また，指動脈は終末動脈であるため，末梢循環が障害されると壊死に陥り，切断を余儀なくされる場合も他の部位に比べて多い。

- **気道熱傷(inhalation injury)**

高温のガスを吸入することで生じる気道の損傷であり，酸素と二酸化炭素のガス交換を阻害し，生命予後に影響する。体表面積以外に注意深く評価することが必要な病態である。

受傷機転や発生時の状況，また顔面熱傷に併発することが多いことから，鼻毛の焦げや口腔鼻腔に煤を認める場合，動脈血中の一酸化炭素ヘモグロビン(COHb)濃度が高い場合には積極的な呼吸管理が必要となる。

## 熱傷の治療と創傷治癒

### ◎創傷治癒の機序

創傷の治癒は，局所に出血が起こることから始まる。したがって，血流のない部位では，創傷治癒機転そのものが作用しないことになる。出血部位では，最初に血小板が凝集により止血と死腔を埋めることでスタートし，貪食細胞の活動により呼び集められる線維芽細胞などが肉芽を形成して欠損部を埋めていく。肉芽組織が強度を増して瘢痕となるため，深達性熱傷部位の創傷治癒は瘢痕化なくして行われない。

### ◎壊死組織の除去と植皮術

Ⅲ度熱傷ないしⅡD度熱傷の部位には血流が途絶し，創傷治癒機転が作動しないのみでなく，容易に感染を生じ，菌血症や敗血症，壊死組織由来の尿毒症を発生する。したがって，壊死組織は速やかに除去することが，また壊死組織を除去した部位の感染と体液の喪失を防止し上皮化を促すため，植皮術を行う必要がある。早期にこれらの手術によって創閉鎖を行うことで，重症熱傷の救命率が著しく改善している。

### ◎瘢痕拘縮

深達性の創傷において，その治癒は瘢痕形成つまり拘縮なくしては成立しない。つまり，創傷治癒に伴う瘢痕形成による軟部組織の拘縮発生は不可避であるが，ROMへの影響は最低限にとどめる必要がある。さらに肥厚性に進行する瘢痕(肥厚性瘢痕，ケロイド)が原因となって進行する関節拘縮および変形は非常に大きな問題点となるため，理学療法の大きな治療目標となる。

## 1st Step 医師からの指示箋

理学療法の適応は，瘢痕拘縮への対応が大きな部分を占める。指示箋を受け取ったら，病歴（受傷機転，手術，急性期治療を含む）を把握する。また，受傷や手術からどのくらいの期間で理学療法が処方されているかも重要なポイントで，一般的に実習で担当するのは受傷ないし手術後ある程度経過した症例であるが，逆にこの慢性期に二次的な修正手術を要していたり，関節の二次的な強直に至っている例もありえるので注意する（表2）。

**表2 情報収集**

①病歴
- 受傷機転＝事故によるものか，自殺企図に基づくのか，小児や高齢者の場合は虐待も想定しなければならない。
- 熱傷重症度
- 手術を含む治療経過
- 切断や組織損傷の程度
- 瘢痕拘縮の部位や程度
- 気道熱傷に基づく呼吸機能障害

②熱傷部位，深さ，瘢痕治癒の程度といった，創の状態
③疼痛の部位，種類，程度
④瘢痕拘縮の部位，運動方向とROM，阻害因子
⑤感染の管理程度
⑥栄養状態
⑦精神心理的背景
⑧その他の合併症

## 2nd Step 問診

意識状態のみならず，疼痛やこわばり感の部位と程度，さらには心理面を評価するうえで重要である。

- **主訴**：疼痛に基づく可動域制限，ADL制限を中心に整理する。
- **疼痛**：部位と程度を主観的な表現も交えて評価する。

自殺念慮に基づく受傷機転の場合，特に病歴の聴取には配慮が必要であり，適宜精神科医に指示を仰ぐ必要がある。

## 3rd Step 理学療法評価

臨床実習で対象となる症例の主たる問題点は，ほとんどの場合，**瘢痕拘縮**である。したがって，ROMテストは必須であるが，

得られた角度より重要なのは，**可動域制限の原因**である．瘢痕が主たる要因の場合，瘢痕そのものに伸張性はほとんどないため，制限因子となる瘢痕はさらなる肥厚と収縮を抑制しつつ，実際には周囲の健常組織との可動性を比較し，可動域の維持改善を図るための具体的な治療計画につながる評価を行う必要がある．また，ADL能力への影響は常に考慮しなければならず，単にできる，できないの評価にとどまらず，容易にできるのか，どの程度の困難さを伴うのかも評価する必要がある．

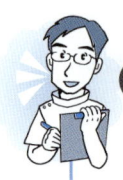

### スーパーバイザーの目

- 熱傷後瘢痕拘縮は進行性疾患である．
- 高度に癒着した瘢痕や，肥厚性瘢痕，ケロイドには手術適応も考慮する．
- 短時間のROM改善や疼痛の緩和にとどまらず，持続的な効果が得られているか，特に活動の評価を重視する．
- 受傷の背景に精神疾患が存在する場合や，受傷に伴う心理的な変化が大きい場合もある．社会背景も含めた全人的な評価が必要となる．

## 4th Step 理学療法プログラムの立案

評価に基づき，治療対象とすべき瘢痕や，維持拡大しようとするROMについての具体的な方策を立案する．特に持続的伸張が必要となり，さらに毎日日常的に継続しなければならないため，体位や姿勢，疼痛，掻痒感にも十分配慮が必要である（**図3**）．

**図3** 維持期熱傷患者の理学療法プログラムの構成

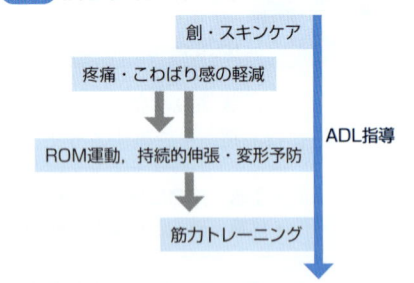

```
                       創・スキンケア
        疼痛・こわばり感の軽減
                ↓↓
        ROM運動，持続的伸張・変形予防        ADL指導
                ↓
             筋力トレーニング
```

## 5th Step 理学療法

維持期慢性期の治療は，関節拘縮の改善と瘢痕拘縮の進行阻止が主たる目的となる．理学療法プログラムは，自動ならびに他動ROM運動，装具療法，物理療法などを組み合わせて，より効果的かつ患者の負担が少ない方法論を立案する（**表3**）．

表3 維持期熱傷患者の理学療法

| 治療方法 | 方法 | 効果 | 禁忌 |
|---|---|---|---|
| 物理療法 | 温熱療法，水治療法 | 軟部組織の柔軟性改善と除痛が主な効果である。創面の洗浄のため水治療法を行う場合もある | 創面，感覚障害部位（植皮部）には要注意。骨化性筋炎発生部位（炎症期）には寒冷療法 |
| ROM運動 | 自動，他動，持続的伸張，CPM機器 | ROMの維持拡大，変形拘縮の予防，瘢痕拘縮の進行遅延化 | 強直，変形部位は適応とならない。骨化性筋炎のある場合には自動運動程度にとどめる |
| 装具・圧迫療法 | 良肢位保持用装具（スプリント），抗拘縮・変形用装具，低圧持続圧迫帯（サポーターやプレッシャーガーメント） | 変形の矯正，抗拘縮肢位を保つ，瘢痕の肥厚を抑制する | 創面ならびに局所循環の状態による |
| 筋力トレーニング | 抵抗運動 | 筋力の維持改善 | |
| ADL練習 | 生活環境に応じたバリエーションの練習 | 生活活動能力の維持改善 | 拘縮や変形を助長する動作方法は禁忌 |

## 6th Step 再評価および考察

　瘢痕や拘縮ないし変形に対する理学療法は，その部位や程度により，治療目標が異なる。「目的とした対象部位に十分な介入を行えたであろうか？」「疼痛やこわばり感，動作や姿勢の困難感は軽減したであろうか？」について考察する。

　さらに，ROM運動や持続的伸張によって得られた効果はどの程度続いているかを十分に評価し，翌日の治療につなげる必要がある。

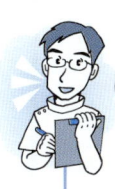

### スーパーバイザーの目

維持期熱傷患者におけるポイントは以下の通りである
- 主訴である疼痛やこわばり感，掻痒感は評価できているか。
- ROM制限因子となる瘢痕はどこか，どれか。
- 癒着している部位では徒手的な伸張は困難で，外科的治療が必要となる。
- ROMは，ADLへの貢献度で優先順位を判断する。
- 筋力を発揮する，またはトレーニングを行うためにも，ROMが獲得されていることが望ましいので，筋力の向上を図るうえでもROM拡大を図る必要がある。
- 植皮部は発汗障害や感覚障害を伴っている可能性が高い。
- 姿勢は，疼痛，掻痒感，ROM，瘢痕によるこわばりや柔軟性の低下によって生じる可能性があり，評価と指導が必要となる。
- 合併症として，骨化性筋炎（異所性化骨）も危惧する。過度なROM運動は禁忌で，局所の熱感，筋緊張の亢進や防御性収縮，血清アルカリホスファターゼ（ALP）の上昇に注意が必要である。薬物療法および外科的治療の適応となる。

# Case Study

## ケース概要
　症例A，60歳代，男性．飲酒帰宅後に入浴し，浴槽内で眠ってしまい，胸部・腹部・殿部・両下肢にⅡ度10％とⅢ度8％の熱傷を負った．家人の救急要請により救命センターに搬送，計4回の植皮術を行い，8週間で自宅に退院．受傷後4カ月の現在，熱傷創は完全に閉鎖し，救命センターへの外来通院を終了．瘢痕拘縮の改善を目的に当院に紹介．理学療法が処方された．

## 理学療法の流れ

### 1st Step　医師からの指示箋
　創が閉鎖し，また関節の強直，変形，骨化性筋炎がないことを確認．

### 2nd Step　問診
　最もROM制限が顕著なのは，右股関節の屈曲外転と，右膝の伸展で，ちょうど内側ハムストリングスに沿って形成されている瘢痕がその原因である．

### 3rd Step　理学療法評価
　股関節屈曲80°，外転20°，膝関節伸展−15°で，しゃがみ動作や立ち上がり動作が困難で，円背となり，機能的脚長差から跛行を呈する．

### 4th Step　理学療法プログラムの立案
　瘢痕は起床時に最も固くこわばる感じが強く，周辺の皮膚も伸張すると疼痛を伴う．

### 5th Step　理学療法
　温熱療法とストレッチ，柔軟体操，歩行練習を行い，瘢痕を抑制する目的でサポーターを装着させた．

### 6th Step　再評価および考察
　約2週間の経過で，右股関節屈曲110°，外転30°，右膝関節伸展0°に至ったが，起床時のこわばり感や伸張時の疼痛は残存している．

## 症例報告のポイント
　受傷機転，熱傷の部位と程度，初期治療の内容を把握する．
　理学療法開始時の状態を，直接的な治療対象となる部分（制限されているROMとその制限因子）と，治療の妨げになるものについての情報（創が残存している，骨化性筋炎など）を列挙できるようにする．
　結果として，ADLにどのような困難を伴う制限があり，治療介入が具体的にどのような効果を期待しているのか，効果の持続時間や継時的な状態の変化を説明できるようにする．

〈木村雅彦〉

【謝辞】
　本書の中で，写真掲載にご快諾・ご協力戴きましたご本人，あるいはご家族の皆様方のご厚意に心より深謝申し上げます．

## 付録　臨床評価指標ガイド

1. Glasgow Coma Scale(GCS)とJapan Coma Scale(JCS)
2. mini-mental state examination(MMSE)
3. 関節可動域(ROM：range of motion)
4. 徒手筋力検査(MMT：manual muscle testing)
5. visual analogue scale(VAS)
6. modified Ashworth scale(MAS)
7. physiological cost index(PCI)
8. 肢長・周径
9. Borg scale(主観的運動強度)
10. functional reach(FR)
11. functional balance scale(FBS)
12. timed "Up and Go" test(TUG)
13. 最大歩行速度(MWS：maximum walking speed)
14. 6分間歩行距離(6MD：6-minute walking distance)
15. 起居・移動動作のテスト
16. 機能的自立度評価法(FIM：functional independence measure)
17. Barthel index(BI)
18. ミラニー発達テスト
19. SF-36(short form 36 item hearth survey)
20. BRS(Brunnstrom recovery stage)
21. 脊髄損傷の神経学的および機能的国際評価法(ASIA)
22. Zancolliの分類
23. Hoehn＆Yahrの分類
24. RAのStageとClass
25. 変形性関節症治療成績判定基準
26. 旧版NIH Stroke Scale(NIHSS)

## 1. Glasgow Coma Scale(GCS)とJapan Coma Scale(JCS)

GCSは世界的に使用されている意識障害を測定する尺度である．開眼(E)，言語(V)，運動(M)で表現しており，8以下を重度，13以上を軽度と大まかに表される．一方，JCSは日本で開発されたもので，別名3-3-9度方式とよばれる．

**表1 Glasgow Coma Scale(GCS)**

| Ⅰ．開眼(E：eye opening) | E |
|---|---|
| 自発的に開眼 | 4 |
| 呼びかけにより開眼 | 3 |
| 痛み刺激により開眼 | 2 |
| なし | 1 |
| Ⅱ．最良言語反応<br>（V：best verbal response) | V |
| 見当識あり | 5 |
| 混乱した会話 | 4 |
| 不適当な発語 | 3 |
| 理解不明の音声 | 2 |
| なし | 1 |
| Ⅲ．最良運動反応<br>（M：best motor response) | M |
| 命令に応じて可 | 6 |
| 疼痛部へ | 5 |
| 逃避反応として | 4 |
| 異常な屈曲運動 | 3 |
| 伸展反応（除脳姿勢） | 2 |
| なし | 1 |

正常ではE，V，Mの合計が15点，深昏睡では3点となる．

(脳卒中合同ガイドライン委員会：脳卒中治療ガイドライン2009, p.341, 協和企画, 2009. より引用)

**表2 Japan Coma Scale(JCS)**

| Ⅲ．刺激をしても覚醒しない状態(3桁の点数で表現)<br>(deep coma, coma, semicoma) |
|---|
| 300．痛み刺激にまったく反応しない |
| 200．痛み刺激で少し手足を動かしたり，顔をしかめる |
| 100．痛み刺激に対し，払いのけるような動作をする |
| **Ⅱ．刺激すると覚醒する状態(2桁の点数で表現)**<br>(stupor, lethargy, hypersomnia, somnolence, drowsiness) |
| 30．痛み刺激を加えつつ呼びかけを繰り返すと，かろうじて開眼する |
| 20．大きな声または体を揺さぶることにより開眼する |
| 10．普通の呼びかけで容易に開眼する |
| **Ⅰ．刺激しないでも覚醒している状態(1桁の点数で表現)**<br>(delirium, confusion, senselessness) |
| 3．自分の名前，生年月日が言えない |
| 2．見当識障害がある |
| 1．意識清明とは言えない |

R：restlessness(不穏)，I：incontinence(失禁)，A：apallic stateまたはakinetic mutism
例えば，「30R」または「30 不穏」とか，「20I」または「20 失禁」として表す．

(太田富雄 ほか：急性期意識障害の新しいgradingとその表現法(いわゆる3-3-9度方式)．第3回脳卒中の外科研究会講演集, p.61-69, 1975. より引用)

## 2. mini-mental state examination(MMSE)

　見当識や注意など，全般的な脳機能のスクリーニング検査法として世界的に利用されている。11項目30点満点の23点をカットオフポイントとし，減点項目を参考として適切な検査が選択される。

**表3** mini-mental state examination(MMSE)

| | 質問内容 | 回答 | 得点 |
|---|---|---|---|
| 1(5点) | 今年は何年ですか。 | 年 | |
| | 今の季節は何ですか。 | | |
| | 今日は何曜日ですか。 | 曜日 | |
| | 今日は何月何日ですか。 | 月 | |
| | | 日 | |
| 2(5点) | ここは何県ですか。 | 県 | |
| | ここは何市ですか。 | 市 | |
| | ここは何病院ですか。 | | |
| | ここは何階ですか。 | 階 | |
| | ここは何地方ですか(例：関東地方)。 | | |
| 3(3点) | 物品名3個(相互に無関係)。検者は物の名前を1秒間に1個ずつ言う。その後，被験者に繰り返させる。正答1個につき1点を与える。3個すべて言うまで繰り返す(6回まで)。何回繰り返したかを記せ ＿＿＿＿回 | | |
| 4(5点) | 100から順に7を引く(5回まで)。 | | |
| 5(3点) | 設問3で提示した物品名を再度復唱させる。 | | |
| 6(2点) | (時計を見せながら)これは何ですか。<br>(鉛筆を見せながら)これは何ですか。 | | |
| 7(1点) | 次の文章を繰り返す。<br>「いいえ，もし，そして，しかし」 | | |
| 8(3点) | (3段階の命令)<br>「右手にこの紙を持ってください」<br>「それを半分に折りたたんで下さい」<br>「机の上に置いてください」 | | |
| 9(1点) | (次の文章を読んで，その指示に従って下さい)<br>「眼を閉じなさい」 | | |
| 10(1点) | (なにか文章を書いて下さい) | | |
| 11(1点) | (次の図形を書いて下さい) | | |
| | | 得点合計 | |

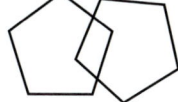

満点：30点
20点以下は認知症を疑う

(Folstein MF et al：J Psychiatry Res, 12：189-195, 1975. より引用)

## 3. 関節可動域(ROM:range of motion)

　関節の可動範囲を角度で測定し数値化したものである。測定項目は，肩甲帯，肩，肘，前腕，手，母指，手指の7項目からなる上肢と，股，膝，下腿，足，足部，母指(趾)，足指の7項目，それに頸部，胸腰部の2項目からなる体幹に顎関節や特殊な測定方法を加えて構成されている。
　測定は部位名，運動方向，基本軸，移動軸を念頭におき，測定肢位および注意点，参考可動域角度を考慮して測定する。対象となる患者の測定部位を検討し，角度計(ゴニオメーター)を用いて5°刻みで角度を読み取り表記する[1]。

## 4. 徒手筋力検査(MMT:manual muscle testing)

　MMTは，5から0の6段階からなる順序尺度で構成された判定基準にのっとり筋力を評価する方法である。MMTは単関節運動の筋力を大まかに測定する方法としてとらえるべきであり，痙縮や共同運動といった中枢神経症状を伴う場合はその判断を慎重に行わなければならない。明確な基準となりえないが，共同運動を伴わない分離運動が抵抗をかけても出現せず，目的とする関節運動が行える場合は測定する価値があるといってよい。5と4を区別して判断をする場合に用いられる抵抗には，抑止テスト(break test)が採用されている。
　MMTは信頼性について意見が分かれるところであり，その大きな要因となるものが代償運動(trick motion)の防止である。代償運動を防止するために，測定肢位と固定部位を十分に注意しなければならない。

表4　MMTの段階づけ

| グレード | 意味 | 判定基準 |
| --- | --- | --- |
| 5 | Normal | 全可動域を重力に抗して自力で動かすことが可能で，最終可動域で最大の抵抗に打ち勝つことができる。 |
| 4 | Good | 全可動域を重力に抗して自力で動かすことが可能で，最終可動域で強い抵抗に打ち勝つことができる。 |
| 3 | Fair | 全可動域を重力に抗して自力で動かすことが可能であるが，最終可動域で抵抗に打ち勝つことができない。 |
| 2 | Poor | 全可動域を重力に抗して自力で動かすことが不可能で，重力を除去することで動かすことができる。 |
| 1 | Trace | 目的とする筋収縮を確認できる。 |
| 0 | Zero | 筋収縮がない。 |

(Helen J Hislop ほか著, 津山直一 ほか訳:新・徒手筋力検査法 原著第8版, 協同医書出版社, 2008. を参考に作成)

## 5. visual analogue scale(VAS)

10cmの直線を用いて，左側をゼロ(無)，右側を最大とし，数値化しにくい主観的な要因を長さで表現する尺度である．一般的に痛みや気分などで用いられる．図1に痛みの評価の場合を示す．

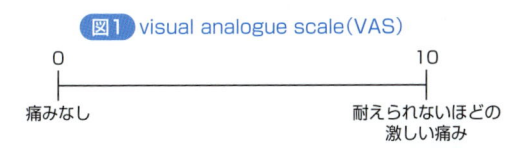

**図1** visual analogue scale(VAS)

```
0                                    10
|————————————————————————————————————|
痛みなし                         耐えられないほどの
                                  激しい痛み
```

## 6. modified Ashworth scale(MAS)

世界的に最も利用されている痙縮評価法であり，日本の脳卒中治療ガイドラインにおいてもEBMが示されている数少ない尺度である．

**表5** modified Ashworth scale(MAS)

| 0 | 筋緊張の増加なし |
|---|---|
| 1 | 軽度の筋緊張の増加あり，患部の屈曲または伸展運動をさせると，引っ掛かりとその消失，あるいは可動域の終わりに若干の抵抗がある． |
| 1+ | 軽度の筋緊張の増加あり，引っ掛かりが明らかで，可動域の1/2以下の範囲で若干の抵抗がある． |
| 2 | さらにはっきりとした筋緊張の増加がほぼ全可動域で認められるが，患部は容易に動かすことができる． |
| 3 | かなりの筋緊張の増加があり，他動運動は困難である． |
| 4 | 患部は固まっていて，屈曲あるいは伸展できない． |

(内山 靖 ほか編：臨床評価指標入門, p.61-66, 協同医書出版社, 2003. より引用)

## 7. physiological cost index(PCI)

日常生活に準じた状態で身体活動に伴う生理的なコストを測定する方法として作成されたものであり，歩行時心拍数から安静時心拍数を引いたものを歩行速度で除した値(beats/m)である．

$$PCI(beats/m) = \frac{歩行時心拍数(beats/min) - 安静時心拍数(beats/min)}{歩行速度(m/min)}$$

## 8. 肢長・周径

骨折・人工関節の術前術後や切断といった構造変化，左右差を数値で表現する疾患や障害において選択的に測定する。一般的に，上肢は座位もしくは立位，下肢は臥位でメジャーを用いて0.5cm単位で読み取る。

**表6 肢長**

| | |
|---|---|
| 上肢長 | 肩峰（外側端）から橈骨茎状突起まで |
| 上腕長 | 肩峰（外側端）から上腕骨外側上顆まで |
| 前腕長 | 上腕骨外側上顆より橈骨茎状突起まで |
| 下肢長（棘果長） | 上前腸骨棘から内果まで |
| （転子果長） | 大転子から外果まで |
| 大腿長 | 大転子から膝関節外側裂隙（もしくは大腿骨外側上顆）まで |
| 下腿長 | 膝関節外側裂隙（もしくは大腿骨外側上顆）から外果まで |

**表7 周径**

| | |
|---|---|
| 上腕周径 | 上腕中央部（上腕二頭筋最大膨隆部） |
| 最大前腕周径 | 前腕近位側の最大膨隆部。一般的に前腕周径とは最大をさす。 |
| 最小前腕周径 | 前腕遠位側の最小膨隆部。 |
| 大腿周径 | 部位を明記することが一般的である。殿溝直下大腿周径、坐骨結節部、膝関節裂隙、膝蓋骨直上などがあり、上下5cm、10cmというように測定する。 |
| 最大下腿周径 | 腓腹筋最大膨隆部 |
| 最小下腿周径 | 内果と外果直上 |

**図2 周径の計測部位**

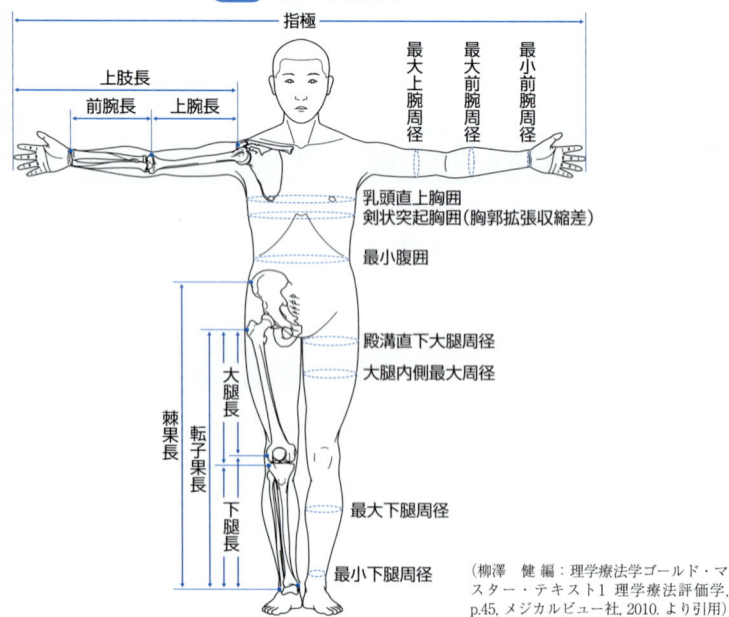

（柳澤 健 編：理学療法学ゴールド・マスター・テキスト1 理学療法評価学, p.45, メジカルビュー社, 2010. より引用）

## 9. Borg scale(主観的運動強度)

　Borg scaleは，6から20までの15段階で表現されており，要所に自覚表現が示されている(表6)。10倍がおおよその心拍数であるとされている。修正Borg scaleはvisual analogue scaleと併用して呼吸器疾患などにおける臨床利用が多い。

表8　Borg scale

| 6 | |
|---|---|
| 7 | 非常に楽 |
| 8 | |
| 9 | とても楽 |
| 10 | |
| 11 | 楽 |
| 12 | |
| 13 | いくらかきつい |
| 14 | |
| 15 | きつい |
| 16 | |
| 17 | とてもきつい |
| 18 | |
| 19 | ひじょうにきつい |
| 20 | |

表9　修正Borg scale

| 0 | まったく何も感じない |
|---|---|
| 0.5 | とてもとても軽い(ちょっと気付く程度) |
| 1 | ほんの少し |
| 2 | 少し |
| 3 | 中程度 |
| 4 | いくらかひどい |
| 5 | ひどい |
| 6 | |
| 7 | とてもひどい |
| 8 | |
| 9 | |
| 10 | 最大，もう我慢できない |

(柳澤　健 編：理学療法学ゴールド・マスター・テキスト6 内部障害系理学療法学, p.76, メジカルビュー社, 2010. より改変引用)

## 10. functional reach(FR)

　動的立位バランスの代表的な評価指標である。肩関節90°になるように上肢を前に伸ばし，そのまま足底が離れない範囲で最大限前方へリーチした長さ(cm)で表現される。基準値は，41～69歳では男性で37.8cm，女性で35.1cm，70歳以上では男性で33.5cm，女性で26.7cmとされている(基準値は，細田多穂 監：シンプル理学療法学シリーズ 理学療法評価学テキスト, 南江堂, 2010. より引用)。

## 11. functional balance scale(FBS)

　別名Berg balance scale(BBS)とよばれる。14項目で構成されており，近年転倒などとの関連が高いと報告されている。45点が複数回転倒する可能性が高くなるカットオフである。

## 表10 functional balance scale (FBS)

患者氏名（　　　　　　　　　　）　（　　歳，男・女）

| | 項目 | 指示 | 評価 | 得点 | | | |
|---|---|---|---|---|---|---|---|
| | | | 日付 | | | | |
| 1 | 椅子からの立ち上がり | 手を使わずに立ってください。 | 4：手なし　3：手を使用<br>2：数回施行後，手を使用して<br>1：最小の介助　0：中等度以上の介助 | | | | |
| 2 | 立位保持 | つかまらずに2分間立ってください。 | 4：安全　3：要監視<br>2：30秒間可<br>1：数回施行後，30秒可　0：不能 | | | | |
| 3 | 座位保持 | 腕を組んで2分間座ってください。 | 4：安全　3：要監視<br>2：30秒間可　1：10秒間可<br>0：不能 | | | | |
| 4 | 着座 | 座ってください。 | 4：手なし　3：手を使用<br>2：下腿後面を椅子に押し付ける<br>1：しゃがみ込み制御困難<br>0：要介助 | | | | |
| 5 | 移乗 | 車いす⇔ベッド間移乗。まずは肘掛けを使用，次に肘掛け使用なし。 | 4：手なし　3：手を使用<br>2：言語指示，要監視<br>1：介助者1名　0：2名以上の介助 | | | | |
| 6 | 閉眼立位保持 | 目を閉じて10秒間立っていてください。 | 4：安全　3：監視下<br>2：3秒間可　1：3秒以下<br>0：介助要 | | | | |
| 7 | 閉脚立位保持 | 足を閉じて，つかまらずに立っていてください。 | 4：1分間可　3：監視下1分間<br>2：30秒以下<br>1：閉脚立位まで要介助，15秒可<br>0：15秒不能 | | | | |
| 8 | 上肢前方到達 | 指を伸ばして前方へできる限り手を伸ばしてください。 | 4：25cm以上　3：12.5cm以上<br>2：5cm以上　1：要監視<br>0：要介助 | | | | |
| 9 | 床から物を拾う | 足の前にある靴を拾ってください。 | 4：安全　3：要監視<br>2：5cmほど届かない<br>1：拾得困難，要監視　0：要介助 | | | | |
| 10 | 左右の肩越しに後ろを振り向く | 左肩越しに後ろを振り向き，次に右を振り向いてください。 | 4：両側で可　3：片側のみ可<br>2：側方まで　1：要監視<br>0：要介助 | | | | |
| 11 | 360°回転 | 完全に1周し，止まって，反対側に回転してください。 | 4：両方向に4秒以内<br>3：一側のみ4秒以内<br>2：両側とも4秒以上<br>1：近位監視，口頭指示<br>0：要介助 | | | | |
| 12 | 段差踏み換え | 台上に交互に足を乗せ，各足を4回ずつ台に乗せてください（約20cm）。 | 4：支持なし，20秒以内に8回可<br>3：20秒以上　2：監視下で4回可<br>1：最小介助で2回以上<br>0：要介助，施行困難 | | | | |
| 13 | 片足を前に出して立位保持 | 片足を他方の足のすぐ前にまっすぐ出してください。困難なら，足の幅を広げてください。 | 4：30秒以上　3：30秒以下<br>2：わずかに足をずらし30秒以上可<br>1：足出し要介助，15秒可<br>0：困難 | | | | |
| 14 | 片脚立位保持 | つかまらずにできる限り長く片足で立ってください。 | 4：10秒以上　3：5秒以上<br>2：3秒以上　1：3秒以下<br>0：要介助，困難 | | | | |
| 合計 | | | /56 | | | | |

（内山　靖ほか編：臨床評価指標入門，p.103-108，協同医書出版社，2003．より引用）

## 12. timed "Up and Go" test(TUG)

　もともとは高齢者用に開発され，今日ではさまざまな疾患でも利用されている動的バランス評価法である．肘掛け椅子に寄りかかった状態から立ち上がり3m先に置いたポールを回って椅子に戻り，着座するまでの快適速度での時間を測定する．

　健常な高齢者であれば10秒以内で可能とされ，20秒以内であれば屋外への外出が可能，30秒以上であれば起居動作や日常生活動作にも介助を要すると報告されている．また，13.5秒をカットオフポイントして転倒との関連が報告されている[2]．

## 13. 最大歩行速度（MWS：maximum walking speed）

　患者の移動能力を速度で表現して比較する方法であり，10mを最大努力により歩行した時間を，10mという距離で除した数値(m/s)である．一般的には3m程度の予備路を両端に配置した歩行路を設定し，ストップウォッチで計測する．同時に歩数をカウントすることで歩行率を算出できる．

　MWSは年齢や下肢筋力，立位バランス，PCIなどとの関連が高いとされており，歩行評価において最もポピュラーであり，信頼性も妥当性も兼ね備えた測定方法である．また，快適歩行速度（combatable walking speed）との比較も臨床的に用いられる[3]．

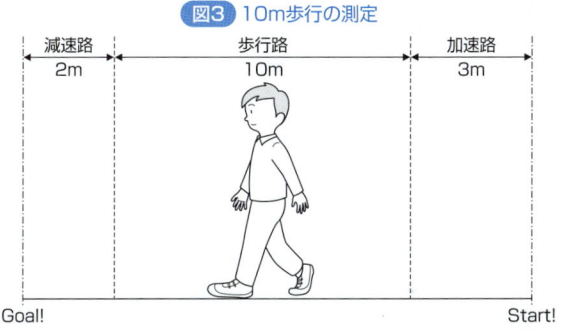

**図3** 10m歩行の測定

減速路 2m｜歩行路 10m｜加速路 3m

Goal!　　　　　　　　　　Start!

（柳澤　健編：理学療法学ゴールド・マスター・テキスト1 理学療法評価学, p.240, メジカルビュー社, 2010. より引用）

## 14. 6分間歩行距離（6MD：6-minute walking distance）

　10分以上の安静の後，6分間できるだけ長い距離を歩くように指示し，30m以上の歩行路を往復する課題で，その総歩行距離を求める方法である．30mの歩行路が設定できない場合は，可能な限り直線を多くとれるような外周を設定し行うとよい．ただし，歩行距離が測定しやすいように設定することが望ましい．

　6MDは最大酸素摂取量との相関が高いとされるため，慢性呼吸器疾患などのより具体的な歩行能力を説明する際に有益なものとなる．そのため，パルスオキシメーターを併用したり，Borgスケールを併用したりされている．6MDの標準値は文部科学省によって示されているものでは60歳代後半の男性は623m，女性は573mであり，70歳代では男性で573m，女性で527mである[4]．

## 15. 起居・移動動作のテスト

臥位から立位・歩行までどのような動きをして達成するかという要素と時間とで評価する数少ない具体化されている動作の評価である。

**図4** 起居・移動動作の検査用紙の例

患者氏名 _____　　測定日　　年　月　日
　　　　　　　　　　　　　　　　　測定者 _____

1. 背臥位からの立ち上がり

| | 1 | 2 | 3 | 4 | 5 | 平均値 |
|---|---|---|---|---|---|---|
| 所要時間(sec) | | | | | | |

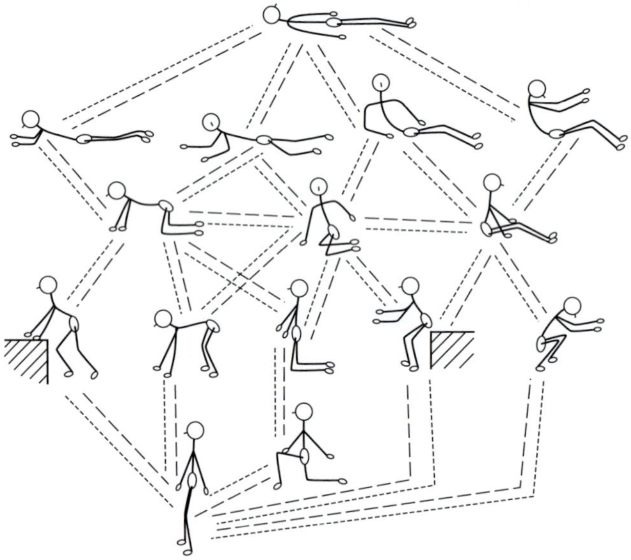

2. 階段（16cm 3段）

| | 1 | 2 | 3 | 4 | 5 | 平均値 |
|---|---|---|---|---|---|---|
| 上り所要時間(sec) | | | | | | |

手すり（＋，－）　補助具（　　　　）　交互。1段ずつ
動作パターン：

| | 1 | 2 | 3 | 4 | 5 | 平均値 |
|---|---|---|---|---|---|---|
| 下り所要時間(sec) | | | | | | |

手すり（＋，－）　補助具（　　　　）　交互。1段ずつ
動作パターン：

3. 片足立ち保持

| | 1 | 2 | 3 | 4 | 5 | 平均値 |
|---|---|---|---|---|---|---|
| 左足支持(sec) | | | | | | |
| 右足支持(sec) | | | | | | |
| 閉眼左足支持(sec) | | | | | | |
| 閉眼右足支持(sec) | | | | | | |

（次頁へ続く）

|  | 測定日 年 月 日 |
|---|---|
| 患者氏名 _____ | 測定者 _____ |

### 1. 10m移動

|  | 1 | 2 | 3 | 4 | 5 | 平均値 |
|---|---|---|---|---|---|---|
| ステップ数(歩) |  |  |  |  |  |  |
| 所要時間(sec) |  |  |  |  |  |  |

介助。補助具(車いす，松葉杖，T字杖)　その他(　　　　　　　　)
2足，3足，4足

歩　容


### 2. 10m走行

|  | 1 | 2 | 3 | 4 | 5 | 平均値 |
|---|---|---|---|---|---|---|
| ステップ数(歩) |  |  |  |  |  |  |
| 所要時間(sec) |  |  |  |  |  |  |

### 3. 3m椅子間歩行

|  | 1 | 2 | 3 | 4 | 5 | 平均値 |
|---|---|---|---|---|---|---|
| 所要時間(sec) |  |  |  |  |  |  |

動作の連合の解離　　　STD………WK………TB………SIT
動作のどこが遅いか〔問題点〕(STD，WK，TB，SIT)

### 4. 膝歩き(3m)

|  |  | 1 | 2 | 3 | 4 | 5 | 平均値 |
|---|---|---|---|---|---|---|---|
| 前 | ステップ数(歩) |  |  |  |  |  |  |
|  | 所要時間(sec) |  |  |  |  |  |  |
| 後 | ステップ数(歩) |  |  |  |  |  |  |
|  | 所要時間(sec) |  |  |  |  |  |  |

### 5. 四つ這い移動(3m)

|  | 1 | 2 | 3 | 4 | 5 | 平均値 |
|---|---|---|---|---|---|---|
| 前方所要時間(sec) |  |  |  |  |  |  |
| 後方所要時間(sec) |  |  |  |  |  |  |

四肢のコンビネーション〔Homolateral，Homologous，Reciprocal〕

(中村隆一, ほか：基礎運動学 第6版, p.310-311, 医歯薬出版, 2003. より引用)

## 16. 機能的自立度評価法（FIM：functional independence measure）

運動項目13と認知項目5つから構成されている日常生活の自立度を測定する尺度である。「できるADL」と病棟における「しているADL」を比較する際などにも用いられる。

**表11** 機能的自立度評価法（FIM）

| レベル | | |
|---|---|---|
| | 7. 完全自立（時間，安全性含めて）<br>6. 修正自立（補装具使用） | 介助者なし |
| | 部分介助<br>　5. 監視<br>　4. 最小介助（患者自身で75％以上）<br>　3. 中等度介助（50％以上）<br>完全介助<br>　2. 最大介助（25％以上）<br>　1. 全介助（25％未満） | 介助者あり |

| | | 入院時 | 退院時 | フォローアップ時 |
|---|---|---|---|---|
| セルフケア | | | | |
| A. 食事 | 箸／スプーンなど | | | |
| B. 整容 | | | | |
| C. 清拭 | | | | |
| D. 更衣（上半身） | | | | |
| E. 更衣（下半身） | | | | |
| F. トイレ動作 | | | | |
| 排泄コントロール | | | | |
| G. 排尿コントロール | | | | |
| H. 排便コントロール | | | | |
| 移乗 | | | | |
| I. ベッド，いす，車いす | | | | |
| J. トイレ | | | | |
| K. 浴槽，シャワー | 浴槽／シャワー | | | |
| 移動 | | | | |
| L. 歩行，車いす | 歩行／車いす | | | |
| M. 階段 | | | | |
| コミュニケーション | | | | |
| N. 理解 | 聴覚／視覚 | | | |
| O. 表出 | 音声／非音声 | | | |
| 社会的認知 | | | | |
| P. 社会的交流 | | | | |
| Q. 問題解決 | | | | |
| R. 記憶 | | | | |
| 合計 | | | | |

注意：空欄は残さないこと。リスクのために検査不能の場合はレベル1とする。

（内山 靖 編：標準理学療法学 専門分野 理学療法評価学 第2版, p.231, 医学書院, 2004. より引用）

# 17. Barthel index(BI)

　排尿・排便の自制を含んだ10項目の日常生活動作に限局した最も簡便な評価尺度である。5点刻みであることから，FIMに比べて誤差が大きくなりやすいとされている。

**表12** Barthel index

| 項目 | 判定 | 点数 | 基準 |
|---|---|---|---|
| 1. 食事 | 自立 | 10 | 手の届く範囲からならば，トレイやテーブルから自力で食物を取って食べることができる。自助具を用いてもよい。妥当な時間内に食事を終えることができる。 |
| | 介助 | 5 | 介助・監視が必要。 |
| 2. 車いす・ベッド間の移乗 | 自立 | 15 | 以下の動作がすべて可能(車いすで安全にベッドに近づく。ブレーキをかける。フットレストを上げる。ベッドへ乗り移り横になる。起き上がってベッド端に腰掛ける。車いすの位置を変える)。 |
| | 介助 | 10 | 上の動作のどれかに最小限の介助が必要。または安全のための指示や監視が必要。 |
| | | 5 | 自力で起き上がって座位を保持できるが，移乗にかなりの介助が必要。 |
| 3. 整容 | 自立 | 5 | 手洗い，整髪，歯磨き，髭そり(道具の管理操作も含める)ができる。女性は化粧を含む。髪を編んだりする必要はない。 |
| 4. トイレ動作 | 自立 | 10 | トイレへの出入り，衣服の着脱，トイレットペーパーの使用ができる。手すりは使用してもよい。便器を使う場合にはその清浄管理ができる。 |
| | 介助 | 5 | バランスが悪いために介助が必要。衣服着脱，トイレットペーパーの使用に介助が必要。 |
| 5. 入浴 | 自立 | 5 | 浴槽，シャワー，あるいはスポンジ入浴のどれかを使用して，1人で体を洗うことができる。 |
| 6. 平地歩行(車いす駆動) | 自立 | 15 | 介助や監視なしに50ヤード(約45.7m)以上歩ける。義肢・装具や杖・松葉杖・歩行器(車輪付きは除外)を使用してよい。装具使用の際は継ぎ手のロック操作が可能なこと。 |
| | 介助 | 10 | わずかの介助や監視があれば50ヤード以上歩ける |
| | 車いす | 5 | 歩けないが自力で車いす駆動ができる。角を曲がる，方向転換，テーブル・ベッド・トイレなどへ車いすで移動できる。50ヤード以上移動できる。歩行可能な場合，採点しない。 |
| 7. 階段昇降 | 自立 | 10 | 介助や監視なしで安全に階段昇降ができる。手すり・杖・松葉杖の使用可。杖・松葉杖を持っての昇降も可能。 |
| | 介助 | 5 | 介助や監視が必要。 |
| 8. 更衣 | 自立 | 10 | 衣服の着脱と留め具の掛けはずし，そして靴ひもを結ぶことができる。コルセットや装具を含む。ズボンの吊り具やローファータイプの靴，前開きの服の使用も可。 |
| | 介助 | 5 | 介助を必要とするが半分以上は自分で行うことができる。妥当な時間内に終了する。 |
| 9. 便禁制 | 自立 | 10 | 排便コントロールが可能で失敗がない。排泄練習を受けた脊髄損傷患者の場合は座薬や浣腸を使用してもよい。 |
| | 介助 | 5 | 座薬・浣腸使用に介助を要する。あるいは時おり失禁がある。 |
| 10. 尿禁制 | 自立 | 10 | 排尿コントロールが可能で失敗がない。脊髄損傷患者の場合，集尿器・集尿バッグなどの装着と清掃管理ができる。 |
| | 介助 | 5 | 時おり失禁がある。トイレに行くことや尿器の準備が間に合わない。集尿器の操作に介助が必要。 |

(脳卒中合同ガイドライン委員会：脳卒中治療ガイドライン2009, p.352, 協和企画, 2009. より引用)

# 18. ミラニー発達テスト

0〜24か月（2歳）の運動発達を反射機能の成熟に関連するという視点で運動行動の発達を評価するものである。

図5 ミラニーによる姿勢運動発達検査表

氏名　　　　　　　　　　　生年月日　　　　　　　　　記録番号

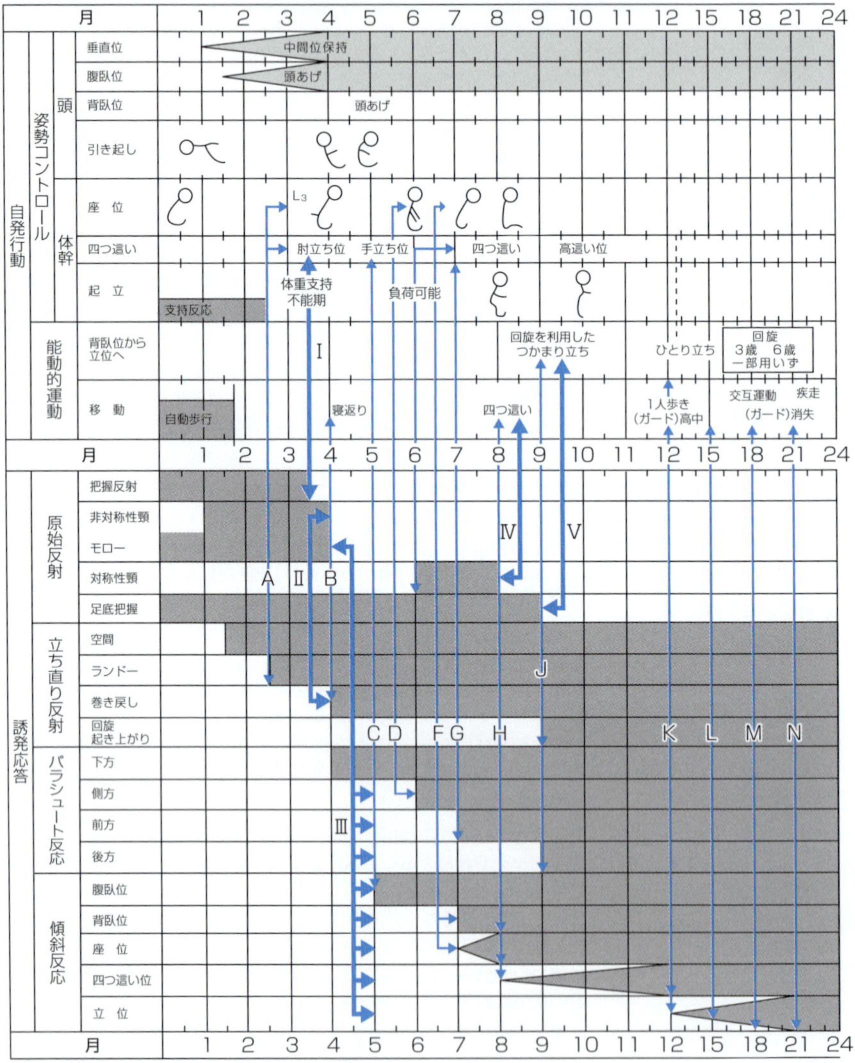


（A. Milani-Comparetti, E. A. Gidoni：Routine developmental examination innormal and retarded children. Developmental Medicine and Child Neurology, 9, p.631-638, 1967. より改変引用）

## 19. SF-36(short form 36 item health survey)

16歳以上を対象とした包括的な健康度を測定する自己記入式の質問法である。8つのサブスケール，合計35の質問から構成されている。

**表13** SF-36の8領域とそれぞれの質問項目

| 下位尺度日本語名〈項目数〉 | 質問項目の内容 |
|---|---|
| 身体機能〈10〉<br>(PF：physical function) | ・激しい活動をする<br>・適度の活動をする<br>・少し重い物を持ち上げる，運ぶ<br>・階段を数階上まで上る<br>・階段を1階上まで上る<br>・ひざまずく，かがむ<br>・1km以上歩く<br>・数百mくらい歩く<br>・100mくらい歩く<br>・自分で入浴・着替えをする |
| 心の健康〈5〉<br>(MH：mental health) | ・かなり神経質であった<br>・どうにもならないくらい，気分が落ち込んでいた<br>・落ちついていて穏やかな気分だった<br>・落ち込んで，憂うつな気分だった<br>・楽しい気分だった |
| 日常役割機能(身体)〈4〉<br>(RP：role-physical function) | ・仕事・普段の活動時間を減らした<br>・仕事・普段の活動ができなかった<br>・仕事・普段の活動の内容によっては，できないものがあった<br>・仕事・普段の活動をすることが難しかった |
| 日常役割機能(精神)〈3〉<br>(RE：role-emotional function) | ・仕事・普段の活動時間を減らした<br>・仕事・普段の活動時間が思ったほどできなかった<br>・仕事・普段の活動時間が集中してできなかった |
| 体の痛み〈2〉<br>(BP：bodily pain) | ・体の痛みの程度<br>・痛みによっていつもの仕事が妨げられた |
| 全体的健康観〈6〉<br>(GH：general health perception) | ・現在の健康状態の評価<br>・1年前と比べた現在の健康状態<br>・病気になりやすい<br>・人並みに健康である<br>・私の健康は悪くなるような気がする<br>・私の健康状態は非常によい |
| 活力〈4〉<br>(VT：vitality) | ・元気いっぱいだった<br>・活力にあふれていた<br>・疲れ果てていた<br>・疲れを感じた |
| 社会生活機能〈2〉<br>(SF：social function) | ・家族・友人などとの付き合いが身体的あるいは心理的な理由で妨げられた<br>・人との付き合いをする時間が身体的あるいは心理的な理由で妨げられた |

(内山　靖 編：標準理学療法学 専門分野 理学療法評価学 第2版, p.332, 医学書院, 2004. より引用)

## 20. BRS(Brunnstrom recovery stage)

　脳血管障害により呈する片麻痺の機能を弛緩状態から連合運動，共同運動，分離運動と，協調運動が確立するまでを6段階で表した分類である[5]。

表14　上肢・手指・下肢のBrunnstrom recovery stage

| ■上肢 | |
|---|---|
| stage 1 | 随意運動なし，弛緩性麻痺。 |
| stage 2 | 大胸筋の連合反応がみられ，肩甲帯周囲や肩関節，肘関節に共同運動がわずかに出現する。 |
| stage 3 | 随意的な屈曲共同運動や伸展共同運動がみられる。 |
| stage 4 | 肘関節伸展位での上肢挙上が可能になる。肘関節90°屈曲位で肘を体側につけたままで前腕回内・回外ができる。座位で手を背中から腰の正中位付近まで回すことができる。 |
| stage 5 | 肘関節伸展位での上肢挙上が頭上まで可能になる。肘関節伸展位での肩関節外転90°まで可能になる。肘関節伸展位で前腕回内・回外が可能になる。 |
| stage 6 | 分離運動が速く巧みになり，ほぼ正常の協調性のある運動が可能になる。 |
| ■手指 | |
| stage 1 | 随意運動なし，弛緩性麻痺。 |
| stage 2 | 指の屈曲運動がわずかに出現する。 |
| stage 3 | 指の集団屈曲(総握り)が可能であるが，集団伸展はほとんど不可能である。 |
| stage 4 | 母指の横つまみが可能になる。指の集団伸展がわずかに可能になる。 |
| stage 5 | 手掌つまみ，円筒握り，球握りが可能になる。指の集団伸展が可能になってくる。 |
| stage 6 | 分離運動が速く巧みになり，協調性のある運動が可能になってくる。すべてのつまみ運動が可能になる。非麻痺側に比べればやや拙劣である。 |
| ■下肢 | |
| stage 1 | 随意運動なし，弛緩性麻痺。 |
| stage 2 | 内転筋や中殿筋の連合反応がみられ，共同運動がわずかに出現した状態。 |
| stage 3 | 随意的な屈曲共同運動や伸展共同運動がみられる。 |
| stage 4 | 腰掛座位で，足を床の上で滑らせて膝関節を90°以上屈曲することが可能。腰掛座位で，踵を床につけたまま足関節背屈が可能。 |
| stage 5 | 立位で，股関節を動かさないで膝関節屈曲が可能。立位で麻痺側下肢をわずかに前方に出し，膝関節を屈曲せずに足関節背屈が可能。 |
| stage 6 | 立位で，骨盤の動きを最小限にしたまま股関節外転が可能。座位で内側および外側ハムストリングスの交互運動による下腿内外旋を足内がえしと足外がえしを伴い可能になる。 |

（長澤　弘：8 運動麻痺.脳卒中・片麻痺理学療法マニュアル（長澤　弘 編），p.92-97，文光堂，2007．より引用）

## 21. 脊髄損傷の神経学的および機能的国際評価法（ASIA）

C5からS1までの髄節別に運動機能スコアをMMTで評価し100点，知覚機能スコアを3段階で評価し112点満点，機能障害スコアをAからEの5段階で表す。

図6 脊髄損傷の神経学的および機能的国際評価法（ASIA）

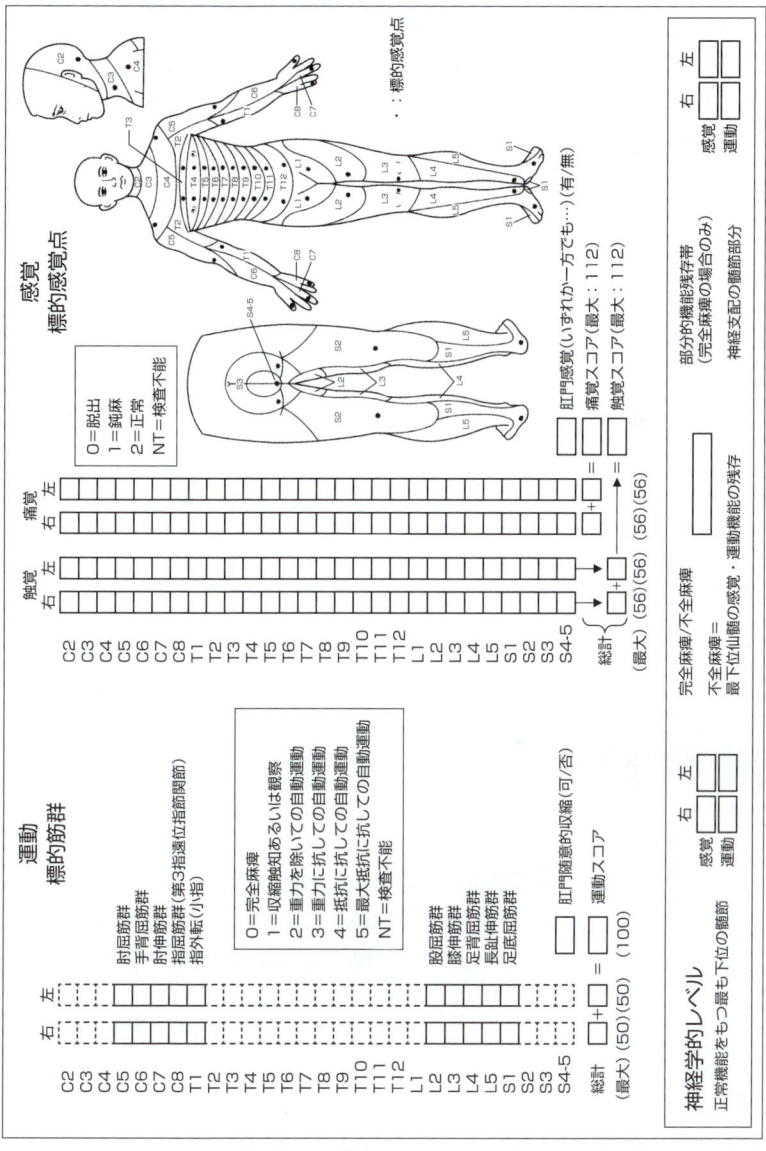

（米本恭三 監：最新リハビリテーション医学, p.203, 医歯薬出版, 1999. より引用）

## 22. Zancolliの分類

頸髄損傷の完全麻痺が疑われる状態で利用される分類である。C5～C8 で詳細な表筋力評価を行って判断する。

**図7** Zancolli（ザンコリ）の分類における損傷レベルと最終獲得機能

| | C4 | C5A | C5B | C6A | C6B1 | C6B2 | C6B3 | C7 | C8 |
|---|---|---|---|---|---|---|---|---|---|
| 電動車いす（Chin control） | ■ | | | | | | | | |
| 電動車いす（手動操作） | | ■ | | | | | | | |
| 手動車いす | | | ■ | | | | | | |
| 寝返り | | | | ■ | | | | | |
| 起き上がり | | | | ■ | | | | | |
| W/C to ベッド（直角方向アプローチ） | | | | ■ | | | | | |
| W/C to トイレ | | | | | ■ | | | | |
| ベッド to トイレ | | | | | ■ | | | | |
| ベッド to 車いす（直角方向アプローチ） | | | | | ■ | | | | |
| ベッド to 車いす | | | | | | ■ | | | |
| 車いす→自動車 | | | | | | ■ | | | |
| 車いす to ベッド（横移動） | | | | | | ■ | | | |
| 車いす→浴槽 | | | | | | | ■ | | |
| 車いす→マット（床） | | | | | | | ■ | | |

| | T1 | T4 | T10 | L1 | L2 | L4 | | |
|---|---|---|---|---|---|---|---|---|
| LLB起立（平行棒内） | ■ | | | | | | | |
| LLB小振り歩行（平行棒内） | | ■ | | | | | | |
| LLB小振り歩行（松葉杖） | | | ■ | | | | | |
| LLB大振り歩行（松葉杖） | | | | ■ | | | | |
| 四点歩行（実用レベル） | | | | | ■ | | | |
| SLB歩行 | | | | | | ■ | | |

（武田 功 編著：PTマニュアル脊髄損傷の理学療法 第2版, p.23, 医歯薬出版, 2006. より引用改変）

## 23. Hoehn&Yahrの分類

Stage1から5までの6段階で評価する。Stageが大きくなるほど重症であることを意味する。

**表15** Hoehn&Yahrの重症度分類

| stage I | 一側性で体の片側だけの振戦，固縮，無動を示す。軽症例である。 |
|---|---|
| stage II | 両側性の障害で，姿勢の変化がかなり明確となり，振戦，固縮，無動とも両側にあるため日常生活がやや不便であるが，介助は必要ない。 |
| stage III | 著明な歩行障害がみられ，姿勢反応が不可能となる。日常生活動作障害もかなり進み，突進現象もはっきりとみられる。一部介助が必要になる。 |
| stage IV | 日常生活動作の低下が著しく，振戦，固縮のために体の移動，立ち居振る舞い，着物の着脱，洗面，排便などにかなりの支障をきたす。 |
| stage V | 完全な廃疾状態で目は見開いたまま，体は小刻みに震え，硬直し，車いす使用または寝たきりとなる。全介助となる。 |

（柳澤 健 編：理学療法学ゴールド・マスター・テキスト1 理学療法評価学, p.330, メジカルビュー社, 2010. より引用）

## 24. RAのStageとClass

Steinbrockerの分類として知られており，Stageは進行度，Classは機能障害度をあらわしている。

**表16** Steinbrockerのclass分類

| Class I | 身体機能は完全で，不自由なしに普通の仕事は全部できる |
|---|---|
| Class II | 動作の際に1カ所またはそれ以上の関節に苦痛があったりまたは運動制限があっても，普通の活動ならなんとかできる程度の機能である |
| Class III | 普通の仕事や自分の周りのことがごくわずかできるか，あるいはほとんどできない程度の機能である |
| Class IV | 寝たきり，あるいは車いすに座ったきりで，身の回りのことはほとんどまたはまったくできない程度の機能である |

**表17** Steinbrockerのstage分類

| Stage I 初期 | ①X線写真上に骨破壊像はない※<br>②X線写真上の所見として骨粗鬆症はあってもよい※ |
|---|---|
| Stage II 中期 | ①X線学的に軽度の軟骨下骨の破壊を伴う。あるいは伴わない骨粗鬆症がある。軽度の軟骨破壊はあってもよい※<br>②関節運動は制限されてもよいが，関節変形はない<br>③関節周囲の筋萎縮がある<br>④結節および腱鞘炎のような関節外軟部組織の病変はあってもよい |
| Stage III 高度進行期 | ①骨粗鬆症に加え，X線写真上の所見として軟骨および骨の破壊がある※<br>②亜脱臼，尺側偏位，あるいは過伸展のような関節変形がある。線維性または骨性強直を伴わない※<br>③関節周囲の筋萎縮がある<br>④結節および腱鞘炎のような関節外軟部組織の病変はあってもよい |
| Stage IV 末期 | ①線維性あるいは骨性強直がある※<br>②それ以外はStage IIIの基準を満たす |

※特にその病期あるいは進行度に患者を分類するために必ずなければならない項目。

（石田　渾, 宮野佐年　監：リハビリテーション科臨床マニュアル, p.219-225, 医歯薬出版，2003. より改変引用）

## 25. 変形性関節症治療成績判定基準

　日本整形外科学会（JOA）が作成している変形性関節症の判定基準である．一般的に術前術後で測定し比較され，術後成績の指標として用いられている．

**表18　変形性膝関節症治療成績判定基準（日本整形外科学会：JOA）** （100点満点）

| | | 右 | 左 |
|---|---|---|---|
| 疼痛・歩行能 | 1km以上歩行可，通常疼痛ないが，動作時たまに疼痛あってもよい | 30 | 30 |
| | 1km以上歩行可，疼痛あり | 25 | 25 |
| | 500m以上，1km未満の歩行可，疼痛あり | 20 | 20 |
| | 100m以上，500m未満の歩行可，疼痛あり | 15 | 15 |
| | 室内歩行または100m未満の歩行可，疼痛あり | 10 | 10 |
| | 歩行不能 | 5 | 5 |
| | 起立不能 | 0 | 0 |
| 疼痛・階段昇降能 | 昇降自由・疼痛なし | 25 | 25 |
| | 昇降自由・疼痛あり，手すりを使い・疼痛なし | 20 | 20 |
| | 手すりを使い・疼痛あり，一歩一歩・疼痛なし | 15 | 15 |
| | 一歩一歩・疼痛あり，手すりを使い一歩一歩・疼痛なし | 10 | 10 |
| | 手すりを使い一歩一歩・疼痛あり | 5 | 5 |
| | できない | 0 | 0 |
| 屈曲角度および強直・高度拘縮 | 正座可能な可動域 | 35 | 35 |
| | 横座り・あぐら可能な可動域 | 30 | 30 |
| | 110°以上屈曲可能 | 25 | 25 |
| | 75°以上屈曲可能 | 20 | 20 |
| | 35°以上屈曲可能 | 10 | 10 |
| | 35°未満の屈曲，または強直・高度拘縮 | 0 | 0 |
| 腫脹 | 水腫・腫脹なし | 10 | 10 |
| | ときに穿刺必要 | 5 | 5 |
| | 頻回に穿刺必要 | 0 | 0 |
| | 総計 | | |

（相関係数0.813）

（嶋田智明 ほか編：実践MOOK・理学療法プラクティス，変形性関節症―何を考え，どう対処するか―，p.66，文光堂，2008．より引用）

## 表19 股関節機能判定基準（日本整形外科学会：JOA） （100点満点）

| 疼痛 | 右 | 左 | 可動域 | 右 | 左 | 歩行能力 | 点数 | 日常生活動作 | 容易 | 困難 | 不能 |
|---|---|---|---|---|---|---|---|---|---|---|---|
| 股関節に関する愁訴がまったくない | 40 | 40 | 屈曲 | | | 長距離歩行，速歩が可能。歩容は正常 | 20 | 腰かけ | 4 | 2 | 0 |
| | | | 伸展 | | | | | | | | |
| 不定愁訴（違和感，疲労感）があるが，痛みはない | 35 | 35 | 外転 | | | 長距離歩行，速歩が可能であるが，軽度の跛行を伴うことがある | 18 | 立ち仕事（家事を含む）*1 | 4 | 2 | 0 |
| | | | 内転 | | | | | | | | |
| 歩行時痛みはない（ただし歩行開始時あるいは長距離歩行後疼痛を伴うことがある） | 30 | 30 | 屈曲 | 点数（注） | | 杖なしで，約30分または2km歩行可能である。跛行がある。日常の屋外活動にほとんど支障がない | 15 | しゃがみ込み・立ち上がり*2 | 4 | 2 | 0 |
| 自発痛はない，歩行時疼痛はあるが，短時間の休息で消退する | 20 | 20 | 外転 | | | 杖なしで，10〜15分程度，あるいは約500m歩行可能であるが，それ以上の場合1本杖が必要である。跛行がある | 10 | 階段の昇り降り*3 | 4 | 2 | 0 |
| 自発痛はときどきある。歩行時疼痛があるが，休息により軽快する | 10 | 10 | 注）関節角度を10°刻みとし，屈曲には1点，外転には2点与える。ただし屈曲120°以上はすべて12点，外転30°以上はすべて8点とする。屈曲拘縮のある場合にはこれを引き，可動域で評価する。 | | | 屋内活動はできるが，屋外活動は困難である。屋外では2本杖を必要とする | 5 | 車，バスなどの乗り降り | 4 | 2 | 0 |
| 持続的に自発痛または夜間痛がある | 0 | 0 | | | | ほとんど歩行不能 | 0 | *1：持続時間約30分，休息を要する場合困難とする。5分くらいしかできない場合，不能とする。*2：支持が必要な場合，困難とする。*3：手すりを要する場合は困難とする。 | | | |
| 具体的表現 | | | | | | 具体的表現 | | | | | |

病名：　　　治療法：　　　手術日：　年　月　日　　表記方法：　　右，左　　疼痛＋可動域　　総合評価　右　左
　　　　　　　　　　　　　　　　　　　　　　　　　　両側の機能　歩行能力＋日常生活動作

カテゴリー　A：片側　B：両側　C：多関節罹患

（嶋田智明 ほか編：実践MOOK・理学療法プラクティス，変形性関節症—何を考え，どう対処するか—, p.66, 文光堂, 2008. より引用）

## 26. 旧版NIH Stroke Scale(NIHSS)

　NIHSSは，National Institutes of Health Stroke Scaleの略であり，米国で作成された脳卒中神経学的重症度の評価スケールである．2001年には改訂版も発表されているが，現在のところNIHSSというと旧版をさすことが多い．
　2009年版の日本の脳卒中治療ガイドラインでは，脳卒中リハビリテーションの総合評価として，高い信頼性と妥当性があるとされている．

**表20 旧版 NIH stroke scale(NIHSS)(1994)**

| 項目 | スコア | 番号 |
|---|---|---|
| 意識レベル | 0＝覚醒　　　　　　　　　2＝反復刺激や強い刺激で覚醒<br>1＝簡単な刺激で覚醒　　　3＝(反射的肢位以外は)無反応 | 1A |
| 意識レベル　質問 | 0＝2問とも正答　　2＝2問とも誤答<br>1＝1問に正答 | 1B |
| 意識レベル　従命 | 0＝両方の指示動作が正確に行える　　2＝いずれの指示動作も行えない<br>1＝片方の指示動作のみ正確に行える | 1C |
| 注視 | 0＝正常　　1＝部分的注視麻痺　　2＝完全注視麻痺 | 2 |
| 視野 | 0＝視野欠損なし　　　　　　　　2＝完全半盲(同名半盲を含む)<br>1＝部分的半盲(四分盲を含む)　3＝両側性半盲(皮質盲を含む全盲) | 3 |
| 顔面麻痺 | 0＝正常　　1＝軽度の麻痺　　2＝部分的麻痺　　3＝完全麻痺 | 4 |
| 左腕 | 0＝下垂なし(10秒間保持可能)　　3＝重力に抗する動きがみられない<br>1＝10秒以内に下垂　　　　　　　4＝まったく動きがみられない<br>2＝重力に抗するが10秒以内に落下 | 5a |
| 右腕 | 0＝下垂なし(10秒間保持可能)　　3＝重力に抗する動きがみられない<br>1＝10秒以内に下垂　　　　　　　4＝まったく動きがみられない<br>2＝重力に抗するが10秒以内に落下 | 5b |
| 左脚 | 0＝下垂なし(5秒間保持可能)　　3＝重力に抗する動きがみられない<br>1＝5秒以内に下垂　　　　　　　4＝まったく動きがみられない<br>2＝重力に抗するが5秒以内に落下 | 6a |
| 右脚 | 0＝下垂なし(5秒間保持可能)　　3＝重力に抗する動きがみられない<br>1＝5秒以内に下垂　　　　　　　4＝まったく動きがみられない<br>2＝重力に抗するが5秒以内に落下 | 6b |
| 運動失調 | 0＝なし　　1＝1肢にあり　　2＝2肢にあり | 7 |
| 感覚 | 0＝正常　　1＝軽度〜中等度の障害　　2＝高度の障害 | 8 |
| 言語 | 0＝正常　　1＝軽度の失語　　2＝高度の失語　　3＝無言または全失語 | 9 |
| 構音障害 | 0＝正常　　1＝軽度〜中等度の障害　　2＝高度の障害 | 10 |
| 消去／無視 | 0＝正常　　1＝軽度〜中等度の障害　　2＝高度の障害 | 11 |

合計点＝　　　　／42

(篠原幸人 ほか編：脳卒中治療ガイドライン2009, p.343, 協和企画, 2009. より引用)

■参考文献
1) 細田多穂，柳澤　健 編：理学療法ハンドブック改訂第4版 第1巻 理学療法の基礎と評価, 協同医書出版社, 2010.
2) 内山　靖 ほか編：臨床評価指標入門, 協同医書出版社, p.109-114, 2003.
3) 道免和久 編：リハビリテーション評価データブック, p.448-449, 医学書院, 2010.
4) 内山　靖 ほか編：臨床評価指標入門, p.135-141, 協同医書出版社, 2003.
5) 内山　靖 編：標準理学療法学 専門分野 理学療法評価学 第2版, p.328, 医学書院, 2004.

〈中山恭秀〉

# Index 和文/欧文

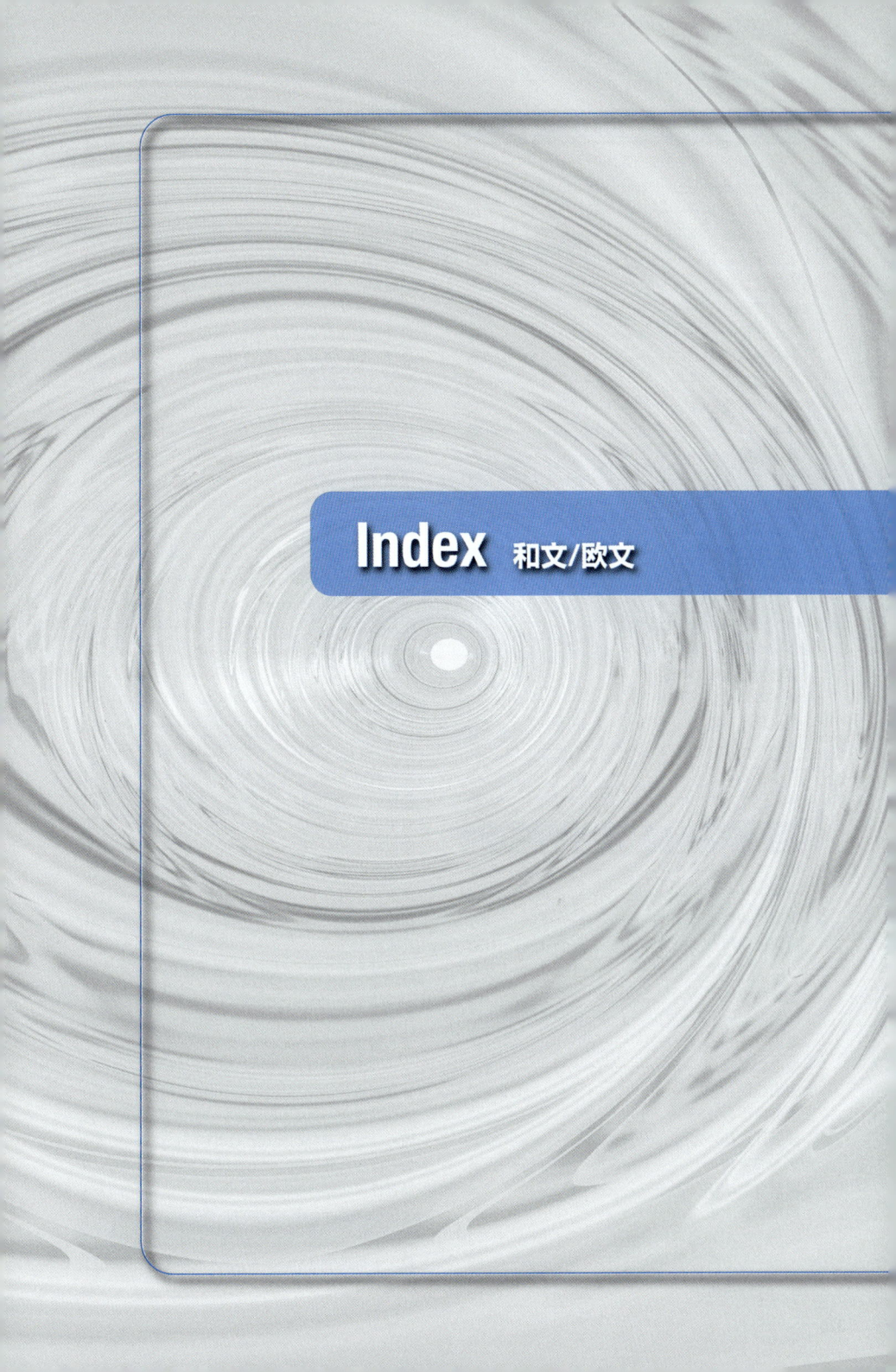

## あ

- アーノルド・キアリ奇形 ……………………238
- 挨拶 ……………………………………………10
- アクシデント …………………………………16
- 悪性症候群 ……………………………………175
- アライメント …………………………………125
- 安静狭心症 ……………………………………258
- 安静度 …………………………………………45
- 安全管理 ………………………………………16
- 安定狭心症 ……………………………………258
- 医学情報 ………………………………………43
- 医師・看護記録 ………………………………45
- 移乗 ……………………………………………82
- 痛み経験 ………………………………………149
- 溢流性尿失禁 …………………………………288
- 医療過誤 ………………………………………18
- 医療事故 ………………………………………18
- 医療訴訟 ………………………………………18
- 医療紛争 ………………………………………18
- インシデント …………………………………17
- インフォームド・コンセント ………………24
- ウォルトン・アダムスの分類 ………………209
- 運動負荷強度の目安 …………………………264
- 嚥下障害グレード ……………………………283
- 円板状半月板 …………………………………123
- オーバープレッシャー ………………………97
- オープンサイドステップ ……………………129
- 温度板 …………………………………………45

## か

- 開放性二分脊椎 ………………………………238
- 学内オリエンテーション ……………………2
- 下肢切断の原因 ………………………………107
- 肩関節周囲炎 …………………………………133
  - ――の治療法 ……………………………137
  - ――の病期 ………………………………133
- 活動度 …………………………………………45
- 寡動 ……………………………………………174
- 仮面様顔貌 ……………………………………174
- 過用症候群 …………………………………179, 210
- 換気障害の分類 ………………………………247
- 間欠性跛行の鑑別 ……………………………268
- 患者の権利 ……………………………………25
- 関節可動域（ROM） …………………………306
- 関節リウマチ（RA） …………………………67
  - ――のADL指導例 ………………………73
  - ――の診断基準 …………………………68
  - ――の治療法 ……………………………72

- 感染症対策 …………………………………21, 22
- 感染の連鎖 ……………………………………22
- キアリⅡ型奇形 ………………………………238
- 起居・移動動作のテスト ……………………312
- 気道熱傷 ………………………………………298
- 機能性尿失禁 …………………………………288
- 機能的自立度評価法（FIM） ………………314
- 逆説動作 ………………………………………176
- ギャッチアップ ………………………………158
- 急性冠症候群（ACS） ………………………259
- 急性心筋梗塞における異常波形 ……………258
- 胸郭出口症候群 ………………………………140
  - ――の診断基準 …………………………141
- 狭心症 …………………………………………257
  - ――の病型分類 …………………………258
- 協調運動 ………………………………………93
- 局所性損傷 ……………………………………183
- 虚血性心疾患 …………………………………257
- ギラン・バレー症候群 ………………………216
  - ――の診断基準 …………………………217
  - ――の分類 ………………………………218
- 空気感染 ………………………………………21
- クリニカルパス ……………………………55, 61
- クロスオーバーステップ ……………………129
- 頸部聴診 ………………………………………283
- 血液検査 ………………………………………275
- 血清クレアチンキナーゼ（CK） ……………209
- 血栓溶解療法 …………………………………154
- 血糖値 …………………………………………274
- 肩甲上腕リズム ………………………………135
- 膠原病 …………………………………………209
- 誤嚥性肺炎 ……………………………………175
- 小刻み歩行 ……………………………………174
- 顧客満足度 ……………………………………41
- 呼吸筋力 ………………………………………250
- 呼吸リハビリテーション運動療法の中止基準
  ……………………………………………251
- 五十肩 …………………………………………133
- 個人情報 ………………………………………33
  - ――保護法 ……………………………27, 33
- 骨盤底筋群 ……………………………………290
- 個別同意 ………………………………………34
- 固有受容性神経筋促通法（PNF） …………203
- こわばった膝 …………………………………55
- 混合性尿失禁 …………………………………288

## さ

- 最大歩行速度（MWS） ………………………311
- 座位バランスグレード ………………………193

| | |
|---|---|
| サイム切断 | 107 |
| 事故・過誤 | 18 |
| 姿勢コントロール | 234 |
| 姿勢トーン | 234 |
| 肢長 | 308 |
| 実習指導者会議 | 2 |
| シャキア訓練 | 285 |
| 周径 | 308 |
| 重症筋無力症 | 206 |
| ——の理学療法 | 213 |
| 重錘負荷法 | 203 |
| 修正Borg scale | 249, 309 |
| 手掌法 | 297 |
| 守秘義務 | 27 |
| 踵足鉤爪趾 | 241 |
| 症例報告書 | 38 |
| 食物テスト | 283 |
| ショパール関節離断 | 107 |
| 心筋梗塞 | 257 |
| ——後の標準的リハビリテーションプログラム | 262 |
| ——の分類 | 259 |
| 神経圧迫テスト | 143 |
| 神経筋単位 | 227 |
| 神経根障害 | 99 |
| 人工股関節置換術(THA) | 63 |
| ——の脱臼予防 | 64 |
| 人工膝関節置換術(TKA) | 49 |
| ——後のスポーツ活動例 | 57 |
| ——後の理学療法 | 54, 57 |
| 診療記録 | 30, 38 |
| すくみ足 | 174 |
| ストーク・マンデビル方式 | 193 |
| スポーツ外傷 | 86, 87 |
| スポーツ障害 | 86, 87 |
| 正常呼吸の目安 | 248 |
| 誓約書 | 28 |
| 脊髄小脳変性症 | 199 |
| ——の理学療法評価項目 | 202 |
| ——のリスク管理 | 204 |
| 脊髄損傷 | 191 |
| 接遇 | 13 |
| 摂食・嚥下障害 | 280 |
| ——のスクリーニングテスト | 283 |
| ——の治療法 | 284 |
| 接触感染 | 21 |
| 切断 | 106 |
| ——の理学療法 | 110 |
| 切迫性尿失禁 | 288 |

| | |
|---|---|
| 潜在性二分脊椎 | 238 |
| 前十字靱帯損傷 | 114 |
| ——の理学療法評価 | 117 |
| 喘鳴 | 249 |
| せん妄 | 174 |
| 相談 | 36 |
| 側方動揺 | 49 |

### た

| | |
|---|---|
| 対人関係技術 | 40 |
| 大腿骨頸部骨折 | 77 |
| ——の3型 | 78 |
| ——の理学療法の展開例 | 83 |
| ——の理学療法評価項目 | 80 |
| 大腿四頭筋セッティング | 129 |
| 多発性筋炎 | 206 |
| ——の理学療法 | 213 |
| 弾性緊縛帯法 | 203 |
| 弾性包帯の巻き方 | 110 |
| 断続性ラ音 | 249 |
| 超音波療法 | 228 |
| ツイスティング | 129 |
| 通過症候群 | 183 |
| 低調性連続性ラ音 | 249 |
| デイリーノート | 37 |
| 電子カルテ | 31 |
| 伝達 | 36 |
| 転倒・転落アセスメント | 45 |
| ——スコアシート | 46 |
| 糖化ヘモグロビン値 | 274 |
| 疼痛緩和療法 | 151 |
| 糖尿病 | 273 |
| ——の運動処方の目安 | 277 |
| ——判定基準 | 274 |
| 頭部外傷 | 182 |
| 匿名化 | 34 |
| 徒手筋力検査(MMT) | 306 |
| 突進現象 | 174 |

### な

| | |
|---|---|
| 日内変動 | 175 |
| 二分脊椎 | 237 |
| ——の理学療法プログラム | 241 |
| ニューロパチー | 216 |
| ——の理学療法評価項目 | 219 |
| 尿失禁のタイプ | 288 |
| 尿失禁の治療法 | 292 |
| 熱傷 | 295 |
| ——指数 | 297 |

| ──の深度の分類 | 296 |
| ──予後指数 | 297 |

脳外傷の介入法 186
脳外傷の重症度分類 185
脳性まひ 230
　　──の治療プログラム 234
脳卒中-維持期 167
　　──の理学療法 171
　　──の理学療法評価項目 169
脳卒中-回復期 160
　　──の治療内容 165
　　──の理学療法評価項目 162
脳卒中-急性期 153
　　──の一般的治療プログラム 157
　　──のリスク管理 157
脳卒中重症度スケール(JSS) 163

## は

パーキンソン病 173
　　──の4大症状 174
　　──の理学療法 178
排尿障害 287
排尿日誌 290
パターナリズム 24
発達変容パターン 234
バランスアクティビティ 234
バランス練習 129
半月板 123
　　──の縦断裂 123
　　──のバケツ柄様断裂 123
　　──の弁状断裂 123
半月板損傷 122
　　──の運動療法 128
　　──の物理療法 128
　　──の理学療法評価項目 126
瘢痕拘縮 299
反射性尿失禁 288
反復唾液飲みテスト 283
膝崩れ 115
膝前十字靱帯 115
　　──再建術後の理学療法 118
飛沫核感染 21
飛沫感染 21
びまん性損傷 183
ヒヤリ・ハット 17
不安定狭心症 258
腹圧性尿失禁 288
複合性局所疼痛症候群(CRPS) 147, 227
　　──診断基準 149

　　──分類 149
プッシュアップ動作 196
ブリッジマッスル 195
閉塞性動脈硬化症 267
変形性関節症治療成績判定基準 322
変形性股関節症 60
　　──の治療ポイント 64
　　──の評価項目 62
　　──病期分類 61
変形性膝関節症 48
　　──の保存的理学療法 50, 52
包括同意 34
報告 36
ボーハンとペーターの病型分類 209
ホームエクササイズ 52, 145
ポジショニング 136, 158
ホスピタリティ 41

## ま

末梢神経損傷 223
　　──の理学療法 227
　　──の理学療法評価項目 226
慢性閉塞性肺疾患(COPD) 245
　　──における呼吸リハビリテーションの効果 251
　　──の病期分類 246
ミラニー発達テスト 316
無動 174
メモ 37
妄想 174
問題指向型診療記録(POMR) 32

## や

誘発痛 149
腰痛症 95
　　──の理学療法 102
　　──の理学療法評価項目 97

## ら

理学療法診療記録 30
リスクマネジメント 16
リスフラン関節離断 107
臨床実習開始時の誓約書 28
臨床実習の基本的な流れ 2
臨床実習前の準備 6
レイノー現象 208
レジスタンストレーニング 263
労作性狭心症 258
肋鎖圧迫テスト 143

## A

| | |
|---|---|
| acute coronary syndrome(ACS) | 259 |
| Adsonテスト | 143 |
| Allenテスト | 143 |
| anterior cruciate ligament(ACL) | 115 |
| Apley test | 125 |
| arteriosclerosis obliterans(ASO) | 267 |
| ASIA | 319 |
| Attentionテスト | 143 |
| axonotmesis | 228 |

## B

| | |
|---|---|
| Barthel index(BI) | 163, 315 |
| Borg scale | 309 |
| Bowstring test | 98 |
| British Medical Research Council(BMRC) | 225 |
| Brunnstrom recovery stage(BRS) | 318 |
| burn index(BI) | 297 |

## C

| | |
|---|---|
| Charcot-Marie-Tooth病 | 219 |
| chronic obstructive pulmonary disease(COPD) | 245 |
| coarse crackle | 249 |
| complex regional pain syndrome(CRPS) | 147, 227 |
| continuous passive motion(CPM) | 56 |

## D

| | |
|---|---|
| dermatomyositis(DM) | 207 |
| diabetes mellitus(DM) | 273 |

## E・F

| | |
|---|---|
| Edenテスト | 143 |
| femoro-tibial angle(FTA) | 50 |
| Fontaine分類 | 268 |
| Fugl-Meyer | 156 |
| functional balance scale(FBS) | 309 |
| functional independence measure(FIM) | 163, 314 |
| functional reach(FR) | 309 |

## G

| | |
|---|---|
| giving way | 115 |
| Glasgow Coma Scale(GCS) | 304 |

## H

| | |
|---|---|
| Halstedテスト | 143 |
| heel height difference(HHD) | 117 |
| Hoehn&Yahrの分類 | 174, 320 |
| Hofferの歩行レベルの分類 | 239 |
| Hugh-Jonesの分類 | 248 |

## I・J

| | |
|---|---|
| inhalation injury | 298 |
| Japan Coma Scale(JCS) | 304 |
| JOAスコア | 61 |

## K・L

| | |
|---|---|
| knee osteoarthritis | 49 |
| Lasègue's test | 97 |
| lateral thrust | 49 |

## M

| | |
|---|---|
| manual muscle testing(MMT) | 306 |
| maximum walking speed(MWS) | 311 |
| McMurray test | 125 |
| Medical Research Council(MRC) | 249 |
| mini-mental state examination(MMSE) | 305 |
| modified Ashworth scale(MAS) | 307 |
| modified water swallow test(MWST) | 283 |
| Morleyテスト | 143 |
| myasthenia gravis(MS) | 208 |

## N

| | |
|---|---|
| National Institutes of Health Stroke Scale(NIHSS) | 156, 324 |
| neuraplaxia | 228 |
| neuromuscular unit(NMU) | 227 |
| neurotmesis | 228 |
| NINDS | 154 |

## O

| | |
|---|---|
| on-off現象 | 175 |
| overpressure | 97 |

## P

| | |
|---|---|
| peak cough flow(PCF) | 249 |
| peripheral neuropathy | 224 |
| physiological cost index(PCI) | 307 |
| polymyositis(PM) | 207 |
| POMR | 32 |
| POSシステム | 30 |
| prognostic burn index(PBI) | 297 |

## R

- range of motion(ROM) ……………………306
- repetitive saliva swallowing test(RSST) …283
- rheumatoid arthritis(RA) …………………67
- rhonchus ………………………………………249
- Roosテスト ……………………………………143

## S

- Seddonの分類 …………………………………228
- Sharrardによる麻痺レベルの分類 …………239
- short form 36 item health survey(SF-36)
  ………………………………………………317
- Slump test ………………………………………97
- SOAP ……………………………………………38
- spinocerebellar degeneration(SCD) ………199
- Steinbrockerのclass分類 ……………………321
- Steinbrockerのstage分類 ……………70, 321
- stiff knee ………………………………………55
- straight leg raising test ……………………97
- Stroke Impairment Assessment Set(SIAS)
  ……………………………………………156, 163
- stroke unit(SU) ………………………………154

## T

- Thomas test変法 ……………………………100
- thoracic outlet syndrome(TOS) ……………140
- timed "Up and Go"test(TUG) ………………311
- total knee arthroplasty(TKA) ………………49
- traumatic brain injury(TBI) …………………183
- two point discrimination(2PD) ……………225

## V・W・Z

- visual analogue scale(VAS) …………………307
- wearing-off現象 ………………………………175
- wheeze …………………………………………249
- Wrightテスト …………………………………143
- Zancolliの分類 ………………………………320

## 数字

- 3分間挙上負荷テスト …………………………143
- 5の法則 …………………………………………297
- 6分間歩行距離(6MD) …………………………311
- 9の法則 …………………………………………297

## PT臨床実習ルートマップ

2011年 7月10日　第1版第1刷発行
2023年 7月20日　　　　　第8刷発行

- 編　集　柳澤　健　やなぎさわ　けん
- 発行者　吉田富生
- 発行所　株式会社メジカルビュー社
  〒162-0845 東京都新宿区市谷本村町2-30
  電話　03(5228)2050(代表)
  ホームページ　http://www.medicalview.co.jp/

  営業部　FAX　03(5228)2059
  　　　　E-mail　eigyo@medicalview.co.jp

  編集部　FAX　03(5228)2062
  　　　　E-mail　ed@medicalview.co.jp

- 印刷所　シナノ印刷　株式会社

ISBN 978-4-7583-1132-8　C3047

©MEDICAL VIEW, 2011. Printed in Japan

・本書に掲載された著作物の複写・複製・転載・翻訳・データベースへの取り込みおよび送信（送信可能化権を含む）・上映・譲渡に関する許諾権は，(株)メジカルビュー社が保有しています．

・JCOPY〈出版者著作権管理機構 委託出版物〉
本書の無断複製は著作権法上での例外を除き禁じられています．複製される場合は，そのつど事前に，出版者著作権管理機構（電話　03-5244-5088，FAX 03-5244-5089，e-mail：info@jcopy.or.jp）の許諾を得てください．

・本書をコピー，スキャン，デジタルデータ化するなどの複製を無許諾で行う行為は，著作権法上での限られた例外（「私的使用のための複製」など）を除き禁じられています．大学，病院，企業などにおいて，研究活動，診察を含み業務上使用する目的で上記の行為を行うことは私的使用には該当せず違法です．また私的使用のためであっても，代行業者等の第三者に依頼して上記の行為を行うことは違法となります．

学生のバイブル『ブルー／イエロー・ノート』を
より強力にパワーアップさせた改訂版!!

編集　柳澤　健　城西国際大学 福祉総合学部 理学療法学科 教授

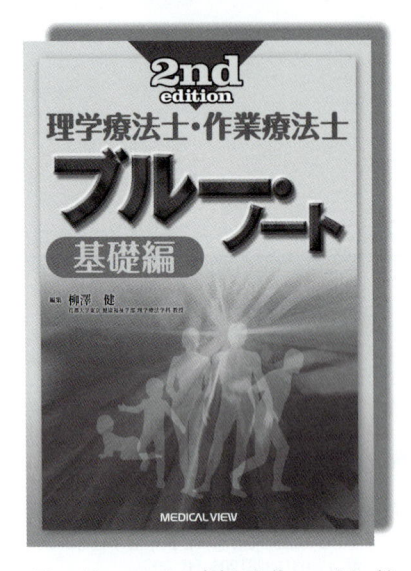

## 理学療法士・作業療法士 ブルー・ノート 基礎編 2nd edition

■B5判・592頁・定価(本体5,600円+税)

- I 人体の構造と機能および心身の発達
  解剖学，生理学，運動学，人間発達学
- II 疾病と障害の成り立ちおよび回復過程の促進
  医学概論，臨床医学総論，リハビリテーション医学，臨床心理学，精神障害と臨床医学，骨関節障害と臨床医学，神経・筋系の障害と臨床医学，小児発達障害と臨床医学，内部障害と臨床医学，老年期障害と臨床医学
- III 保健医療福祉とリハビリテーションの理念
  保健医療福祉，リハビリテーション概論

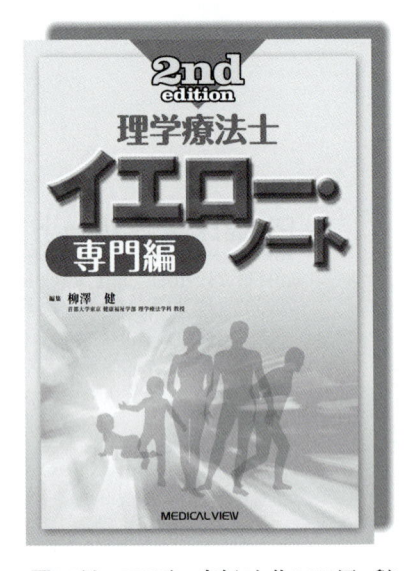

## 理学療法士 イエロー・ノート 専門編 2nd edition

■B5判・736頁・定価(本体5,600円+税)

- I 基礎理学療法学
  理学療法の概要，理学療法の基礎
- II 理学療法評価学
  基礎，基本評価，各領域の評価
- III 理学療法治療学
  基礎，基本介入手段，各領域の治療
- IV 地域理学療法学
  基礎，評価と支援
- V 臨床実習
  概要，実施

「各自の学習に合わせ，＋αの知識を書き込みながらオリジナルの講義ノートを作成できる」
新しいテキストとしてご好評いただいた，『ブルー／イエロー・ノート』。
国家試験出題基準が改定されたのを受け，2nd editionとしてさらにパワーアップしました。
- ●「理学療法士 作業療法士 国家試験出題基準」に則して構成
- ●必要な知識をすべて網羅しつつ，要点を押さえた簡潔な記述
- ●囲み記事や図表を多用して，わかりやすく解説

という基本コンセプトをより進化させた，まさに学生必携の1冊です。

メジカルビュー社

〒162-0845　東京都新宿区市谷本村町 2-30
TEL 03-5228-2050(代)
URL：www.medicalview.co.jp/

整形外科学の重要ポイントを
オールカラーの豊富な図表と「リハビリのポイント」で解説！

著者　岡田恭司　秋田大学大学院医学系研究科保健学専攻理学療法学講座教授

● 講義用のみならず国試対策にも役立つ1冊!! ●

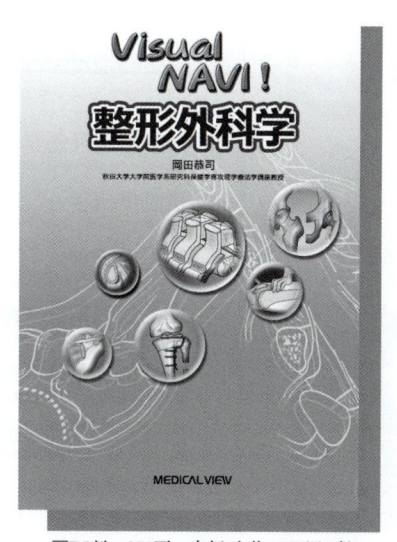

# Visual NAVI！整形外科学

■B5判・256頁・定価(本体4,800円+税)

★ 理学療法士(PT)・作業療法士(OT)の方々が押さえておくべき整形外科系の疾患をオールカラーの豊富な図表で解説しています。
★ 章立ては前期・後期の講義を意識し，「14＋14＝28章」となっています。
★ 1章分は「見開き2ページ ×3 ＝ 6ページ」と「リアル質問箱2ページ」の計8ページで構成し，左ページにポイントを箇条書き，右ページに図表を掲載し，各疾患をビジュアルで理解できるようになっています。特に重要語句は赤色で強調しました。
★ さらに各章ごとに「リハビリのポイント」を設け，理学療法・作業療法に特化した内容を解説しています。
★ 実際に学生さんからの質問を集め，Q&A集を「リアル質問箱」として掲載するなど，「初学者にわかりやすく」を追求した1冊となっています。
★ 日常生活に関連した症例，エピソードなどを載せ，実際の生活と知識を結びつけ，応用できるように配慮しました。

メジカルビュー社

〒162-0845　東京都新宿区市谷本村町 2-30
TEL 03-5228-2050(代)
URL：www.medicalview.co.jp/

ゼロから学びたい学生さんにもぴったりの理学療法学専門分野のテキストシリーズ。豊富なイラストとわかりやすい文章で解説され，講義用にも自己学習用にも最適なテキスト！！

編集　柳澤　健　城西国際大学 福祉総合学部 理学療法学科 教授

●ゼロから学ぶ学生さんに最適な講義用テキスト●

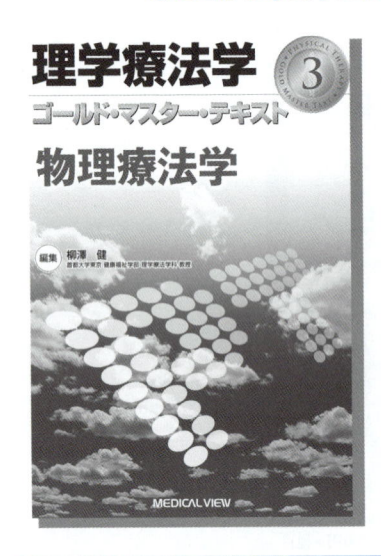

## 全巻構成

ゴールド・マスター・テキスト　シリーズ(全7巻)

1　理学療法評価学
　■B5判・464頁・定価(本体4,900円＋税)

2　運動療法学
　■B5判・420頁・定価(本体4,900円＋税)

3　物理療法学
　■B5判・160頁・定価(本体3,600円＋税)

4　整形外科系理学療法学
　■B5判・352頁・定価(本体4,800円＋税)

5　中枢神経系理学療法学
　■B5判・252頁・定価(本体4,200円＋税)

6　内部障害系理学療法学
　■B5判・304頁・定価(本体4,500円＋税)

7　地域理学療法学
　■B5判・208頁・定価(本体3,800円＋税)

理学療法について知識のない学生さんにもわかりやすく解説した理学療法学専門分野のテキストです。最近の学生さんに対応できるよう，読みやすい文体としました。囲み記事や図表を多用し，きちんと重要事項をおさえてあります。講義で使うだけでなく，ひとりでも学びやすいイラストを多く配置し，理解しやすくしました。各巻の初めには「Introduction」，各項目の初めに「全体の流れ図」を設けて，ある疾患の理学療法との関わり，またその項目にて何を学ぶのか，ひと目でわかるようにしてあります。随所に，実際の臨床の場での例を挙げた「Case・Study」や重要ポイントを解説した「Check・Point」，用語説明，補足説明の「用語アラカルト」や「MEMO」，日常生活に基づく「エピソード」などを入れることにより，理解の促進を図っています。

【ポイント】
●基礎から1つ1つ理解できるよう読みやすい文体で解説することを徹底しました。
●独学，自己学習を進めたい学生さんにも最適であるよう，文章に対応した2色イラストを豊富に載せて，わかりやすさに力点をおいて解説しました。
●基礎知識だけでなく，臨床や病院実習など社会にでても応用できる知識を獲得するために，実際の症例を写真や症例解説とともに配置しました。
●わからない用語が出てきても学習の流れを妨げないよう，用語解説，補足説明を適宜，欄外に配置し，また重要部分は囲み記事や太字にて強調しました。
●日常生活に関連した症例，エピソードなどを載せ，実際の生活と知識を結びつけ，応用できるように配慮しました。

メジカルビュー社

〒162-0845　東京都新宿区市谷本村町 2-30
TEL 03-5228-2050(代)
URL：www.medicalview.co.jp/